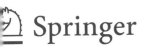

小儿超声造影诊断学

Contrast-Enhanced Ultrasound in Pediatric Imaging

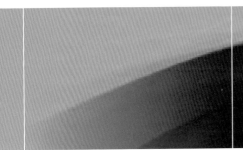
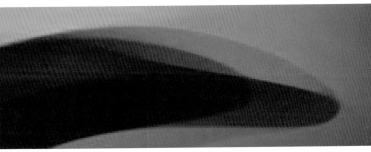

［英］保罗·S.西德胡
Paul S. Sidhu

［英］玛丽亚·E.塞拉斯　　　主编
Maria E. Sellars

［英］安娜玛丽亚·德加内洛
Annamaria Deganello

杜　隽　　主译
杜联芳　　主审

世界图书出版公司

上海·西安·北京·广州

图书在版编目(CIP)数据

小儿超声造影诊断学 / (英)保罗·S.西德胡,(英)玛丽亚·E.塞拉斯,(英)安娜玛丽亚·德加内洛主编;杜隽译.—上海:上海世界图书出版公司,2022.7
ISBN 978-7-5192-9260-7

Ⅰ.①小... Ⅱ.①保...②玛...③安...④杜... Ⅲ.①小儿疾病−超声波诊断 Ⅳ.①R720.4

中国版本图书馆CIP数据核字(2021)第259057号

First published in English under the title
Contrast-Enhanced Ultrasound in Pediatric Imaging
edited by Paul S. Sidhu, Maria E. Sellars and Annamaria Deganello
Copyright © Springer Nature Switzerland AG, 2021
This edition has been translated and published under licence from
Springer Nature Switzerland AG.

书 名	小儿超声造影诊断学
	Xiao'er Chaosheng Zaoying Zhenduanxue
主 编	[英]保罗·S.西德胡 [英]玛丽亚·E.塞拉斯 [英]安娜玛丽亚·德加内洛
主 译	杜 隽
责任编辑	沈蔚颖
装帧设计	袁 力
出版发行	上海世界图书出版公司
地 址	上海市广中路88号 9-10楼
邮 编	200083
网 址	http://www.wpcsh.com
经 销	新华书店
印 刷	杭州锦鸿数码印刷有限公司
开 本	787 mm × 1092 mm 1/16
印 张	18.25
印 数	1–1500
字 数	350千字
版 次	2022年7月第1版 2022年7月第1次印刷
版权登记	图字09–2021–0206号
书 号	ISBN 978-7-5192-9260-7/R·613
定 价	298.00元

译者名单

主　译

杜　隽（上海交通大学医学院附属上海儿童医学中心）

主　审

杜联芳（上海交通大学附属第一人民医院）

参译者（按姓氏笔画排序）

王　芮（上海交通大学医学院附属仁济医院）

王海荣（上海交通大学附属儿童医院）

石　静（上海交通大学医学院附属上海儿童医学中心）

刘梦瑶（上海交通大学医学院附属仁济医院）

许云峰（上海交通大学附属儿童医院）

孙佩璇（上海交通大学医学院附属上海儿童医学中心）

孙颖华（复旦大学附属儿科医院）

杜　隽（上海交通大学医学院附属上海儿童医学中心）

杜联芳（上海交通大学附属第一人民医院）

李　佳（上海交通大学医学院附属仁济医院）

杨乐飞（上海交通大学医学院附属上海儿童医学中心）

吴　伟（上海交通大学医学院附属上海儿童医学中心）

何丽莉（上海交通大学医学院附属仁济医院）

余　倩（上海交通大学医学院附属仁济医院）

张会萍（华东师范大学附属妇幼保健院）

张　源（复旦大学附属儿科医院）

陆奇杰（上海交通大学附属第六人民医院）

陈　磊（上海交通大学附属第六人民医院）

易春蓓（上海交通大学医学院附属上海儿童医学中心）

胡慧勇（上海交通大学附属儿童医院）

姜立新（上海交通大学医学院附属仁济医院）

顾莉红（上海交通大学医学院附属仁济医院）

高乙慧（上海交通大学医学院附属仁济医院）

译者序

近二十年来，超声造影（CEUS）技术日益成熟，已在成人心血管、腹部等超声诊断领域得到了广泛应用，欧洲超声联合会和世界超声联合会已相继发布了数版超声造影的临床使用指南。但到目前为止，尚未见一个指南可用于指导儿童超声造影技术。

本书的作者们致力于研究超声造影应用于儿科领域的可行性、安全性及有效性，本书是儿童领域应用超声造影技术较为全面的指南，国内目前尚无此类专著出版。借助大量的插图，本书详细介绍了微泡造影剂在儿童领域应用的广泛信息，包括超声造影技术在局灶性肝脏病变、器官移植、腹部创伤、肾脏、脾脏、阴囊、肺炎、炎症性肠病、肿瘤、介入影像学、术中神经影像以及新生儿监护等一系列新领域的实践经验。

我相信本书所提供的临床实践和最新的研究进展，将打开儿童超声影像诊断学的另一扇门，推动超声造影技术在儿科领域大规模应用的进程，避免电离辐射对儿童的影响，从而实现更好的社会效益。

在本书翻译过程中，我们力求忠于原著，尽可能将原著信息，准确地传递给国内读者，但由于中外术语差异及语言表达习惯不同，本书可能存在一些偏颇之处，恳请各位同仁指正。

感谢上海交通大学医学院附属新华医院施诚仁教授的信任，感谢世界图书出版上海有限公司及沈蔚颖编辑的帮助，也感谢所有参与本书翻译的各位译者的大力支持。

上海交通大学医学院附属上海儿童医学中心

2021年6月16日

主编简介

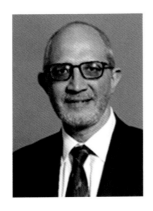

保罗·S.西德胡（Paul S. Sidhu）

英国伦敦国王学院影像学教授，英国伦敦国王学院医院放射科顾问医师。1982年，他以优异的成绩从圣玛丽医院医学院（现为伦敦帝国学院的分部）毕业，在帕丁顿的圣玛丽医院医学中心完成了实习，之后分别就职于布朗普顿医院、汉默史密斯医院、热带病医院和盖伊医院。西德胡教授曾在汉默史密斯医院和国王学院医院接受放射学培训，于1996年被任命为英国伦敦国王学院医院放射科顾问医师，从事超声和介入放射学工作，又于2012年被任命为影像学科的教授，英国伦敦国王学院医院放射学的临床主任。他在超声的许多方面特别是与男性健康和肝移植有关的领域发表了大量的著作，并在英国大力推广了超声造影技术。西德胡教授被公认为是超声造影技术的临床应用权威。他编撰了6本书，并发表了600多篇学术文章、书籍章节和会议摘要，在国内和国际会议上演讲500多场，目前是《欧洲超声杂志》的主编，曾担任《英国放射学杂志》《放射学杂志》的副主编。西德胡教授是英国超声医学学会的前任主席，也是皇家医学会放射科的前任主席，刚刚卸任欧洲超声医学与生物学联合会主席，目前的研究方向包括将超声造影技术应用于睾丸，降低儿童的辐射剂量，以及无创超声在肝脏疾病评估中的应用。

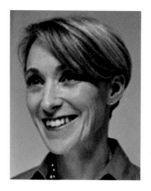

玛丽亚·E.塞拉斯（Maria E. Sellars）

自2002年至今担任英国伦敦国王学院医院儿科放射科顾问医师。塞拉斯博士1991年在开普敦大学完成医学培训和实习后，在急诊医学领域工作了5年，并在开普敦大学讲授解剖学。她在开普敦的Groote Schuur医院完成放射学专业培训，后加入了英国伦敦国王学院放射学系的培训计划，并于2000年获得了英国皇家放射医学会会员资格（FRCR）的殊荣。塞拉斯博士专注于儿科肝胆疾病的影像学研究，特别是复杂的肝胆疾病、胰腺/小儿外科疾病以及小儿肝移植和小儿创伤的研究，在许多专业期刊上发表论著，并曾在国内和国际会议上发表演讲。

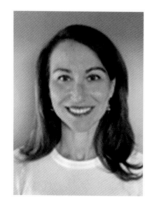

安娜玛丽亚·德加内洛（Annamaria Deganello）

英国伦敦国王学院医院放射科的儿科放射科顾问医师，英国伦敦国王学院名誉高级讲师。德加内洛博士2004年毕业于帕多瓦大学（意大利）的药学和外科学，并在格拉纳达大学（西班牙）的医学院接受了一年的培训。她曾在帕多瓦的Policlinico Universitario医院和英国伦敦国王学院医院接受过临床放射学培训，并于2009年获得了意大利临床放射学专业文凭。德加内洛博士在英国伦敦国王学院医院专攻儿科放射学，在伦敦的Evelina儿童医院工作。她于2013年被任命为英国伦敦国王学院医院放射科顾问医师，负责儿科放射学和儿科肝胆影像学。德加内洛博士对小儿肝胆疾病、肝移植和小儿创伤的影像学特别感兴趣。她是40余本同行评审的出版物和书籍章节的作者和合著者，曾担任费城儿童医院的客座教授，并因其在30多个国家和国际会议上的专业经验而受邀担任讲师。她是《超声杂志》编辑委员会的成员，也是英国医学超声学会理事会的候补成员。

致 敬

本书的出版是为了向两位推动超声造影技术发展并为此做出巨大贡献的同事们致敬，他们是先驱者，遗憾的是他们已经离开了我们。

大卫·O. 科斯格罗夫教授（Professor David O. Cosgrove, 1938—2017）是英国的"超声之父"，在20世纪70年代推动超声应用于临床，从那时起他就拥护超声造影技术的发展。他是国际公认的值得尊敬的人物，也是我们所有人的导师和同事。

马丁·J. K. 布洛姆利教授（Professor Martin J. K. Blomley, 1959—2006）是一位受人尊敬的同事，也是超声造影技术早期的开拓者，他注定要成就伟大的事业，但却早早地离开了我们。

多年来，许多人推动小儿超声造影技术的发展并将其应用于临床和研究领域，在此无法一一提及，但他们都为超声影像这一新领域做出了贡献。此外，感谢我的家人——莫妮卡（Monica）、弗朗西斯卡（Francesca）和詹卢卡（Gianluca）的耐心陪伴，我相信他们会继续支持我。

保罗·S.西德胡（Paul S. Sidhu）

感谢国王学院医院临床儿科同仁的支持，以及他们患者的持续信任。还有我的父亲，去年夏天不幸去世的肖恩·塞拉斯教授（Professor Sean Sellars），我的丈夫史蒂夫（Steve），以及孩子们——安娜（Anna）、马修（Matthew）、丽贝卡（Rebecca）、艾米丽（Emily）和艾玛（Emma），他们的爱与支持对我来说是无价的。

玛丽亚·E.塞拉斯（Maria E. Sellars）

感谢我的丈夫托马索（Tommaso），他一直支持我的学术研究，我的孩子马里诺（Marino）和马达莱娜（Maddalena），每天都让我感受到无条件的爱意味着什么。感谢我的父母保拉（Paola）和维托里奥（Vittorio），他们一直在我身边并培养了今天的我。

安娜玛丽亚·德加内洛（Annamaria Deganello）

序　言

　　声学微泡技术起源于人们对科学的好奇心,经过20年的发展目前已成为可用于临床的造影剂并成为超声医疗设备中必不可少的一部分。在许多地区,可注射微泡已被批准用于诊断心血管系统和腹部疾病。到目前为止已有超过1 000万的患者被纳入研究,研究结果证明造影剂是安全的,并且有极好的耐受性。欧洲和世界超声联合会已经发布了几版临床应用指南,但至今为止,没有一个指南是应用于儿童的。尽管如此,越来越多的儿科影像学医师和其他专家一直在研究造影剂在儿童中的超说明书使用,努力记录和汇总有关造影剂安全性和有效性的数据。其中最主要的是本书的作者,他们带领并召集了许多国际同仁,致力于将超声造影的优势应用于儿科诊断。本书涉及内容较广,是儿童中使用这种新的影像学方法的最新、最全面的指南。

　　这本书在北美洲的出版特别及时。2002年,微泡造影剂在欧盟国家首次被批准用于腹部诊断,不久之后中国、加拿大、澳大利亚以及许多亚洲和南美地区国家也加入了微泡造影剂的研究。尽管生产商和医疗机构都在不断努力,但美国食品药品监督管理局(FDA)还是没有同意将微泡造影剂应用于心脏以外的脏器。直到2016年,美国食品药品监督管理局终于宣布,允许已在欧洲获得批准使用了15年的同一种具有相同适应证的造影剂在临床的应用。而且,与此同时美国食品药品监督管理局将批准的适应证扩展到了儿童,这有点出乎意料,因为提交给美国食品药品监督管理局的卷宗并没有针对儿童进行关键的安全性或有效性研究。显然,他们已经查阅了本书作者及其同事收集的数据。虽然,去预测美国食品药品监督管理局的想法是非常危险的,但他们很可能考虑到了,在美国儿童中过度使用CT的充分证据以及对这种放射易感人群不必要的辐射暴露的重大风险。对于成人肝转移灶或肝脏局灶性病变,超声造影已显示出与CT相同的诊断效能,对儿童可能同样具有重要意义,且CT和MR检查需要使用镇静剂,有造影剂肾毒性风险。对于那些有兴趣使用超声造影剂以减少儿童行CT及MR检查者,这本书会是很好的开端。

微泡造影剂具有一些真正独特的特性，使其更有优势。它们相对体积较大，几乎与红细胞一样大，因此不会像分子碘和钆化合物那样扩散出血管壁。微泡造影剂没有间质期，尤其不会从高渗透性的肿瘤血管内皮渗出。在临床实践中，肝肿瘤在门脉期的"廓清"是CT或MR上较为可靠的恶性征象表现。作为纯血池造影剂，它们可提供器官或肿瘤的血容量的直接图像，可用于评价靶向治疗的疗效。此外，在医学成像过程中，造影剂的独特性使其可在成像过程被操控，通过按键，气泡立即从成像平面上消除，并可实时监测其再灌注的情况，显示血管的形态并提供了一种定量的新方法。这种技术的使用已在成人放射学文献中得到了充分证明，并且，几乎所有的技术都可以应用于儿科患者。

这本书从造影成像的原理开始描述，现在的技术已经比较成熟，确定了1～2种易于理解的造影成像模式。与所有超声成像方法一样，图像是由操作者实时成像并进行解读的，了解在操作者控制下的许多参数的影响是至关重要的。可以想象，这些方法的基础（超声波将气泡激发成共振振荡，使气泡像微型钟一样回响）只不过是物理学的意外发现，事实上气泡大小决定了其在超声诊断频率范围内发生共振。当前的设备对这种共振非常敏感，能够实时分辨成年人腹部深处微血管中的单个气泡，这是任何其他临床方法都无法比拟的。关于超声造影剂卓越安全性，迄今已发表了一些针对儿童应用安全性的总结研究。由于正在开展对已获批造影剂的上市后监管，临床研究的注册人数有望增加。接下来一章是关于造影研究特有的伪像，由本书主要和最资深的作者撰写。超声造影领域的新手很可能会觉得迷惑，为什么经验丰富的超声技师会热衷于研究图像的伪像；对伪像的理解，是理解超声图像的乐趣之一。从超声造影检查最初的计划到最终的报告，本书给操作者提供了详细的步骤。

随后的章节全面介绍了超声造影在儿科诊断中的一系列关键的临床应用，包括在局灶性肝脏病变、器官移植、腹部创伤、肾脏、脾脏和阴囊的应用，以及在肺炎、炎症性肠炎、肿瘤和介入放射、术中神经影像和新生儿中的应用。每章均由该领域的专家撰写，他们都是全球经验最丰富的专家，从实用基础开始，直至目前的最新进展。肝脏以及创伤方面的章节提供了临床医生的视角。另一重要的章节是关于膀胱输尿管反流的超声造影，也是超声造影血管外应用的适应证（也已获得美国食品药品监督管理局批准），本章由该方法的发起者之一编写，他提出了令人信服的论点，以证明超声造影可以替代X射线和放射性核素检查。本书的最后部分，由本书主要作者单位撰写了儿童超声造影的成本效益分析，尽管不可避免地与他们自己的医疗保健系统相关，但仍然为医疗管理人员提供了可以支持其使用的有力证据。

随着这些应用的发展，将开辟微泡造影剂新的研究方向。目前已批准上市的造影剂在血液系统内被动循环；最新的造影剂具有表面配体，可附着于表达VEGF的内皮细胞，提示血管增值；或附着于VCAM，提示炎症。原位破坏它们可以测量这些分子的表达水平。正如在第二章中提到的，微气泡在细胞膜附近振荡可以增加细胞膜的通透性，从而可以实现超声引导下靶向递送药物；微气泡甚至可以选择性地在超声波穿过颅骨或进入脊髓的区域打开血脑屏障；液态的纳米粒可以作为气泡的前体，在超声波的作用下扩散到组织中并转变成气泡，释放药物或提供诊断信号。尽管儿科患者从本书所述的应用中可能获得的益处是令人兴奋且独创的，但无疑尚处于研究的起始阶段。

彼得·N.伯恩斯（Peter N. Burns）

多伦多大学

加拿大安大略省多伦多市

前　言

在过去的25年中，超声造影技术在成人领域的应用已经积累了丰富的经验。从早期的超声造影剂仅作为用于"多普勒增强剂"，发展到基因和药物靶向疗法，超声造影领域一直在不断变化、发展，并始终保持创新。最初，这项技术主要由欧洲的从业医生推动，探索说明书外的临床应用新领域，并不断扩展超声造影检查的应用范围。

超声物理学家深入理解了微泡在声场中的相互作用，并将影像成像发展到毛细血管水平，反映了微泡造影剂独特的纯血池显像特性。由于超声造影技术在许多领域取得的多项进步，对于参与了超声造影发展过程的人们来说，这是一次非常了不起的旅程。

作为国王学院医院的一个团队，我们随着这个逐渐发展的事业不断发展，与该领域中的许多伟人一起，在热情和熟练的从业人员的大力推动下，尽可能多地进行实验和创新。这项技术的发展，尤其是在技术的实用性方面的迅速发展，对其拥趸来说是显而易见的。

大约在21世纪初，我们的儿科临床同事找到我们，来帮助他们减少在超声成像中偶然发现的肝脏异常时所需要的影像检查。该医院是小儿慢性肝病的大型三级转诊医院，患儿定期接受超声检查，新发现的肝脏局灶性病灶需要通过CT和磁共振成像进行进一步检查，这些病灶通常是良性的。这种额外的"影像检查"需要镇静、全身麻醉、电离辐射、潜在有害的造影剂，这些恰恰是在儿童中应该尽量避免的，而超声可以全部避免。

我们已经建立了成人的肝脏超声造影体系，并毫不犹豫地着手将超声造影应用于儿科领域。之前我们一直对成人和儿童肝移植后难以寻找的肝动脉进行超声造影，我们这次的目标是儿童的肝脏局灶性病变。这项倡议无疑是成功的，临床小组仔细解释了检查过程后，家长欣然同意。孩子们在环境氛围非常友好的检查室进行"测试"，丝毫没有恐惧感，检查的准确性与成人非常相符。临床团队向家长详细介绍了"超说明书使用"的问题；大多数药物干预是针对儿童的"超说明书使用"，我们这样做是为了让孩子们得到更好的医疗照护。

与欧洲其他团队一样，我们已经发表了自己的研究结果，许多研究团队是"临时"使用该技术，并通过国际调查问卷表明这种情况并非罕见。膀胱内超声造影（按说明书使用）的应用是相对普遍的做法，本次研究记录了对许多器官的经静脉应用。

超声造影可应用于成人钝性腹部创伤的评估和随访，并第一时间应用于儿童创伤的管理。将超声造影检查应用于局灶性实性单器官损伤的随访，是一个明智的选择，避免了对儿童进行重复的CT检查。现在，这已成为欧洲许多创伤中心公认的惯例。

许多其他团队已经开展了儿童超声造影的应用，本书总结了这些经验。回顾过去20年的实践并展望未来，我们现在还处于起步阶段，相信未来20年的发展将不可估量。我们要让孩子们以最小的伤害接受影像学检查，因此超声是最理想的选择。超声检查中应用造影剂可以避免所有CT和磁共振成像中可能对孩子造成的不利。

保罗·S.西德胡（Paul S. Sidhu）

玛丽亚·E.塞拉斯（Maria E. Sellars）

安娜玛丽亚·德加内洛（Annamaria Deganello）

伦敦

目　录

微泡造影剂的物理特性

克里斯滕·克里斯滕森–杰弗里斯、罗伯特·J.埃克斯利

缩 — 写

ultrasound (US)　超声

contrast-enhanced ultrasound (CEUS)
　超声造影

ultrasound contrast agent (UCA)　超声造影剂

mechanical index (MI)　机械指数

pulse inversion (PI)　脉冲反向

amplitude modulation (AM)　振幅调节

contrast pulse sequencing (CPS)
　对比脉冲序列

superharmonic imaging (SHI)　超谐波成像

1.1　导言

超声(US)具有安全、无创、实时成像的特点,同时其价格远低于其他临床上常用的影像技术,成为软组织结构的常规影像学检查方法。此外,还可应用多普勒超声来检测血流情况。然而,由于血液的低反射和周围组织的强反射,使微小血管或深部血管内的血流检测受到限制。随着超声微泡造影剂的发展,超声对血管的显示得到了显著改善[1-3]。

微泡工程学[4]的发展以及对微泡特性[5]的深入研究进一步加快了超声造影(CEUS)成像技术的发展并成为常规的诊断方法[6]。国内外已发表的文献全面综述了微泡的机械性能、声学反应、应用、挑战和未来发展方向,超声造影剂(UCA)的诊断价值已得到了广泛认可[5-7]。本章对CEUS微泡的物理特性进行了总结。

1.2　微泡造影剂

微泡造影剂注射入血流,使血液的背向散射信号得以增强。微泡造影剂自问世以来受到越来越多的关注,CEUS已成为快速发展的领域并在临床得到广泛应用,包括评估大血管及微血管结构、器官灌注定量、检出及诊断腹部病变。微泡安全性及稳定性不断提升,使得微泡可在血流中持续存在数分钟。此外,随着CEUS成像技术的发展,造影分辨率和组织信号抑制能力显著提高。

1.2.1　微泡造影剂的功效

血液本身是一种弱的超声散射体。早

在1968年，商用UCA出现之前，人们发现在心导管术中，注射生理盐水时所产生的气泡可增强背向散射效应[8]。周围介质中存在气体，气泡在超声波共振作用下不仅增强了背向散射，而且气泡的可压缩性使其在超声波波峰和波谷作用下发生压缩和膨胀，由此而产生强烈的背向散射信号，在血池中形成明显的增强效应。然而，此类气泡并不稳定，且无法通过肺循环。如今，气泡由不同的外壳和内核成分组成，以提高其在血流中的持久性及其作为造影剂的有效性。

1.2.2 微泡造影剂的成分

微泡造影剂的直径通常为 1 ~ 7 μm，由外壳包裹气体组成。当前，世界范围内已有许多商用的微泡造影剂，根据其用途不同，其成分与属性各不相同（表1-1）。

1.2.2.1 内核

这种大小的气泡是不稳定的，由于气体核和周围液体间存在表面张力，气体易扩散到液体中。使用溶解度和扩散度低于空气的气体（如全氟化碳或六氟化硫）可提高微泡的稳定性。商用造影剂通常使用低密度的气体核。选择这种气体的另一个优势是，在气泡与其周围介质间产生一个大的声阻抗差，在超声波辐照下会增强背向散射。造影剂注射后10 ~ 15分钟，气泡破裂，气体成分溶于血液。

1.2.2.2 外壳类型

微泡外壳也有助于气泡的稳定。微泡外壳的厚度一般在 10 ~ 200 nm，通常由生物可降解材料（包括蛋白质、脂类或生物聚合物等）构成[9]。这些材料可增强壳膜硬度（如聚合物、变性白蛋白）或弹性（如磷

表1-1 商用微泡造影剂的气体内核和壳膜材料[8]

公 司 名 称	制 剂	气 体	壳 膜
Mallinckrodt	Albunex	空气（氮气）	白蛋白
Schering	Echovist	空气（氮气）	半乳糖
	Levovist	空气（氮气）	半乳糖
	Sonavist	空气（氮气）	氰基丙烯酸酯
Quadrant	Myomap	空气（氮气）	白蛋白
	Quantison	空气（氮气）	白蛋白
Bracco	SonoVue	六氟化硫	磷脂
	BR14	全氟丁烷	磷脂
Bristol-Myers Squibb Medical Imaging	Definity	全氟丙烷	磷脂
Alliance	Imagent-Imavist	全氟己烷	磷脂
GE Healthcare	Optison	全氟丁烷	白蛋白
	Sonazoid	全氟丁烷	磷脂

脂）。因此，微泡外壳（以及内部气体）的特性会影响微泡在超声辐射下的响应。例如，坚硬的聚合物外壳的微泡在低声压作用下不会膨胀和收缩，但在高声压作用下将发生变形；而高弹性磷脂外壳的微泡则在低声压作用下振而不破[10]。因此，其回波信号远强于直径相似的不可压缩物（如红细胞）的回声信号。

1.2.2.3 微泡尺寸

微泡大小与红细胞相似，这有两大优势。首先，微泡为纯血池造影剂，可作为微血管标记物，并可自由通过肺循环[1]。其次，其共振频率在常用的医学超声频率范围内[11]，在超声波辐照下，其振幅明显增加。这些内容将在下一节详细描述。

1.2.3 声场中微泡的特性

造影剂微泡具有高度可压缩性，在声场下可产生高体积震荡[2]。当超声波作用于微泡时，在超声波正向与负向波的作用下，微泡交替出现收缩和膨胀，图1-1为声

诺维SonoVue™（Bracco SpA，Milan）。这种体积振荡激发周围介质发生振荡。回波信号远强于直径相似的不可压缩物（如红细胞）的回波信号。

1.2.3.1 线性效应

当超声场的声压较低时，微气泡出现对称性地膨胀和压缩。这就是线性振荡，可以产生与发射脉冲频率相同的对称性散射信号。该体积振荡由频率决定。体积振荡在某一特定频率时达到最大值，这个频率即为微泡固有共振频率，与微泡大小成反比。在共振频率下，微泡高效地吸收和散射超声波。1.2.4将通过模型进一步阐述。

1.2.3.2 非线性效应

当超声场的声压足够高时，微泡会出现非对称性振荡，导致膨胀和收缩振幅不相同[5,12]。这种对声波的"非线性"响应会产生谐振频率的整倍数和整约数倍数的辐射能量的宽频带，称为谐波和次谐波[11]。组织通常不具有这种非线性

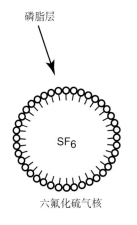

磷脂层

SF6

六氟化硫气核

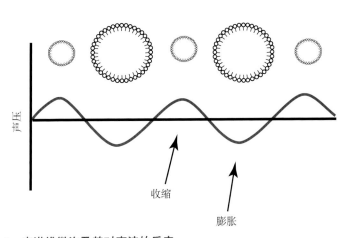

声压

收缩

膨胀

图1-1 声诺维微泡及其对声波的反应

微泡由单层磷脂外壳和六氟化硫（SF6）气核组成。在超声波作用下，微泡经历收缩和膨胀，产生背向散射回波信号。
https://kclpure.kcl.ac.uk/portal/files/83192542/2017_Christensen_Jeffries_Kirsten_Mia_1254928_ethesis.pdf.

效应，因此可将组织信号和微泡信号区分开来。目前已研发出多种检测这些回声的信号处理技术，该内容将在1.3.3中讨论。

1.2.3.3 微泡的破裂

在更高的声压作用下，微泡外壳在阈值负压下受损，微泡被破坏。微泡外壳破裂导致其内部气体释放并溶解。尽管这种现象在很多情况下是不利的，但在某些情况下却是有益的。微泡破坏会导致短时的散射能量增加，呈高度非线性，可以被检测到[13]。此外，利用爆破再灌注技术，微泡被破坏后，可实时监测到进入感兴趣区的微泡再灌注，估算特定组织区域的动态血流量和血容量信息[14]。

1.2.4 微泡动力学模型

自1917年以来，已经建立了各种各样的理论模型来研究液体中的气泡动力学。Rayleigh和Plesset[15-18]提出了一个气泡动力学的基本方程，该方程模拟了在无限体积的液体中，低振幅声场驱动的无膜微气泡的最简单情形。Rayleigh-Plesset的方程已经广泛应用于模拟UCA的行为特性。忽略液体压缩性对无膜微气泡的影响，并假设气泡中气体压力均匀一致且遵守多变定律，可得：

$$P\left(\ddot{R}R + \frac{3}{2}\dot{R}^2\right) = P_g(t) - P_0 - P_i(t) - \frac{4\eta\dot{R}}{R} - \frac{2\sigma}{R},$$
$$(1.1)$$

其中$\dot{R}$和$\ddot{R}$分别代表一阶和二阶时间导数下的微泡半径，p_0是静水压，$p_i(t)$是在无限距离处液体中的入射超声压，$p_g(t)$是气泡内均匀气体压，ρ、σ和η分别是液体的密度、表面张力和黏度。

基于小振幅假设的Rayleigh-Plesset方程已广泛用于研究微泡动力学的诸多方面，例如声散射特性和热阻尼效应。此外，在这些小振幅位移中，可根据简谐振荡估算气泡半径，气泡将产生各自的共振频率。当驱动超声频率为共振频率时，气泡将剧烈振荡。单个气泡的共振频率f_0如下[19,20]：

$$f_0 = \frac{1}{2\pi R}\sqrt{\frac{3\gamma}{\rho}\left[P_0\left(1 - \frac{1}{3\gamma}\right)\frac{2\sigma}{R}\right] - \left(\frac{2\eta}{\rho R}\right)^2}, (1.2)$$

其中γ为绝热理想气体常数，P_0为环境流体压。忽略表面张力和黏度的影响，表达式简化为

$$f_0 \approx \frac{1}{2\pi R}\sqrt{\frac{3\gamma P_0}{\rho}}, \qquad (1.3)$$

这表明，共振频率与气泡半径成反比。事实上，此类模型包含众多假设，而人体内情况则更加复杂，比如气泡为有膜微气泡，游走于高浓度红细胞的小血管内，由高振幅声场驱动等。为了更加准确地模拟微泡在人体内的行为特性，提高理论值和真实测值间的一致性，已开发出一系列更为复杂的模型，这里不再论述。当然，这些模型仍包含许多假设和简化，但在某些特定情况下这些模型可能更加完整。Church开发了一种基于Rayleigh-Plesset用于描述有膜微泡动力学模型，该模型将背向散射和衰减系数与外壳参数（如外壳厚度和硬度）相关联[21]。Hoff等[22]根据微泡外壳的黏性和弹性特性，建立了描述聚合物微泡行为特性的模型。此外，还有针对薄的黏弹性外壳造影剂和厚的黏弹性外壳造影剂来开发的修正Rayleigh-Plesset方程，用以检查外壳黏度和弹性效应[23]。其他研究还模

拟了气泡云[24]中无膜气泡的行为特性,以及单个微泡在小血管中非球形振荡的行为特性[25]。

气泡共振的重要效应之一是散射显著增加。1871年,Rayleigh提出了当粒子直径远小于入射波长($d \ll \lambda$ 或 $ka \ll 1$)的关于声波散射的最简单数学描述,即为瑞利散射[26]。其中d为粒子直径,λ为入射波的波长,$k = 2\pi/\lambda$为声波数,$R = \frac{1}{2}d$为粒子半径。对于微泡,其散射截面σ_s为每单位入射在各方向上的散射声强,公式为[27]

$$\sigma_s = 4\pi R^2 (kR)^4 \left[\left(\frac{K - K_0}{3K} \right)^2 + \frac{1}{3} \left(\frac{\rho - \rho_0}{2\rho + \rho_0} \right)^2 \right],$$
$$(1.4)$$

或者

$$\sigma_s = \frac{\pi^5 d^6 f^4}{v^4} \left[\left(\frac{K - K_0}{3K} \right)^2 + \frac{1}{3} \left(\frac{\rho - \rho_0}{2\rho + \rho_0} \right)^2 \right],$$
$$(1.5)$$

其中v是介质中的声速。因此,瑞利散射与频率的四次方和粒子直径的六次方呈正比。括号中的术语表明了散射与粒子参数成正比,粒子参数由密度得出,

$$\rho = \frac{m}{V}, \quad (1.6)$$

其中m是散射体质量,V是散射体体积,体积模量K定义为

$$K = -V \frac{\Delta p}{\Delta V}, \quad (1.7)$$

其中Δp为压强变化量,ΔV为体积变化量,因此体积模量反映了材料的压缩弹性。从式(1.5)可以看出,散射截面随频率变化而变化。共振时,散射截面达到最大值,较气泡几何截面大几个数量级。了解气泡的共振频率,可显著提高微泡造影剂所得的背向散射信号。

1.3 超声造影成像

1.3.1 超声成像

超声成像应用领域广泛且不断发展。随着物理和工程技术的创新发展,不断形成了新的或改良的成像技术,用于诊断、评估疗效以及指导治疗等[1,28,29]。一些优秀的综述可以帮助我们深入了解超声成像领域的广泛发展[11,28,30]。接下来着重讨论超声成像,尤其是CEUS的一般特点和物理特性。

超声波是频率高于20 kHz、超出了人耳听阈的纵波。临床上超声成像所用的超声频率通常为$1 \sim 10$ MHz。超声探头发射并接收声波信号。超声探头由大量晶片排列组成,可发射频带范围很宽。传至体内的声波部分被组织吸收,部分被反射或散射回探头,进而被探头检测到[31]。根据超声波在介质中的平均声速和声波传播–接收时间,可简单计算出特定界面距体表的距离。通过超声仪的处理能力形成实时图像并用于诊断。常规的辉度模式(即B–模式)灰阶成像即根据接收到的回波振幅来构建图像[32]。

1.3.2 机械指数

用户定义的机械指数(MI)是一个重要的系统参数,它与发射声波的峰值负压p_N(kPa)和探头频率f(MHz)直接相关,公式如下:

$$MI = \frac{p_N}{\sqrt{f}}, \quad (1.8)$$

MI反映了超声波可能产生的机械生物效应。美国FDA规定临床研究最大MI为 $1.9~MPa~MHz^{-1/2}$ [33]。但是，必须注意到，上述公式给出的MI值（1.1）只是一个近似值。这是由于声波在传播过程中会受到衰减和衍射的影响而存在一定的空间差异。

对于CEUS，在高声压下，微泡外壳在阈值负压下受损，微泡破裂，释放内部气体并溶解。因此，CEUS通常使用的低MI比FDA批准水平低得多，$0.05 \sim 0.4~MPa~MHz^{-1/2}$，可以尽量减少微泡破裂[33]。然而，我们应注意，仪器显示的MI本身并不能直接用来预测微泡破裂的数量，其他因素如超声设备和探头设置等也会影响微泡破裂[34]。

1.3.3 超声造影成像

随着微泡造影剂的发展以及先进的CEUS非线性成像技术的出现，超声成像的特异性和敏感性显著提高。本节介绍各种现有的或正在研究中的造影成像方法。如前所述，除了常规B型成像之外，其他成像方法都利用微泡的独特特征来将其与组织区分开来。衡量造影成像图像质量好坏的一个重要指标是"造影组织比"（CTR），即造影剂和组织的散射能力的比值。

1.3.3.1 基波B型成像

该模式下，微泡增强背向散射信号，进而提高影像强度。但是，由于基波成像专用于组织成像，该技术造影组织比不佳[13]。

1.3.3.2 谐波B型成像

谐波成像是首个利用微泡非线性特性来增强图像造影组织比的技术。微泡的回波通常较软组织回波包含更多的谐波能量，尤其是在二次谐波频率下。在这种模式下，超声系统发射特定频率的超声波，并优先接收二次谐波信号[13]。最终，这种选择性的成像增强了微泡信号，并抑制了来自组织的信号。但是，使用单个探头进行谐波成像时，发射和接收频宽必须落在探头频宽之内，以达到高灵敏度。这就需要窄频信号，但反过来会降低超声成像的空间分辨率。因此，谐波成像通常需要在图像分辨率和灵敏度之间进行优化权衡[13]。

1.3.3.3 谐波能量多普勒

常规多普勒超声通过估算感兴趣区内血液中的散射体运动来估算血流速度。能量多普勒超声提供回波信号的强度或能量信息，不提供血流方向信息。谐波多普勒超声技术与常规多普勒超声原理相同，但接收频率为发射频率2倍的信号。谐波能量多普勒超声联合UCA后，对小血管血流更为敏感，信噪比（SNR）也显著提高。

1.3.3.4 多脉冲超声造影成像

脉冲反向（PI）和振幅调制（AM）[8]等多脉冲成像技术显著提高分辨率和信噪比，可以提高病变检出率和诊断信心[35]。这些技术通过提取微泡散射的非线性信号，同时抑制线性信号来检测血液中的造影剂。这可以增强灌注可视化，CEUS图像和同一区域的灰阶成像可以实现同步并列显示（以腹部造影为例，图1-2）。随着多脉冲CEUS的应用，肝脏病变的显示与检出明显增强。

脉冲反向（PI）

与谐波成像不同，PI又称脉冲减影或相位反转模式，可发射和接收宽频信号，克服了其他技术需在分辨率和灵敏度间权衡

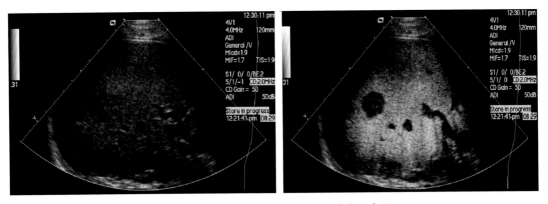

图1-2　腹部B型超声成像与CEUS成像同步显示

注入微泡造影剂后肝脏病变的低灌注区可清晰显示。(图片来自 Hammersmith 医院,由 David Cosgrove 教授提供)

折中的缺点。PI成像连续发射两个相位相差180°的声波,并接收它们的回声[36,37]。回声中的线性散射,由于这些脉冲异相,两者求和后相互抵消。回声中的非线性散射,由于初始相位差180°并不守恒(图1-3)[38],两个回波的和不为零。结果导致回波的基波成分被相互抵消,谐波成分则相互叠加[39]。与谐波成像和谐波能量多普勒超声相比,该技术具有一定优势,因其不需分离基波与谐波信号,避免了宽频限制,因而图像分辨率更高。此外,由于PI成像在低机械指数下成像效果良好,造影剂在体内存留时间会更长。然而,鉴于这种PI成像的原理,任何组织运动都可能导致组织信号不能完全被消除,并产生伪像。

幅度调制(AM)

AM[8]也称能量调制,与PI改变两个脉冲的极性不同,AM改变脉冲幅度。例

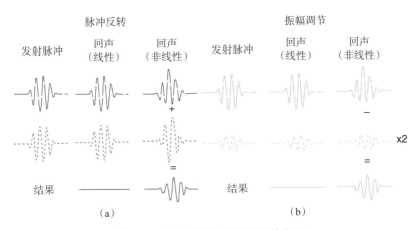

图1-3　脉冲反向和幅度调制的原理

(a)脉冲反向:沿扫描线连续发射正向脉冲(短划线)和反向脉冲(虚点线)。线性目标产生对称性散射回波,非线性目标产生非对称性回波。因此,线性目标的线性信号相互抵消,而保留的信号则为非线性目标的回波信号。(b)幅度调制:连续发射全振幅脉冲(短划线)和等比例缩小的振幅脉冲(虚点线,图例中显示的是半振幅),换算系数为2。先等比例补偿振幅差,叠加后消除线性信号。或者,发送三个连续脉冲,振幅为(1/2,1,1/2),叠加后信号相互抵消。

如，发送两个振幅为（1/2，1）的连续脉冲，然后1/2振幅的脉冲回波信号以因子2来加权，振幅为1，并与振幅为1的脉冲相抵消[40]。这种方法的原理与PI相似，即返回的回波信号中来自静态的线性散射信号会被完全抵消，而来自非线性的微泡回声则会被保留。因为微泡对这些不同振幅的脉冲产生非线性效应，双倍振幅的脉冲不会如组织一样产生双倍振幅的回波，因而会有残留信号。

需注意，与PI相比，AM的优势在于既可以检测基波的非线性信号，又可以检测谐波的非线性信号。但其二次谐波部分低于PI[32]。这样就保留了奇次谐波成分，与脉冲反相相比，具有一定优势，包括可以检测压力相关的非线性效应并提高其灵敏度。这是因为基波成分比其他谐波成分的能量更高，且其频率比高谐波成分的频率低，回波衰减较小[41]。此外，由于探头的中心频率可与基波频率匹配，探头效率更高。而为了检测二次谐波，发射的（基波）频率和二次谐波通常都位于探头频率的低效率部分。

交替多脉冲序列

多脉冲序列不仅改变脉冲的振幅，而且也反转脉冲相位，如脉冲反向幅度调制（PIAM），具有以下优点：获得比幅度调制更强的二次谐波信号，以及不存在于PI中的基波信号，还能持续抑制线性信号[41]。对比脉冲序列（CPS）采用一种更常用的策略，沿每条扫描线发射一些修正振幅和相位的脉冲，并具有相应的加权因子。通过选择适当的传输脉冲和加权因子来叠加回波信号，可检测或抑制特定谐波[39，42]。通常，仅使用两个脉冲振幅，一个为全振幅，另一个为半振幅，相移为0°或180°，当然也会应用其他不同的脉冲。临

床影像系统的制造商通常拥有自己的多脉冲造影序列版本，使用类似原理来增强造影信号。在西门子的超声系统中使用的一种名为Cadence™CPS的模式涉及三个振幅（1/2，−1，1/2）和权重（1，1，1）的脉冲传输。该方法产生的回波中产生大量的二次谐波成分，因而造影的敏感性较高[14]。

1.3.3.5　超谐波和次谐波成像

尽管二次谐波成像具有一定优势，但在组织中的非线性传播（见1.3.3.6）会限制造影和组织的分辨力，降低图像的质量。谐波频率可以提高区分灌注组织和造影剂的能力[43]。因此，为了进一步提高造影组织比，可采用更高次谐波检测，如3～5次谐波，称为超谐波或超谐波成像（SHI）[44]。但是，使用SHI意味着较大的动态范围，需要具有足够灵敏度的阵列，覆盖从传输频率到选定高谐波频率的频率范围（通常带宽＞130%）。在当前超声仪器系统中，探头带宽通常被限制在70%～80%，几乎无法进行SHI。因此，专门设计了交替双频阵列来进行SHI。

众所周知，气泡不仅能产生谐波和超谐波，而且还能产生3/2次超谐波、5/2次超谐波等，以及1/2次次谐波、1/3次次谐波等。谐波成像上，在常用的诊断频率下，这些超谐波或次谐波对组织成像的影响可忽略不计，而次谐波成像受频率依赖的衰减效应影响较小。但是，次谐波的产生取决于入射波的频率和声压，当入射波频率是气泡共振频率的两倍，并在一定高声压下会产生次谐波[45-47]。

1.3.3.6　潜在的谐波成像伪像

利用气泡回波的非线性进行检测的成

像技术需要足够高的声压来诱导气泡的非线性行为。在这种超声声压下,声波在组织内传播时出现轻微非线性,传播过程中逐渐使声波变形,并产生谐波频率。这就是所谓的"非线性传播"。众所周知,它会限制谐波滤波方法所能达到的最大造影组织比。此外,由于频率相关的衰减效应,二次谐波信号比基波信号衰减更大,可以进一步降低造影组织比。

1.4 总结

新一代UCA的发展推动了CEUS成像技术的广泛研究和开发,引入了许多有效的特定造影成像方法,其中许多方法已应用于临床成像。这些技术可以有效区分微泡的回声和周围组织的回声,显著提高了图像质量和灵敏度。全面了解微泡物理特性及其与超声波的相互作用,将继续改善提高现有成像技术,并促进新技术的发展。

(张会萍 译 杜联芳 校)

参考文献

[1] BECHER H, BURNS P N. Handbook of contrast echocardiography: left ventricular function and myocardial perfusion. New York: Springer; 2000. 184 p. Available from: http://books.google.co.uk/books/about/Handbook_of_contrast_echocardiography.html?id=9QRsAAAAMAAJ&pgis=1.

[2] COSGROVE D, LASSAU N. Imaging of perfusion using ultrasound. Eur J Nucl Med Mol Imaging, 2010, 37(Suppl 1): S65-85. Available from: http://www.ncbi.nlm.nih.gov/pubmed/20640418.

[3] PYSZ M A, FOYGEL K, PANJE C M, et al. Assessment and monitoring tumor vascularity with contrast-enhanced ultrasound maximum intensity persistence imaging. Invest Radiol, 2011, 46(3): 187-195. Available from: http://www.pubmedcentral.nih.gov/articlerender.fcgi?artid=4457398&tool=pmcentrez&rendertype=abstract.

[4] STRIDE E, EDIRISINGHE M. Novel microbubble preparation technologies. Soft Matter, 2008, 4(12): 2350. Available from: http://pubs.rsc.org/en/content/articlehtml/2008/sm/b809517p.

[5] STRIDE E, SAFFARI N. Microbubble ultrasound contrast agents: a review. Proc Inst Mech Eng Part H, 2003, 217(6): 429-447. Available from: http://pih.sage-pub.com/content/217/6/429.short.

[6] LINDNER J R. Microbubbles in medical imaging: current applications and future directions. Nat Rev Drug Discov, 2004, 3(6): 527-532. Available from: https://doi.org/10.1038/nrd1417.

[7] GOLDBERG B B, LIU J B, FORSBERG F. Ultrasound contrast agents: a review. Ultrasound Med Biol, 1994, 20(4): 319-333. Available from: http://www.sciencedirect.com/science/article/pii/0301562994900019.

[8] GRAMIAK R, SHAH P M. Echocardiography of the aortic root. Investig Radiol, 1968, 3(5): 356-366. Available from: https://insights.ovid.com/crossref?an=00004424-196809000-00011.

[9] QUAIA E. Classification and safety of microbubblebased contrast agents. In: Contrast media in ultrasonography. Berlin: Springer-Verlag, 2005: 3-14. Available from: http://link.springer.com/10.1007/3-540-27214-3_1.

[10] FAEZ T, EMMER M, KOOIMAN K, et al. 20 Years of ultrasound contrast agent modeling. IEEE Trans Ultrason Ferroelectr Freq Control, 2013, 60(1): 7-20. Available from: http://www.ncbi.nlm.nih.gov/pubmed/23287909.

[11] COSGROVE D. Ultrasound contrast agents:

an overview. Eur J Radiol, 2006, 60(3): 324−330. Available from: http://www.sciencedirect.com/science/article/pii/S0720048X06003007.

[12] de JONG N, BOUAKAZ A, FRINKING P. Basic acoustic properties of microbubbles. Echocardiography, 2002, 19(3): 229−240. Available from: http://doi.wiley.com/10.1046/j.1540−8175.2002.00229.x.

[13] GOLDBERG B B, RAICHLEN J S, FORSBERG F. Ultrasound contrast agents: basic principles and clinical applications. 2nd ed. London: Martin Dunitz, 2001.

[14] WEI K, JAYAWEERA A R, FIROOZAN S, et al. Quantification of myocardial blood flow with ultrasound-induced destruction of microbubbles administered as a constant venous infusion. Circulation, 1998, 97(5): 473−483. Available from: http://circ.ahajournals.org/content/97/5/473.full.

[15] PLESSET M S. The dynamics of cavitation bubbles. J Appl Mech, 1949, 16: 277−282. Available from: https://authors.library.caltech.edu/48246/1/TheDynamicsofCavitationBubbles.pdf.

[16] VOKURKA K. On Rayleigh's model of a freely oscillating bubble. I. Basic relations. Czechoslov J Phys, 1985, 35(1): 28−40. Available from: http://link.springer.com/10.1007/BF01590273.

[17] PLESSET M S, PROSPERETTI A. Bubble dynamics and cavitation. Annu Rev Fluid Mech, 1977, 9(1): 145−185. Available from: http://www.annualreviews.org/doi/10.1146/annurev.fl.09.010177.001045.

[18] RAYLEIGH L. On the pressure developed in a liquid during the collapse of a spherical cavity. London Edinburgh Dublin Philos Mag J Sci, 1917, 34(200): 94−98. Available from: https://www.tandfonline.com/doi/full/10.1080/14786440808635681.

[19] MILLER D L. Ultrasonic detection of resonant cavitation bubbles in a flow tube by their second-harmonic emissions. Ultrasonics, 1981, 19(5): 217−224. Available from: https://www.sciencedirect.com/science/article/abs/pii/0041624X81900068.

[20] MINNAERT M. On musical air-bubbles and the sounds of running water. London Edinburgh Dublin Philos Mag J Sci, 1933, 16(104): 235−248. Available from: http://www.tandfonline.com/doi/abs/10.1080/14786443309462277.

[21] CHURCH C C. The effects of an elastic solid surface layer on the radial pulsations of gas bubbles. J Acoust Soc Am, 1995, 97(3): 1510−1521. Available from: http://asa.scitation.org/doi/10.1121/1.412091.

[22] HOFF L, SONTUM P C, HOVEM J M. Oscillations of polymeric microbubbles: effect of the encapsulating shell. J Acoust Soc Am, 2000, 107(4): 2272−2280. Available from: http://www.ncbi.nlm.nih.gov/pubmed/10790053.

[23] MORGAN K E, ALLEN J S, DAYTON P A, et al. Experimental and theoretical evaluation of microbubble behavior: effect of transmitted phase and bubble size. IEEE Trans Ultrason Ferroelectr Freq Control, 2000, 47(6): 1494−1509. Available from: http://www.ncbi.nlm.nih.gov/pubmed/18238696.

[24] HAMILTON M F, ILINSKII Y A, MEEGAN G D, et al. Interaction of bubbles in a cluster near a rigid surface. Acoust ResLett Online, 2005, 6(3): 207−213. Available from: http://asa.scitation.org/doi/10.1121/1.1930967.

[25] QIN S, FERRARA K W. Acoustic response of compliable microvessels containing ultrasound contrast agents. Phys Med Biol, 2006, 51(20): 5065−5088. Available from: http://www.ncbi.nlm.nih.gov/pubmed/17019026.

[26] RAYLEIGH J W S B, LINDSAY R B. The theory of sound, vol. 1. New York: Courier Corporation, 1945: 520. Available from: https://books.google.com/books?id= v4NSAlsTwnQC & pgis=1.

[27] HOFF L. Acoustic characterization of contrast agents for medical ultrasound imaging. Dordrecht: Springer Netherlands, 2001. Available from: http://link.springer.com/10.1007/978−94−017−0613−1.

[28] WELLS P N T. Ultrasound imaging. Phys Med Biol, 2006, 51(13): R83−98. Available from: http://iop-science.iop.org/0031−9155/51/13/R06/pdf/pmb6_13_r06.pdf.

[29] FOSTER F S, BURNS P N, SIMPSON D H, et al. Ultrasound for the visualization and quantification of tumor microcirculation. Cancer Metastasis Rev, 2000, 19(1−2): 131−138. Available from: http://www.ncbi.nlm.nih.gov/pubmed/11191052.

[30] FENSTER A, DOWNEY D B. 3−D ultrasound imaging: a review. IEEE Eng Med Biol Mag, 1996, 15(6): 41−51. Available from: http://ieeexplore.ieee.org/articleDe-tails.jsp?arnumber=544511.

[31] NG A, SWANEVELDER J. Resolution in ultrasound imaging. Cont Educ Anaesth Crit Care Pain, 2011, 11(5): 186−192. Available from: http://ceaccp.oxfordjournals.org/content/11/5/186.full.

[32] SZABÓ T L. Diagnostic ultrasound imaging: inside out. Amsterdam: Academic Press, 2004: 549. Available from: http://books.google.com/books?id=-Fd1Pkeh2T0C&pgis=1.

[33] TANG M X, MULVANA H, GAUTHIER T, et al. Quantitative contrast-enhanced ultrasound imaging: a review of sources of variability. Interface Focus, 2011, 1(4): 520−539. Available from: http://rsfs.royalsocietypublishing.org/content/1/4/520.

[34] FORSBERG F, SHI W T, MERRITT C R B, et al. On the usefulness of the mechanical index displayed on clinical ultrasound scanners for predicting contrast microbubble destruction. J Ultrasound Med, 2005, 24(4): 443−450. Available from: http://www.ncbi.nlm.nih.gov/pubmed/15784762.

[35] DESSER T S, JEFFREY R B. Tissue harmonic imaging techniques: physical principles and clinical applications. Semin Ultrasound CT MR, 2001, 22(1): 1−10. Available from: http://www.ncbi.nlm.nih.gov/pubmed/11300583.

[36] BURNS P N, HOPE SIMPSON D, AVERKIOU M A. Nonlinear imaging. Ultrasound Med Biol, 2000, 26(Suppl 1): S19−22. Available from: http://www.ncbi.nlm.nih.gov/pubmed/10794866.

[37] BURNS P N, WILSON S R, SIMPSON D H. Pulse inversion imaging of liver blood flow: improved method for characterizing focal masses with microbubble contrast. Invest Radiol, 2000, 35(1): 58−71. Available from: http://www.ncbi.nlm.nih.gov/pubmed/10639037.

[38] Ultrasound imaging system employing phase inversion subtraction to enhance the image. 1997 [cited 2015 Sept 7]. Available from: http://www.google.com/patents/US5632277.

[39] QUAIA E. Contrast media in ultrasonography: basic principles and clinical applications. New York: Springer Science & Business Media, 2006: 414. Available from: https://books.google.com/books?id=givPAvaL2−kC&pgis=1.

[40] HOSKINS P R, MARTIN K, THRUSH A. Diagnostic ultrasound: physics and equipment. Cambridge: Cambridge University Press, 2010. Available from: https://books.google.com/books?id=W8LB26lsHjMC&pgis=1.

[41] ECKERSLEY R J, CHIN C T, BURNS P N. Optimising phase and amplitude modulation schemes for imaging microbubble contrast agents at low acoustic power. Ultrasound Med Biol, 2005, 31(2): 213−219. Available from: http://www.umbjournal.org/article/S030156290400300X/fulltext.

[42] PHILLIPS P J. Contrast pulse sequences (CPS): imaging nonlinear microbubbles. In: 2001 IEEE ultrasonics symposium proceedings an international symposium (Cat No. 01CH37263). IEEE, 2001 [cited 2015 Aug 26]: 1739−1745. Available from: http://ieeexplore.ieee.org/articleDetails.jsp?arnumber=992057.

[43] BOUAKAZ A, FRIGSTAD S, TEN CATE F J, et al. Super harmonic imaging: a new imaging technique for improved contrast detection. Ultrasound Med Biol, 2002, 28(1): 59−68. Available from: http://www.ncbi.nlm.nih.gov/

pubmed/11879953.

［44］ VAN NEER P L M J, MATTE G, DANILOUCHKINE M G, et al. Super-harmonic imaging: development of an interleaved phased-array transducer. IEEE Trans Ultrason Ferroelectr Freq Control, 2010, 57(2): 455-468. Available from: http://www.ncbi.nlm.nih.gov/pubmed/20178912.

［45］ SIJL J, DOLLET B, OVERVELDE M, et al. Subharmonic behavior of phospholipid-coated ultrasound contrast agent microbubbles. J Acoust Soc Am, 2010, 128(5): 3239-3252.

Available from: http://www.ncbi.nlm.nih.gov/pubmed/21110619.

［46］ ELLER A, FLYNN H G. Generation of subharmonics of order one-half by bubbles in a sound field. J Acoust Soc Am, 1969, 46(3B): 722-727. Available from: http://asa.scitation.org/doi/10.1121/1.1911753.

［47］ LOTSBERG O, HOVEM J M, AKSUM B. Experimental observation of subharmonic oscillations in Infoson bubbles. J Acoust Soc Am, 1996, 99(3): 1366-1369. Available from: http://asa.scitation.org/doi/10.1121/1.414715.

超声造影的安全性

盖尔·特·哈尔

缩　写

ultrasound (US)　超声
computerized tomography (CT)　计算机断
　层扫描
contrast-enhanced computed tomography
　(CECT)　增强计算机断层扫描
magnetic resonance (MR)　磁共振

contrast-enhanced ultrasound (CEUS)
　超声造影
ultrasound contrast agent (UCA)　超声造影
　剂
mechanical index (MI)　机械指数

2.1　导言

超声造影(CEUS)因其安全性及无电离辐射,通常用来替代其他影像学检查方法。本章节将探讨CEUS在心脏外应用的安全性。最近,对美国儿科放射学会成员的一项调查结果显示,使用CEUS的主要原因是用其来替代透视检查、计算机断层扫描(CT)或磁共振(MR)成像,其他原因还包括其无肾毒性(微泡不经肾脏代谢清除)、应用便捷、价格低廉,可在患者床旁应用[1]。

从超声波辐照微泡造影剂(UCA)的临床前体外和体内实验来看,几乎毫无疑问,由于其具有生物学效应而存在潜在的危险。但关键问题是,这些辐照在临床应用中是否安全,即是否存在不可接受的风险?此处,风险定义为发生危害的概率及其严重程度。对于影像学,特别是小儿影像学,风险获益比必须保持在极低水平。

UCA通过包裹脂质、白蛋白或其他外壳来保持其稳定性。这种稳定性是非常必要的,因为"无壳膜"的气泡在几分钟内就会溶解在血液中。微泡核心是惰性气体,如全氟化碳或六氟化硫。微泡的直径(1～5 µm)设计为与红细胞直径相同,便于顺利通过肺循环并留在血池中。一旦微泡溶解,外壳由肝脏代谢,气体经肺呼出。这些微泡为强超声散射体,可增强富血供区域的回声,显示实质内微血管和血池,可应用充盈/廓清技术进行功能成像[2-4]。临床批准的UCA数量有限,不同的国家/地区在批准UCA使用的立场不同,即使造影剂跨国应用会变更其名称,也不能降低其评估与批准应用的难度。目前批准用于临床的造影剂有:声诺维SonoVue™(即美国的Lumason™, Bracco Diagnostics公司)、Optison™

（GE Healthcare公司）、Luminity™[3]（欧洲之外的Definity™；Lantheus Medical Imaging公司）和示卓安Sonazoid™（GE Healthcare公司）[4]。早在21世纪初，美国之外的国家就批准了声诺维的非心脏应用。但直到2016年，美国FDA才批准声诺维应用于成人和儿童肝脏检查。同年，FDA批准其应用于儿童膀胱内检查[5]。

儿童UCA有三种给药方式：口服给药、静脉注射（IV）和腔内给药（IC），但口服给药仅报道过一次，用于诊断胃食管反流[6]。儿童静脉给药步骤与成人相同，并逐步被认可，因为CEUS与CT检查相比，无电离辐射损伤，与小儿MR成像相比，具有不需镇静的优势。此外，还包括超声仪的便携性和低成本优势。腔内给药的CEUS可用于诊断儿童膀胱输尿管反流。在排空膀胱时行CEUS成像，比其他成像方式（包括放射性核素成像）更适用于儿童。

与其他成像方式的造影剂一样，需清楚UCA是否会导致过敏反应，这一点非常重要。这类过敏反应的发生率低于X射线造影剂的发生率，与MR成像造影剂的发生率相当。一项研究报道显示，UCA过敏反应的发生率为0.01%[7]。

2.2 生物物理学与生物效应

微泡的设计上，首先需要其气体核比血管系统中的红细胞更能有效地散射声波，其次要对入射超声波产生非线性反应，使散射频率不同于基础频率[3,8]。UCA在入射声场中振荡。与自由气泡行为不同，应用于生物医学的带壳微泡的响应由许多因素决定，包括微泡与周围环境的界面张力及其外壳的黏度[8]。

在极低的入射声压下，UCA经历近似线性的振荡，即在每个声压周期内呈对称性膨胀和收缩。随着超声声压增加，振荡变得非线性，微泡每个周期内的膨胀大于收缩，运动周期性变得不一致。这个过程称为稳态空化或非惯性空化。如果声压进一步增加，振荡越来越混乱，微泡可能剧烈爆裂，产生冲击波并分裂成更小微泡。这种现象称为爆裂或惯性空化，对局部周围介质产生极强的破坏性。稳态振荡下微泡产生的回波不仅包含基波频率，还包含其整数倍谐波。这些更高的频率可以区分微泡回声与组织回声，结合复杂的信号处理技术可生成高对比度影像[2,3,8]。

振荡的微泡周围会产生声流模式[8-12]。这些声流模式的性质各不相同，取决于界面与微泡的接近程度。血液循环流动产生剪切应力，会在附近细胞膜上产生生物效应。这可能就是增强细胞内治疗药物摄取的机制；但在高微泡振荡振幅下，这种声流会导致细胞膜破裂。

临床前实验研究表明，超声辐照UCA后，最常见的损伤是微血管系统的损伤。这可能由微泡破裂引起。在临床诊断所用的超声辐照水平之下，会造成心脏、肌肉、肾脏、肝脏和肠道等部位的微血管损伤[13-22]。在一项关于啮齿动物肾脏造影剂爆破-再灌注成像研究中，辐照4小时或6周后，均未显示任何出血[23]。

为了向用户提供有关超声检查安全性的信息，引入了两个参数，即机械指数（MI）和热指数（TI）[24-26]。超声检查过程中，超声屏幕上会显示其中一个或两个指数。MI旨在评价主要由空化作用所致的机械效应安全问题。TI旨在评价超声辐照下潜在的热效应问题。若没有微泡,则热效应为主要问题。考虑CEUS的安全性时,MI则为更重要的指标。MI的定义为MI = $p^-/\sqrt{f}$,其中p^-是峰值负压,f是超声波的基波频率。MI = 0.7为空化阈值,高于该阈值则微泡气核不断增大而发生空化;MI = 0.3为毛细血管出血阈值,在此阈值之上,含气器官(如肺或肠)会发生毛细血管出血。通常,行CEUS检查,其MI应 ≤ 0.4[2]。在这个MI水平上,UCA可保持完整,但应记住,MI的公式是根据无壳膜微泡的特性来推算的。尽管它可以作为评估CEUS非热效应的有用指标,但仅是估计值。

2.3 CEUS在儿科学的安全性:临床证据

许多研究评价了UCA在儿科学临床应用中的安全性。2013年,儿科放射学会和国际CEUS学会对UCA非心脏的超说明书应用进行了回顾总结[6],包括经静脉注射给药和腔内给药的应用。经静脉注射给药的1 071例患者中,仅有轻微不良反应报道,不良反应发生率为0.1% ~ 0.5%,膀胱内给药的2 951例患者中,不良反应发生率为0.8%。不良反应为一过性,膀胱内给药不良反应发生率较高,与膀胱插管相关问题有关。最近的文献报道进一步证实了这些结果。Piskunowicz等(2015)在综述中报道,502例患儿中,1例出现过敏性休克,9例出现轻微、一过性不良反应[28]。这些反应包括味觉改变、头晕、头痛和一过性恶心。Rosado和Riccabona(2016)应用SonoVue™、Optison™和Definity™三种造影剂也得出了相似的结果[29]。一项中国的单中心前瞻性

研究纳入312名儿童,发生3例低血压,3例皮疹,且均快速缓解[30]。Yusuf等(2017)回顾性分析了305名行CEUS检查的儿童患者病例,无即时的不良反应发生,但两名患儿(0.7%)发生了一过性的迟发性不良反应,1例为高血压,1例为心动过速[31]。作者指出,这些迟发性不良反应发生时,UCA成分应该已从体内排出,因此不良反应可能不是由CEUS检查所致。欧洲超声医学与生物学联合会(EFSUMB)声明指出,尽管许多CEUS检查涉及UCA"超说明书使用",但这并不是问题,这在儿童药物处方中相当常见[5]。所有这些文献的结论表明,CEUS的不良事件发生率在儿童和成人中相似,因此从安全的角度来看,儿科中使用CEUS是可以被接受的。

2.4 小儿患者超声造影剂安全使用建议

为了确保小儿CEUS的持续安全性,应采取一些基本的预防措施[32]:

• 使用低MI。如果可能,MI默认输出设置为0.4。仅当需要更好的图像时才提高该水平。记录每次检查的最高机械指数。

• 在保证获得所需临床信息情况下,尽可能缩短检查时间。

• 在保证获得所需临床信息情况下,使用最低UCA剂量。

• 务必备好复苏设备,以防过敏反应发生。

• 确保所有CEUS检查操作人员均接受过适当的培训。

(张会萍 译 杜联芳 校)

参考文献

［1］ BACK S J, MAYA C, DARGE K, et al. Pediatric contrast-enhanced ultrasound in the United States: a survey by the contrast-enhanced ultrasound task force of the society for pediatric radiology. Pediatr Radiol, 2018, 48(6): 852−857.

［2］ CHONG W K, PAPADOPOULOU V, DAYTON P A. Imaging with ultrasound contrast agents: current status and future. Abdom Radiol, 2018, 43(4): 762−772.

［3］ FRINKING P, SEGERS T, LUAN Y, et al. Three decades of ultrasound contrast agents: a review of the past, present and future improvements. Ultrasound Med Biol, 2020, 46: 892−908.

［4］ RAFAILIDIS V, HUANG D Y, YUSUF G T, et al. General principles and overview of vascular contrast-enhanced ultrasonography. Ultrasonography, 2020, 39(1): 22−42.

［5］ SIDHU P S, CANTISANI V, DEGANELLO A, et al. Role of contrast enhanced ultrasound (CEUS) in paediatric practice: an EFSUMB position statement. Ultraschall Med—Eur J Ultrasound, 2017, 38(1): 33−43.

［6］ DARGE K, PAPADOPOULOU F, NTOULIA A, et al. Safety of contrast-enhanced ultrasound in children for non-cardiac applications: a review by the Society for Pediatric Radiology (SPR) and the International Contrast Ultrasound Society (ICUS). Pediatr Radiol, 2013, 43(9): 1063−1073.

［7］ PISCAGLIA F, BOLONDI L. The safety of SonoVue® in abdominal applications: retrospective analysis of 23188 investigations. Ultrasound Med Biol, 2006, 32(9): 1369−1375.

［8］ AZMIN M, HARFIELD C, AHMAD Z, et al. How do microbubbles and ultrasound interact? Basic physical, dynamic and engineering principles. Curr Pharm Des, 2012, 18(15): 2118−2134.

［9］ GORMLEY G, WU J. Observation of acoustic streaming near Albunex® spheres. J Acoust Soc Am, 1998, 104(5): 3115−3118.

［10］ LIU X, WU J. Acoustic microstreaming around an isolated encapsulated microbubble. J Acoust Soc Am, 2009, 125(3): 1319−1330.

［11］ COLLIS J, MANASSEH R, LIOVIC P, et al. Cavitation microstreaming and stress fields created by microbubbles. Ultrasonics, 2010, 50(2): 273−279.

［12］ BOLURIAAN S, MORRIS P J. Acoustic streaming: from Rayleigh to today. Int J Aeroacoust, 2003, 2(3): 255−292.

［13］ MILLER D L, QUDDUS J. Diagnostic ultrasound activation of contrast agent gas bodies induces capillary rupture in mice. Proc Natl Acad Sci, 2000, 97(18): 10179−10184.

［14］ MILLER D L, AVERKIOU M A, BRAYMAN A A, et al. Bioeffects considerations for diagnostic ultrasound contrast agents. J Ultrasound Med, 2008, 27(4): 611−632.

［15］ WU J, NYBORG W L. Ultrasound, cavitation bubbles and their interaction with cells. Adv Drug Deliv Rev, 2008, 60(10): 1103−1116.

［16］ MILLER D L, GIES R A. The influence of ultrasound frequency and gas-body composition on the contrast agent-mediated enhancement of vascular bioeffects in mouse intestine. Ultrasound Med Biol, 2000, 26(2): 307−313.

［17］ MILLER D L, DOU C, WIGGINS R C. Frequency dependence of kidney injury induced by contrast-aided diagnostic ultrasound in rats. Ultrasound Med Biol, 2008, 34(10): 1678−1687.

［18］ MILLER D L, DOU C, WIGGINS R C. Contrastenhanced diagnostic ultrasound causes renal tissue damage in a porcine model. J Ultrasound Med, 2010, 29(10): 1391−1401.

［19］ MILLER D L, LU X, DOU C, et al. The dependence of glomerular capillary hemorrhage induced by contrast enhanced diagnostic ultra sound on microbubble diameter. Ultrasound Med Biol, 2018, 44(3): 613−621.

［20］ LU X, DOU C, FABIILLI M L, et al.

Capillary hemorrhage induced by contrast-enhanced diagnostic ultrasound in rat intestine. Ultrasound Med Biol, 2019, 45(8): 2133−2139.

［21］ MILLER D L, LU X, FABIILLI M, et al. Hepatocyte injury induced by contrast-enhanced diagnostic ultrasound. J Ultrasound Med, 2019, 38(7): 1855−1864.

［22］ SKYBA D M, PRICE R J, LINKA A Z, et al. Direct in vivo visualization of intravascular destruction of microbubbles by ultrasound and its local effects on tissue. Circulation, 1998, 98(4): 290−293.

［23］ NYANKIMA A G, KASOJI S, CIANCIOLO R, et al. Histological and blood chemistry examination of the rodent kidney after exposure to flash-replenishment ultrasound contrast imaging. Ultrasonics, 2019, 98: 1−6.

［24］ MELTZER R S. Food and Drug Administration ultrasound device regulation: the output display standard, the "mechanical index," and ultrasound safety. J Am Soc Echocardiogr, 1996, 9(2): 216.

［25］ FORSBERG F, SHI W T, MERRITT C R, et al. On the usefulness of the mechanical index displayed on clinical ultrasound scanners for predicting contrast microbubble destruction. J Ultrasound Med, 2005, 24(4): 443−450.

［26］ ter HAAR G. Safety and bio-effects of ultrasound contrast agents. Med Biol Eng Comput, 2009, 47(8): 893−900.

［27］ APFEL R E, HOLLAND C K. Gauging the likelihood of cavitation from short-pulse, low-duty cycle diagnostic ultrasound. Ultrasound Med Biol, 1991, 17(2): 179−185.

［28］ PISKUNOWICZ M, KOSIAK W, BATKO T, et al. Safety of intravenous application of second-generation ultrasound contrast agent in children: prospective analysis. Ultrasound Med Biol, 2015, 41(4): 1095−1099.

［29］ ROSADO E, RICCABONA M. Off-label use of ultrasound contrast agents for intravenous applications in children: analysis of the existing literature. J Ultrasound Med, 2016, 35(3): 487−496.

［30］ MUYI M, BEI X, WEILING C, et al. The safety and effectiveness of intravenous contrast-enhanced sonography in Chinese children—a single center and prospective study in China. Front Pharmacol, 2019, 10: 1447.

［31］ YUSUF G T, SELLARS M E, DEGANELLO A, et al. Retrospective analysis of the safety and cost implications of pediatric contrast-enhanced ultrasound at a single center. Am J Roentgenol, 2017, 208(2): 446−452.

［32］ BARNETT S B, DUCK F, ZISKIN M. Recommendations on the safe use of ultrasound contrast agents. Ultrasound Med Biol, 2007, 33(2): 173−174.

定量超声造影

3

马丁·克里克斯

缩——写

ultrasound (US)　超声

computerized tomography (CT)　计算机断层扫描

magnetic resonance (MR)　磁共振

contrast-enhanced ultrasound (CEUS)　超声造影

ultrasound contrast agent (UCA)　超声造影剂

time-intensity curves (TIC)　时间-强度曲线

area under the curve (AUC)　曲线下面积

region of interest (ROI)　感兴趣区

3.1　导言

在影像诊断学中,除了大小测量之外,定量技术还不常见。影像诊断往往依赖于医师对影像图像的主观的、描述性的解读。这可能也是评估造影增强以及有关组织特征、灌注或功能等相关信息的方法。量化的放射性示踪剂的摄取与诊断算法相结合后,核医学从传统意义上讲,就已经发生了变化。磁共振(MR)成像、计算机断层扫描(CT)成像或其他基于X射线的方法很少应用到定量技术。或即使使用定量方法,如CT值,也未应用于常规诊断。超声造影(CEUS)亦是如此,定量方法应用不多。然而,一些定量灌注的应用,如CT成像定量评价脑卒中,证实了定量评估的价值。此外,临床上对于定量诊断的需求日益增加,例如实体肿瘤新兴疗法的疗效评估等[1,2]。在儿科学中,定量诊断的使用可能更加受限[3]。医学发展的趋势,如大数据分析或人工智能等,会需要并产生更多定量方法。因此,定量方法对于超声(US)和CEUS至关重要,随着时间推移,这些影像学方法将蓬勃发展,最终实现常规提供客观并标准化的数据。

在接下来的章节里,我们将介绍如何进行定量CEUS,需要注意哪些技术方面的问题以及哪些检测方法可用于定量分析[4]。并对定量CEUS在儿科的应用作一简要综述。

3.2　超声造影数据的量化要求

定量CEUS通常需评估整个造影随时间变化的动态过程。由于具有CEUS功能的三维探头还未常规应用,因此通常需要选择一个固定的超声切面(如肝脏的某个切面),随后的整个CEUS检查过程中保持探头位置不变。尽量减少患者的任何运动。目前针对平面微运动已开发了校正算法,并出现了可实现各种运动校正的自动量化软件[5]。

超声造影剂(UCA)由可与超声波相互作用的微泡组成(请参阅第1章"微泡造影剂的物理特性")。完美的CEUS技术应该只接收UCA产生的信号,而不接收组织产生的信号。此外,为了实现完美量化,这些信号需与微泡数量呈线性相关。如果组织信号抑制不够充分,会被误认为是造影剂信号,进而会导致错误的CEUS量化结果。定量CEUS的基本要求是造影剂的剂量与其信号之间有明确的正比关系,即呈线性关系。简单地说,如果身体某部位UCA的剂量是另一个大小相同的部位UCA剂量的2倍(或3倍),那么其CEUS信号也应是另一个部位CEUS信号的2倍(或3倍)。最后,这些结果应具有良好的重复性,即无病理生理改变时,相同身体部位中相同数量UCA应始终产生相同的CEUS增强信号,而不受检查者、周围声学条件或所使用超声设备的影响[4,5]。

首先,所用的CEUS专用技术,要大大减少非增强组织中的背景组织信号。目前这些CEUS技术都是低机械指数设置。理想情况下,造影前超声图像应为全黑,如有必要,超声的增益和机械指数都应该降低。为保持良好的可重复性,检查过程中,应尽量避免超声参数的改动。具有强背向散射的结构或界面(如钙化)有时难以完全抑制。在这种情况下,定量分析时应排除这些结构(例如,不要将它们包含至感兴趣区中),或者作为第二种选择,从造影增强信号中去除基波信号。

造影非线性增强问题不仅仅是CEUS中存在的问题,MR成像也存在相同的问题。身体部位摄取大量造影剂,却不呈现相应的高信号,而呈非线性增强,这就是MR成像中的造影剂摄取饱和效应。这通常不影响定性评价;但对于定量分析,CEUS信号必须呈线性。这可以通过自行研发的定量工具来实现,或更方便地通过使用已上市的商用产品来实现。这些定量工具有些只能应用于专用的超声设备上,也有些外部定量软件可应用于不同的超声设备上(例如,VueBox™、Bracco)[5]。

3.3 超声造影检查的量化方法

广义上讲,定量CEUS始于对CEUS信号增强程度进行评分。此类评分通常用于评估病变与周围组织相比是呈高增强、中增强或低增强,或描述增强程度或增强模式(均匀增强、不均匀增强、边缘增强等)[6]。这些信息可以与其他"定量"评价系统(例如CEUS肝脏影像报告及数据系统CEUS LI-RADS)结合使用[7]。这些定量方法主要用于基本的分类方法或作为最初的定性结果生成定量参数。它并不等同于CEUS信号的真正量化。

下文仅讨论真正的定量方法。

3.3.1 时间强度曲线

典型的CEUS定量方法是团注UCA后,在选定的超声切面上观察并记录UCA随时间变化的动态过程。造影剂剂量通常与标准的非定量CEUS检查相同。将ROI放置在相关的或有代表性的部位,测量感兴趣区（ROI）内的线性化超声信号，并得出时间-强度曲线（TIC）。TIC的典型形状（图3-1）通常由微泡快速团注后其在体内的分布特征决定，这些微泡局限在血管内（经动脉快速进入，再由静脉流出）。TIC的形状可因检查器官或病变而异，例如，由于肝脏存在门静脉供血，肝组织灌注时间会延长，例如在某些肝血管瘤中，当血流/微泡被阻拦，会出现少见的增强平台期。

从TIC中可以得到各种定量参数，如峰值强度、达峰时间、增强斜率或曲线下面积（AUC）（图3-1）。由于参数导出的方法无法精确标准化，所以量化在实际工作中还是较复杂的。由原始的CEUS数据计算所得的定量参数可能与拟合曲线上的定量参数不同。实际上，原始数据通常会受噪声或运动伪像影响而导致离群值的出现，因此在量化前通常会对"原始"数据进行平滑拟合处理。现有的定量软件可实现自动拟合。拟合算法基于不同的灌注模型假设，进而得出不同的最优拟合曲线。目前常用的灌注模型是对数正态灌注模型[8]。此外，某些特定参数的定义有时候也无法标准化。例如，TIC的参数"斜率"可以定义为灌注相的最大斜率（曲线导数的极值），也可定义为TIC在某时间段内（如10%～90%最大值）的平均斜率。

需注意，这些参数是描述TIC形状的基本数学变量，其定义可能会不同。增加数学模型后可计算出其他参数（如平均渡越时间，MTT），这些参数可能与某些血管生成参数如局部血流量等密切相关。

CEUS的定量方法通常与其他影像学方法（如CT灌注成像或MRI灌注成像）类似。最常见的局限性就是其基础模型仅在某些特定的条件下有效，并不适用于大多数情况。超声定量也可能取决于临床指征。在某些特定情况下，一些特殊的灌注模型是有意义的，例如观察肾脏这种血流空间分布高度有序的器官的灌注情况时，

线性CEUS信号（a.u.）

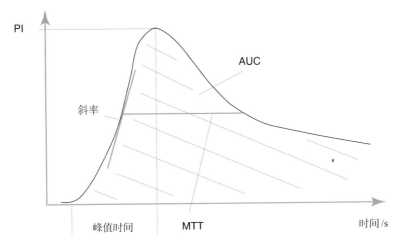

图3-1　团注UCA后的TIC及其参数

PI，峰值强度，指达峰时间（＝峰值时间－到达时间）时的强度值；斜率，指峰值斜率，也可以计算消退相的廓清斜率；AUC，曲线下面积，指整个TIC曲线下的面积，也可计算灌注相AUC和消退相AUC；a.u.，任意单位；FWHM，半峰全宽，指TIC曲线峰值一半时的全宽；增加灌注模型时，还可得出平均渡越时间（MTT）等参数。

或者评价灌注的某些情况时,如评价肿瘤中血管杂乱程度等。需要强调的是,CEUS具有高空间分辨率及时间分辨率,因此对于这些特定情况的评估特别有意义。另一方面,MR或CT具有三维成像,能获得输入血管的血流函数。但在CEUS中却不可行,CEUS的TIC得出的参数常为相对值(任意单位),而不是血流量(mL/min)、血容量(mL)或灌注[mL/(min·mg)]的绝对值。此外,CEUS参数单纯描述"TIC",并不与某个特定的血管生成量化指标相关,且受多个量化指标的影响。例如,当身体局部血容量较高时,则TIC峰值强度增加("更多血液-更多CEUS信号");但同时,局部血流量的变化也会影响TIC峰值强度("高血流量-更快团注CEUS信号")。

在CEUS定量检查中,声学条件和检查条件应尽量标准化。经验表明,即使是同一名患者,同一身体部位的CEUS检查,其信号增强情况也可能与之前的检查结果有很大不同,这并不是由于病理生理不同所致,而是单纯由于成像条件的不同所致。显然,这种变化会极大地影响定量结果,甚至可能会否定本该有意义的定量评估。与CEUS信号强度相关的参数,例如峰值强度或AUC,更容易产生这种偏差。单一测量参数(如峰值强度)比整合参数(如AUC)所受的影响更大。除了标准化,参数的规范化也可提高此类测量值的可靠性。规范化是指将某个特定的ROI(例如肿瘤或病变器官)所得值与"正常"ROI(例如正常肝实质)所得值进行对比设置和测量。

时间相关参数(例如到达时间或达峰时间)受声学条件变化的影响较小,但受患者个体循环差异的影响较大。考虑到循环时间的个体差异,应尽量避免应用基于造影剂注射时间的时间参数。任何血液循环的变化都会影响这些参数,而不止是潜在的、局部正在研究的相关变化。相反,如果对造影剂团注方法进行标准化,基于ROI内造影剂到达时间的时间参数则不易受血液循环变化的影响。

关键问题是,在评估某种特定的临床病变时,如何在众多定量参数中选择适合的评价参数,目前尚无准确答案。某些参数可能更适合于评估血管生成情况或血容量(如AUC),而斜率或达峰时间等参数可能更适合于评价血供(灌注)的动态变化,因此可以根据所研究的主要临床问题来提前选择适合的定量参数。但是,如上所述,用CEUS定量参数来反映某个血流参数尚不可行。方法的稳健性至关重要,可以优先选择AUC等参数来进行定量分析[9]。

到目前为止,哪个参数最适合评估哪一临床问题,还不是太明确。例如监测肿瘤抗血管生成治疗疗效,可能会首选反映肿瘤"灌注"情况的定量参数。然而,有研究认为某些抗血管生成药物并不减少肿瘤的血流灌注,而是使肿瘤血管正常化,或者仅改变肿瘤血供的某些特定方面。这就需要更复杂的血管化相关参数了,或需要开发某些目前还未常规使用的定量参数。

3.3.2 再灌注动力学

定量CEUS的另一种方法是:先用高机械指数超声脉冲来破坏ROI内的UCA,然后转换成低机械指数模式,造影剂会从ROI周边区域进入,从而观察ROI内造影剂的再灌注。该方法需要体内CEUS信号处于稳态,因此造影剂给药方式不能选择团注法,而要选择连续注射法。这种方法常应用于成人，所用的造影剂剂量相对较大（例如，SonoVue 4.8 mL，在几分钟内持续注射），应用于儿童的相关研究较少。

整个检查过程中，必须保持探头位置固定不变。CEUS信号强度随时间变化记录为TIC，但TIC这一术语已不再用于再灌注曲线。再灌注曲线的形状与团注的TIC形态不同（图3-2）。通过计算可以得出参数β，它可以反映局部血流速度的绝对值（单位为m/s），而不仅仅是相对值。再灌注曲线的平台值与局部血容量成正比，可通过计算血流速度与血容量的乘积得出血流量。造影剂连续注射法应用较少，因而再灌注曲线定量分析应用也较少，不像团注法TIC分析那样普及。再灌注曲线是超声心动图中评价心肌灌注的一种方法，通常采用UCA团注后爆破再灌注，并半定量地评价心肌灌注[8]。

一种简化的CEUS定量方法为团注造影剂后仅测量造影剂到达时间，用以评估

外周动脉闭塞性疾病，或诊断肝脏隐匿性病变。其目的在于间接监测血供变化，而不是直接测量灌注情况。CEUS及其定量分析的研究是目前研究领域的热点，例如微泡信号追踪技术的发展等，未来可能会出现更多的CEUS定量方法。

3.3.3 小儿定量超声造影

总体来说，定量超声造影的适应证在小儿和成人间没有区别。但是，由于医学上的某些原因，该技术在儿童中的应用报道远低于成人。此外，儿童超说明书用药是一个常见的问题；受造影剂在儿科应用的适应证所限，超声造影也常会超说明书使用（请参阅第4章"超声造影伪像"）[10]。定量超声造影和"标准"超声造影一般没有区别，除了定量超声造影需额外注射造影剂时，需考虑到造影剂的最大剂量[11]。

目前，定量CEUS主要应用于监测肿

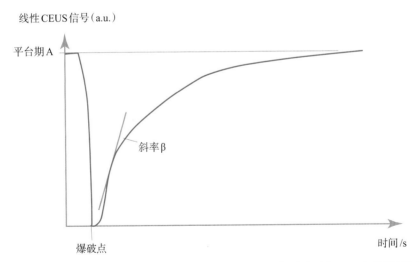

图3-2　爆破再灌注动力学，由于微气泡的破坏，高机械指数脉冲破坏CEUS信号（稳态）

斜率β，描述再灌注动力学的参数，与血流速度（m/s）成正比；平台期A，完全再灌注后的最大信号值，与局部血容量有关；a.u.，任意单位。

瘤新兴疗法（如抗血管生成药物治疗）的疗效；这些新兴疗法的疗效评价，仅根据实体肿瘤疗效评价标准（RECIST），在CT成像上简单地测量肿瘤大小变化是不够的。儿童中已有报道，峰值增强和灌注相AUC两个定量参数可以有效预测不同部位的各种实体肿瘤的早期进展[3]。

定量CEUS还可用于某些发生于年轻患者中的典型病变。研究表明定量CEUS可用来评价克罗恩病的活动性[12]。定量CEUS也可用于评价血管畸形患者（包括儿童）经皮介入治疗前后的灌注情况[13]。超声技术（包括定量CEUS）在儿科领域某些适应证中具有明显优势，效果明显优于成人（例如神经超声检查），因此特别值得关注。CEUS也可用于定量评价儿童脑灌注，如评估新生儿缺氧性损伤[14,15]。

3.4 总结

定量CEUS可提供有关器官或病变的血管及灌注的客观数据。为保证不同患者间数据的可比性，以及同一患者不同时间数据的可比性，数据应尽可能的标准化和规范化。商用的定量软件推动了定量CEUS的应用，但目前仍未普及，尤其是在儿科领域。但是，随着人工智能和大数据分析等技术的进一步发展，可能会出现更多定量检查的方法。在儿科领域，超声和CEUS应作为首选的影像学检查方法。有鉴于此，定量CEUS技术尚未得到充分的应用。

（张会萍　译　杜联芳　校）

参考文献

[1] LASSAU N, CHEBIL M, CHAMI L, et al. Dynamic contrast-enhanced ultrasonography (DCE-US): a new tool for the early evaluation of antiangiogenic treatment. Target Oncol, 2010, 5: 53–58.

[2] LASSAU N, CHAPOTOT L, BENATSOU B, et al. Standardization of dynamic contrast-enhanced ultrasound for the evaluation of antiangiogenic therapies: the French multicenter support for innovative and expensive techniques study. Investig Radiol, 2012, 47(12): 711–716.

[3] MCCARVILLE M B, COLEMAN J L, GUO J, et al. Use of quantitative dynamic contrast-enhanced ultrasound to assess response to antiangiogenic therapy in children and adolescents with solid malignancies: a pilot study. Am J Roentgenol, 2016, 206: 933–939.

[4] DIETRICH C F, AVERKIOU M A, CORREAS J M, et al. An introduction into dynamic contrast-enhanced ultrasound (DCE-US) for quantification of tissue perfusion. Ultraschall Med, 2012, 33: 344–351.

[5] TRANQUART F, MERCIER L, FRINKING P, et al. Perfusion quantification in contrast-enhanced ultrasound (CEUS) ready for research projects and routine clinical use. Ultraschall Med, 2012, 33: S31–38.

[6] BAKAS S, CHATZMICHAIL K, HUNTER G, et al. Fast semi-automatic segmentation of focal liver lesions in contrast-enhanced ultrasound, based on a probabilistic model. Comput Methods Biomech Biomed Eng, 2017, 5: 329–338.

[7] KONO Y, LYSHCHIK A, COSGROVE D, et al. Contrast enhanced ultrasound (CEUS) liver imaging reporting and data system (LI-RADS): the official version by the American College of Radiology (ACR). Ultraschall Med, 2017, 38(1): 85–86.

[8] HUDSON J M, KARSHAFIAN R, BURNS

P N. Quantification of flow using ultrasound and microbubbles: a disruption replenishment model based on physical principles. Ultrasound Med Biol, 2009, 35(12): 2007−2020.

［9］ LASSAU N, BONASTRE J, KIND M, et al. Validation of dynamic contrast-enhanced ultrasound in predicting out comes of antiangiogenic therapy for solid tumors: the French multicenter support for innovative and expensive techniques study. Investig Radiol, 2014, 49(6296): 794−800.

［10］ SEITZ K, STROBEL D. A milestone: approval of CEUS for diagnostic liver imaging in adults and children in the USA. Ultraschall Med, 2016, 37: 229−232.

［11］ SIDHU P S, CANTISANI V, DEGANELLO A, et al. Role of contrast-enhanced ultrasound (CEUS) in paediatric practice: an EFSUMB position statement. Ultraschall Med, 2017, 38: 33−43.

［12］ KLJUCEVSEK D, VIDMAR D, URLEP D, et al. Dynamic contrast-enhanced ultrasound of the bowel wall with quantitative assessment of Crohn's disease activity in childhood. Radiol Oncol, 2016, 50(4): 347−354.

［13］ WIESINGER I, SCHREML S, WOHLGEMUTH W A, et al. Perfusion quantification of vascular malformations using contrast enhanced ultrasound (CEUS) with time intensity curve analysis before and after treatment: first results. Clin Hemorheol Microcirc, 2016, 62: 283−290.

［14］ HWANG M, SRIDHARAN A, DARGE K, et al. Novel quantitative contrast-enhanced ultrasound detection of hypoxic ischemic injury in neonates and infants: pilot study 1. J Ultrasound Med, 2019, 38(8): 2025−2038.

［15］ HWANG M, DE JONG JR R M, HERMAN S, et al. Novel contrast-enhanced ultrasound evaluation in neonatal hypoxic ischemic injury: clinical application and future directions. J Ultrasound Med, 2017, 36(11): 2379−2386.

超声造影伪像

4

保罗·S.西德胡、纪伯伦·T.约瑟夫、
程芳、瓦西里奥斯·拉法利迪斯

缩　写

contrast-enhanced ultrasound (CEUS)　*超声造影*　　　ultrasound contrast agent (UCA)　*超声造影剂*

4.1　导言

超声造影（CEUS）已在欧洲和亚洲广泛应用于临床。最近，美国FDA批准了超声造影剂（UCA）在成人和小儿肝脏局灶性病变检查中的应用[1]。早期，UCA仅作为"多普勒"信号增强剂，血管系统成像相关的伪像与彩色多普勒超声的灵敏度相关，与频谱多普勒超声中频谱包络的伪像类似[2-4]。随着低机械指数成像技术的出现，结合相位反转技术，CEUS成像的相关伪像目前在很大程度上还不为人所知；但是，随着对这些新技术的进一步理解，可以更充分地了解这些伪像，进而克服或抑制这些伪像[5,6]。微泡的无意破坏会导致严重误诊，因为肝脏恶性病变的一个特征就是"廓清"；除非可以明确是微泡的无意破坏而造成的CEUS伪影，否则会导致误诊。

本章节详细介绍了多种CEUS伪像，其中一些伪像在B型超声中很常见，在CEUS时更明显，另一些则是CEUS检查特有的伪像[7]。使用合适的图像来描述和解释每一个伪像，以增强视觉效果，解释在不受操作者控制的情况下如何识别伪像、最小化伪像，并理解CEUS检查的局限性。

4.2　超声造影剂

目前有多种超声造影剂可用于心脏外领域，且采用低机械指数造影成像技术；造影剂主要有Definity™（Lantheus Medical Imaging）、示卓安（Sonazoid™, GE Healthcare）和声诺维（SonoVue™, Bracco SpA）。早期应用的超声造影剂利声显（Levovist™, Schering），现在已经不再使用，它是多普勒增强剂，采用常规彩色多普勒、频谱多普勒和高机械指数成像技术，具有特定的伪像。目前的经验主要基于低机械指数造影连续实时成像技术以及全球广泛使用的造影剂声诺维（即美国的Lumason™）。该造影剂由磷脂外壳包裹一种相对难溶的全氟化碳气体（六氟化硫），经静脉注射后可在体内稳定存在几分钟,最终气泡缩小到无法检测[8]。在UCA循环过程中,有充足时间来优化成像、识别和校正各种伪像,并产生诊断图像。

UCA在不同能级的声脉冲下表现不同并形成不同的伪影。常规超声及彩色多普勒超声技术的CEUS,造影剂微泡持续暴露在诊断水平的机械指数之下,会缩短其在血液内的持续时间。随着机械指数的升高,磷脂外壳失去稳定性而破裂,微泡内气体释放变小而无法检测。应用常规多普勒超声发射短脉冲高机械指数,诱发微泡破坏,这种现象被称为激发声发射(SAE),在这种情况下,没有血流运动时,静态的库普弗细胞(或网状内皮细胞)摄取UCA,产生延迟相成像(>注射后5分钟)[9]。超声仪将这种微泡破坏识别为多普勒频移,并在彩色多普勒成像上记录为彩色信号。此现象是瞬变现象,持续时间不到1秒。这是一种伪像,实际上没有任何运动,而是将微泡破坏视为了运动。

当微泡仍存在于血管内时,短暂提高机械指数,可以记录微泡再灌注模式。在这种情况下,视野中的微泡被破坏,血流再循环产生微泡再灌注,这种技术称为低机械指数技术的"闪烁"成像。在特定造影模式下使用的低机械指数,微泡振荡,产生谐波,由于微泡破坏减少,再循环持续时间更长。在一个固定切面持续成像也会加速微泡破坏。

4.3 高机械指数成像相关的伪像

早期使用UCA是作为"多普勒"信号增强剂来提高彩色多普勒超声检查的诊断能力,可应用于颈动脉、外周动脉、门静脉和经颅成像等领域[10-13]。随着多普勒信号增强,由于无须操纵超声设备的设置而限制了血管检查的机会窗,伪像随之而来。这类高机械指数彩色和频谱多普勒超声技术的伪像包括以下一些方面:

4.3.1 彩色充溢伪像

由于UCA的存在,背向散射信号增强,之前无法检测到的低速血流也易于被观察到。这些强信号造成多普勒信号超负荷,彩色血流信号外溢到血管壁外,周围组织信号增强。这种伪像很易识别,可通过调节彩色增益、余辉、壁滤波、脉冲重复频率和机械指数等予以控制。此外,采用UCA的最佳剂量可缓解彩色充溢,剂量越大彩色充溢越明显。多普勒带宽增加可解释为湍流,有潜在的狭窄可能。应用UCA会限制这种伪像(图4-1)。

4.3.2 对频谱多普勒的影响

注入UCA后,彩色多普勒超声和频谱多普勒超声的信号强度都会增强(图4-2),频谱多普勒信号也会产生一些伪像。

4.3.2.1 收缩期峰值速度伪增加

由于系统动态范围有限、背向散射信号的非线性转换以及对高速血流信号检测能力的改善,注入UCA后,收缩期峰值速度可能会增加,增幅高达45%[2,14,15]。

4.3.2.2 高强度瞬时信号:"尖峰"

多普勒取样门的取样线上,当微泡崩塌或空化时,频谱多普勒描迹上产生锐利的尖峰,还可听到"噼啪"的声音(图4-3)。

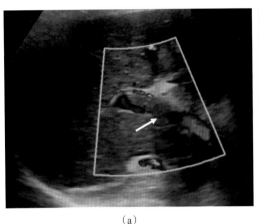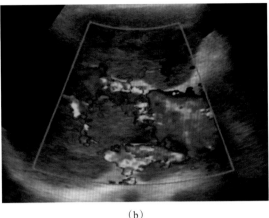

(a)　　　　　　　　　　　　　　　　(b)

图4-1　常规彩色多普勒检查门静脉时的CEUS充溢伪像

(a)注射UCA前,彩色多普勒成像显示门静脉内的彩色血流信号极弱(箭头所示)。(b)注射UCA后,彩色多普勒信号增强,彩色多普勒成像显示CEUS充溢伪像。这会掩盖血管内血栓的显示,需要对多普勒设置进行调整。

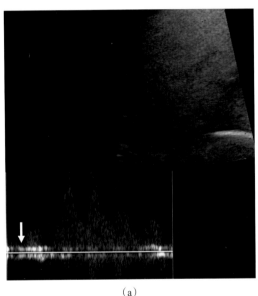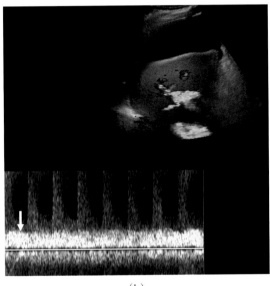

(a)　　　　　　　　　　　　　　　　(b)

图4-2　注入UCA后,彩色多普勒信号和频谱多普勒信号均增强

(a)尽管肝门处的彩色多普勒信号有限,但频谱多普勒可检出高动力性的肝动脉信号,门静脉信号微弱(箭头所示)。(b)注入UCA后,彩色多普勒成像得到改善,门静脉频谱多普勒信号亦增强(箭头所示)。

这很容易识别,同时可在彩色多普勒图像上显示为更高彩色的像素。

4.3.2.3　闪烁伪像

这些是来自静止或缓慢运动组织的强烈干扰回声,由超声探头与干扰目标间的相对运动所引起,主要来自探头移动、心脏搏动和患者的呼吸运动[16]。

4.3.2.4　激发声发射

当微泡被肝内的库普弗细胞或脾内的网状内皮细胞吞噬并静止时,会产生这种伪像。在延迟相晚期,应用高机械指数脉冲破坏微泡,彩色多普勒分析系统会

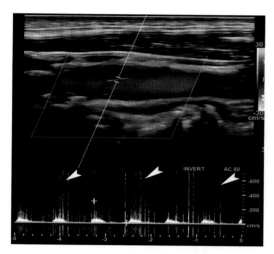

图4-3　CEUS检查结束后，患者的颈动脉频谱多普勒图像

显示叠加在正常动脉波形上的明亮线性信号（箭头所示），代表超声波破坏微泡所致的"尖峰"。

视其为运动，并进行颜色编码[9]。该技术适用于示卓安（Sonazoid™）和利声显（Levovist™），在延迟期两者均会被肝脏和脾脏摄取；声诺维（SonoVue™）则仅会被脾脏摄取（图4-4）。该伪像非常短暂，用于识别无法摄取UCA的异常肝组织[17]。该技术使用特定的CEUS技术（造影剂探测成像技术，ADI™，西门子，图4-5）而有了进一步发展。但它依赖于库普弗细胞吞噬UCA，

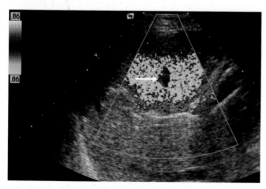

图4-4　应用激发声发射（SAE）技术，利声显（Levovist™）肝脏延迟期声像图

这种现象非常短暂，持续时间不到1秒，仅在正常肝组织中显示。肝局灶性结节增生中，其中央瘢痕（箭头所示）内无正常库普弗细胞，不显示SAE，其余部位均显示SAE。

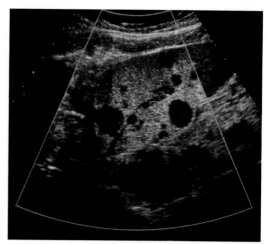

图4-5　造影剂探测成像显示恶性区域因无造影剂［利声显（Levovist™）］吞噬而形成的"黑洞"

这是一个瞬态现象，是微泡空化产生的多普勒信号伪像。

而最常用的UCA，即声诺维（SonoVue™），不具有该特性[18]。ADI技术适用于利声显（Levovist™）和示卓安（Sonazoid™），而更稳健的UCA示卓安（Sonazoid™）会导致另一种被称为"面纱征"的伪像，微泡分层破裂，产生声影，导致更多的远端微泡破坏（图4-6）[19]。

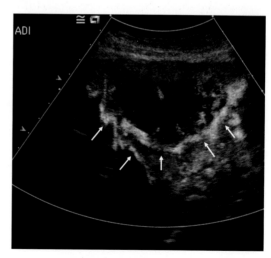

图4-6　应用更稳健的造影剂示卓安（Sonazoid™）行造影剂探测成像

微泡空化（箭头所示）向下穿过肝脏，如面纱一样。实时动态观察下更好理解。

4.4 与低机械指数造影成像相关的伪像

随着特定造影成像技术的引入以及低机械指数造影成像技术的使用,B超检查中的伪像可能被放大,与UCA破坏相关的伪像可以被识别出来。

4.4.1 超声造影中的B型超声伪像

4.4.1.1 后方回声增强

这种B超检查中常见的伪像也可存在于CEUS检查中(图4-7),微泡的分布证实其为囊性。这种夸大的表现可以识别出更小、更细微的囊性结构。由于空间复合和帧平均在特定造影模式下不起作用,因此穿透传输的界面更加清晰。

4.4.1.2 声影

相同原理亦适用于声影,声影伪像使边界更加清晰,可能更有助于识别较小的钙化(图4-8)。

4.4.1.3 镜像

一种重合不良伪像,是由大的反射界面(例如横膈)引起,导致镜像伪像,在CEUS上也可出现(图4-9)。既可在其他B超成像中出现、也可发生在CEUS中的伪像还有旁瓣伪影,可看到声束宽度和平均体积。

4.4.2 仅与超声造影有关的伪像

4.4.2.1 非线性伪像

高回声界面将导致造影模式下无法完全抑制其信号,且该信号与微泡的信号不可区分。通常情况下,B超图像与造影图像同时双幅显示,易于分辨该伪像;在B超图像可见该高回声区,注射造影剂后该高回声继续存在(图4-10)。可通过降低造影图像增益或降低输出功率来减少伪像,但这

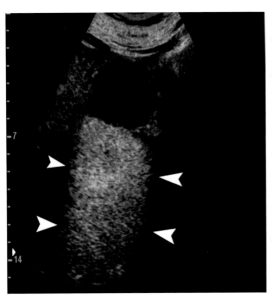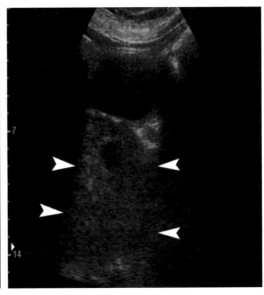

图4-7 胆囊引起的后方回声增强效应

请注意,胆囊后方结构信号增强(箭头所指)。这同时适用于造影图像(左)和低机械指数B超图像(右)。

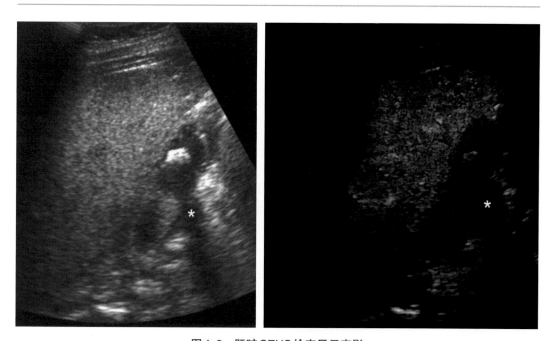

图4-8　肝脏CEUS检查显示声影

双屏显像中低机械指数B超图像（左）和CEUS图像（右）中均显示胆囊结石伴声影（星号所示）。

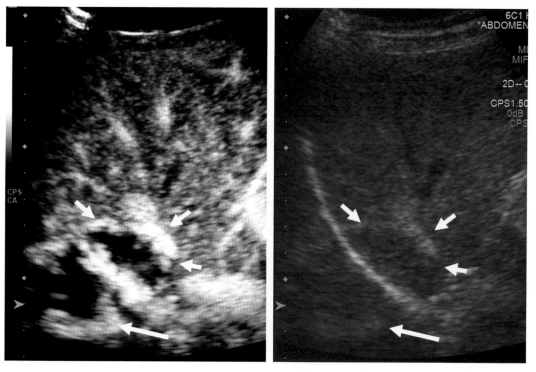

图4-9　肝血管瘤镜面伪像

注意：在靠近横膈的位置可见病变（短箭头所示）。常规B超所见的镜像伪像也出现在CEUS中，病变伪像投影在横膈膜上方（长箭头所示）。

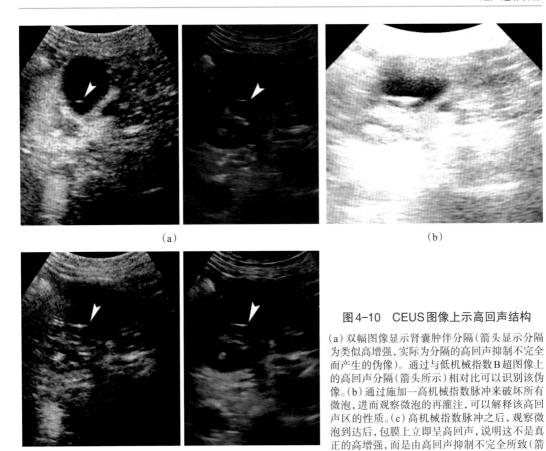

（a）

（b）

（c）

图4-10　CEUS图像上示高回声结构

（a）双幅图像显示肾囊肿伴分隔（箭头显示分隔为类似高增强，实际为分隔的高回声抑制不完全而产生的伪像）。通过与低机械指数B超图像上的高回声分隔（箭头所示）相对比可以识别该伪像。（b）通过施加一高机械指数脉冲来破坏所有微泡，进而观察微泡的再灌注，可以解释该高回声区的性质。（c）高机械指数脉冲之后，观察微泡到达后，包膜上立即呈高回声，说明这不是真正的高增强，而是由高回声抑制不完全所致（箭头所示）。

同时也会降低微泡信号。在造影图像上识别该伪像的方法是：该高信号区呈静态，其内观察不到微泡运动。

4.4.2.2　伪增强

组织减影不充分在肝脏中并不常见，因为肝脏通常回声均匀；但在肝内出现某些特定高回声病变（如局灶性脂肪浸润）时则会发生，此时会出现伪增强而导致图像误读。此外，为了更好地显示远场图像或延迟相而增加增益时，会无意中导致相应区域的伪增强（图4-11）。

4.4.2.3　信号饱和

当UCA剂量过大时（尤其是肾脏中），接收信号可能超出造影图像的显示范围，产生均匀明亮的"眩光"。这不会影响血管造影或灌注的检查结果，但可能会掩盖高灌注病变或使病变原本清晰的边界变得模糊（图4-12）。可通过减少造影剂剂量、降低造影增益和降低脉冲功率来避免此类伪像。

4.4.2.4　声影

微泡浓聚区高度衰减，可能会导致远场声影，这与强反射界面（例如肠道气体）的声影类似（图4-13）。随着时间变化，近场微泡浓度减少，伪像也会随之变化，这种伪像最常出现于腔内使用UCA[20]。通过减少造影剂剂量或增加机械指数可消除此伪像。

4.4.2.5　近场信号缺失

CEUS过程中，与远场相比，近场声压

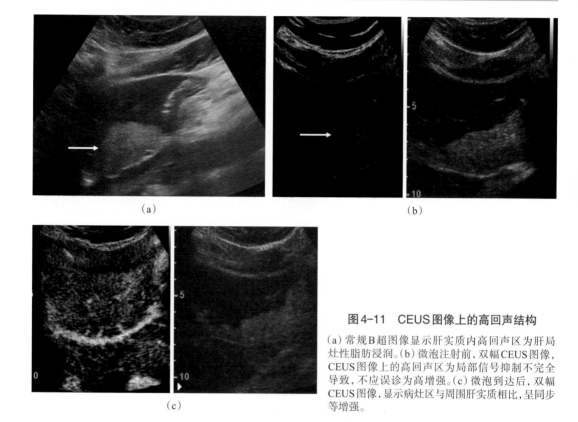

（a）

（b）

（c）

图4-11　CEUS图像上的高回声结构

（a）常规B超图像显示肝实质内高回声区为肝局灶性脂肪浸润。（b）微泡注射前，双幅CEUS图像，CEUS图像上的高回声为局部信号抑制不完全导致，不应误诊为高增强。（c）微泡到达后，双幅CEUS图像，显示病灶区与周围肝实质相比，呈同步等增强。

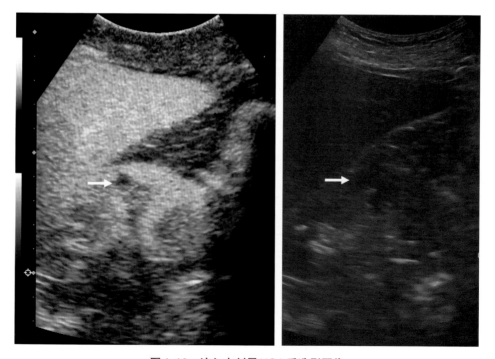

图4-12　注入大剂量UCA后造影图像

左肾造影饱和，B超显示边界清晰的囊肿（箭头）在造影图像上边界模糊且更小（箭头）。

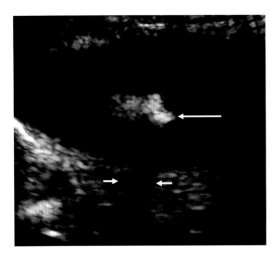

图4-13 脓胸患者经胸腔引流管行腔内CEUS

造影剂聚集(长箭头)于无回声的胸腔积液中,导致远场肺实质内的声影(小箭头)形成。同步静脉注射UCA后,肺实质显影。

和焦点区域声压存在差异。即使在低机械指数情况下,长时间扫描也将导致近场信号逐渐丢失,在探头附近形成一条"烧毁"带(图4-14)。如果需研究的病变靠近肝脏表面,这可能会被认为是廓清区。如果机械指数更高、探头频率更高或帧频更高,这种伪像会更常见。通过下面的方法可以避免这种情况:不要对同一区域进行连续扫描,对肝脏局灶性病变动脉期增强结束观察后,间隔一段时间,取一张静态图片来进行分析[21]。

4.4.2.6 影像平面信号缺失

影像平面信号缺失伪像通常出现在某一区域长时间持续扫描至近场信号缺失,或使用间歇性高机械指数爆破成像后。对肝脏某一切面长时间扫描后,再进行全面扫查,在其垂直切面上,会产生表现为低信号带的伪像(图4-15)。此类伪像可通过降低机械指数、降低帧频以及间歇成像来避免。高机械指数爆破成像通常由操作者选择,旨在破坏微泡后观察其再灌注情况。

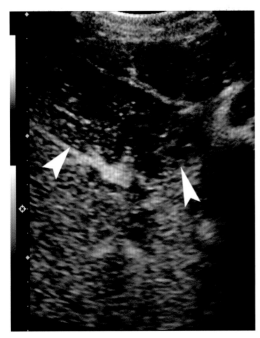
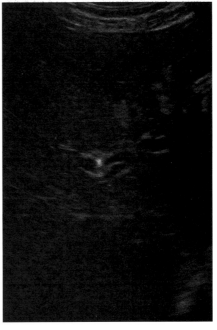

图4-14 肝脏局灶性病变的CEUS特征图

注意:同一切面上长时间扫查后的近场低增强(箭头)。其原因为近场能量分布不均匀,使得近场微泡破坏更为严重;"微泡烧毁"。

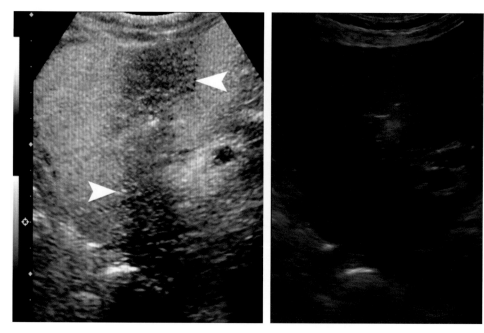

图4-15　肝脏局灶性病变的CEUS特征图

注意：垂直方向的低增强线性区（箭头）。这是由于对某一切面长时间持续扫描后（为了识别局灶性病变的特征），该区域微泡被不成比例地破坏所致。将探头旋转90°（在其垂直切面）可显示此伪像。

4.5　总结

CEUS检查有很多伪像，多数为已被广泛认知的与B超或多普勒超声相关且被放大的伪像。其他CEUS检查特有的伪像，通常很明显，易于识别，且有很直接的方法来避免产生这些伪像。一旦理解和认识到这些，伪像就不会影响CEUS检查的准确性。

（张会萍　译　杜联芳　校）

参考文献

［1］ Food & Drug Administration. Approved drug product list, Mar 2016. http://www.fda.gov/downloads/drugs/developmentapprovalprocess/ucm071120.pdf.

［2］ FORSBERG F, LIU J B, BURNS P N, et al. Artifact in ultrasonic contrast agents studies. J Ultrasound Med, 1994, 13: 357-365.

［3］ SCHNEIDER M. The past, present and future of ultrasound contrast agents. La Chimica e l'Industria, 2000, 82: 1-6.

［4］ GREIS C. Technical aspects of contrast-enhanced ultrasound (CEUS) examinations: tips and tricks. Clin Hemorheol Microcirc, 2014, 58: 89-95.

［5］ DIETRICH C F, IGNEE A, HOCKE M, et al. Pitfalls and artefacts using contrast enhanced ultrasound. Z Gastroenterol, 2011, 49: 350-356.

［6］ FETZER D T, RAFAILIDIS V, PETERSON C, et al. Artifacts in contrast-enhanced ultrasound: a pictorial essay. Abdom Radiol, 2018, 43: 977-997.

［7］ HINDI A P C, PETERSON C, BARR R G. Artifacts in diagnostic ultrasound. Rep Med Imag, 2013, 6: 29-48.

［8］ SCHNEIDER M. Characteristics of SonoVue.

Echocardiography, 1999, 16: 743−746.

[9] BLOMLEY M J K, ALBRECHT T, COSGROVE D O, et al. Stimulated acoustic emission to image a late liver and spleen specific phase of Levovist in normal volunteers and patients with and without liver disease. Ultrasound Med Biol, 1999, 25: 1341−1352.

[10] KONO Y, PINNELL S P, SIRLIN C B, et al. Carotid arteries: contrast-enhanced US angiography—preliminary clinical experience. Radiology, 2004, 230: 561−568.

[11] SIDHU P S, ALLAN P L, CATTIN F, et al. Diagnostic efficacy of SonoVue(R), a second generation contrast agent, in the assessment of extracranial carotid or peripheral arteries using colour and spectral Doppler ultrasound: a multicentre study. Br J Radiol, 2006, 79: 44−51.

[12] MARSHALL M M, BEESE R C, MUIESAN P, et al. Assessment of portal venous patency in the liver transplant candidate: a prospective study comparing ultrasound, microbubble-enhanced colour Doppler ultrasound with arteriography and surgery. Clin Radiol, 2002, 57: 377−383.

[13] BARTELS E, BITTERMANN H J. Transcranial contrast imaging of cerebral perfusion in patients with spaceoccupying intracranial lesions. J Ultrasound Med, 2006, 25: 499−507.

[14] GUTBERLET M, VENZ S, NEUHAUS R, et al. Contrast agent enhanced duplex ultrasonography: visualization of the hepatic artery after orthotopic transplantation. Rofo Fortschr Geb Rontgenstr Neuen Bildgeb Verfahr, 1997, 166: 411−416.

[15] GUTBERLET M, VENZ S, ZENDEL W, et al. Do ultrasonic contrast agents artificially increase maximum Doppler shift? In vivo study of human common carotid arteries. J Ultrasound Med, 1998, 17(2): 97−102.

[16] FRINKING P, SEGERS T, LUAN Y, et al. Three decades of ultrasound contrast agents: a review of the past, present and future improvements. Ultrasound Med Biol, 2020, 46(4): 892−908.

[17] BLOMLEY M J K, SIDHU P S, COSGROVE D O, et al. Do different types of liver lesions differ in their uptake of the microbubble contrast agent SH U 508A in the late liver phase? Early experience. Radiology, 2001, 220: 661−667.

[18] BRYANT T H, BLOMLEY M J, ALBRECHT T, et al. Improved characterization of liver lesions with liver-phase uptake of liver specific microbubbles: prospective multicenter study. Radiology, 2004, 232: 799−809.

[19] EDEY A J, RYAN S M, BEESE R C, et al. Ultrasound imaging of liver metastases in the delayed parenchymal phase following administration of Sonazoid (TM) using a destructive mode technique [Agent Detection Imaging (TM)]. Clin Radiol, 2008, 63: 1112−1120.

[20] YUSUF G T, FANG C, HUANG D Y, et al. Endocavitary contrast enhanced ultrasound (CEUS): a novel problem solving technique. Insights Imaging, 2018, 9: 303−311.

[21] DEGANELLO A, SELLARS M E, YUSUF G T, et al. How much should i record during a CEUS examination? Practical aspects of the real-time feature of a contrast ultrasound study. Ultraschall Med, 2018, 39(5): 484−486.

如何开展小儿静脉超声造影检查：操作流程和技术要点 **5**

本杰明·伦克内特、佐尔坦·哈卡伊、安娜玛丽亚·德加内洛、保罗·S.西德胡

本杰明·伦克内特、佐尔坦·哈卡伊、安娜玛丽亚·德加内洛、
保罗·S.西德胡

缩 写

ultrasound (US) 超声
computerized tomography (CT) 计算机断层扫描
magnetic resonance (MR) 磁共振

contrast-enhanced ultrasound (CEUS) 超声造影
ultrasound contrast agent (UCA) 超声造影剂

5.1 导言

开展超声造影（CEUS）检查，无论是经静脉路径还是经腔内路径，不仅需要了解操作技术，还需要了解临床相关问题，以及在CEUS检查过程中患者的身体健康状况及耐受程度。CEUS检查最重要的就是操作者技巧，这需要一定的专业技术水平才能胜任[1,2]。欧洲超声医学与生物学联合会（EFSUMB）详细说明了可以进行CEUS检查的人员资质要求[3]。成人经静脉CEUS检查流程已经比较成熟，因此，将之沿用到小儿，应该相对比较简单。但是小儿的确还会有一些特有的注意事项，需要操作者谨记于心、谨慎处理，以保证造影检查的成功率。本章将讨论小儿经静脉CEUS检查的实践经验，其他章节还会进一步描述经腔内CEUS检查的应用。表5-1详细总结了相关的操作步骤。

5.2 研究计划

需要进行CEUS检查的患者，通常都有特定的临床或影像指征，检查目的是希望通过CEUS来解决诊断难点或者排除一个特定的诊断。根据美国食品药品监督管理局（FDA）的规定，唯一被批准的是采用小儿CEUS检查对肝脏局灶性病变进行诊断[4]，并且在美国只允许使用利声显（Lumason™，Bracco Inc., NJ）造影剂。然而，在欧洲，很多儿科患者血池造影检查都选用声诺维（SonoVue™, Bracco SpA, Milan）造影剂[5]。

在检查前，应向申请CEUS检查的临床医师详细了解相关临床病史及之前已经做过的影像学检查情况。这样，才能判断CEUS检查是否适用于解决当前的临床诊断难点。CEUS检查还是具有一定的检查禁忌证的。造影剂厂商提供了可能的禁忌证列表，包括已知的对活性物质或辅料过

表5-1　小儿超声造影检查五步法

第一步：CEUS检查前准备
- 回顾患者相关临床病史，以决定是否需要进行CEUS检查
- 使用B型超声及彩色多普勒超声模式对感兴趣区进行详细检查和记录
- 回顾以前的所有影像资料［超声/CEUS/核磁共振（MR）/计算机断层扫描（CT）：图像和报告］
- 评估患者有无CEUS检查的任何禁忌证
- 酌情获得父母或患者的"知情同意"

第二步：技术层面的注意事项
- 确保超声设备的"CEUS专用软件"能正常使用。对所使用设备品牌的CEUS相关操作步骤比较熟悉，尽可能使用基于器官的超声扫描操作步骤
- 选择适用于CEUS检查需要的探头和扫描参数
- 在CEUS检查过程中，确保仪器能记录电影动态图像
- 确保有针对超声造影剂（UCA）过敏反应的应急及生命支持方案；必要时，确保有重症监护服务

第三步：UCA的制备
- 确定UCA的剂量及相应的稀释用生理盐水（确认UCA的使用有效期）
- 根据UCA公司的推荐，准备注射用UCA
- 静脉输液皮条。静脉团注用20～24 G号针管。输液用三通阀
- 如果外周静脉不可用，需要开放中央静脉通路
- 在CEUS检查过程中，需要有助手协助造影剂注射和患者的安全监测
- 随时准备处理潜在的UCA不良反应

第四步：CEUS检查
- 造影剂注射检查前，指导患者进行呼吸运动训练
- 切换到造影模式后，反复扫描感兴趣区
- 选择合适的扫描参数（机械指数、深度、聚焦位置、增益、扫描宽度）
- 使用分屏显示模式，以确保所观察的是感兴趣区
- 在造影剂注射瞬间启动"计时功能"
- 注射生理盐水稀释后的UCA
- 在第一个微泡到达感兴趣区后，开始启动电影动态存储功能，持续大概45～60秒。使用短时动态存储功能或静态存储功能记录静脉相及延迟相影像
- 决定是否需要再次注射造影剂进行重复检查

第五步：文档记录和报告
- 回顾超声设备或者图像存档系统（PACS）内的CEUS影像，选择静态图像进行相关测量
- 对此次CEUS检查给出诊断报告
- 在报告中应记录使用的UCA剂量及患者的知情同意情况
- 使用标准的报告模板来描述常见的肝脏局灶性病变

注：IV，静脉注射；MI，机械指数；PACS，图像储存系统。

敏的病史、存在右向左分流的儿科患者、严重的肺动脉高压、难以控制的系统性高血压，以及不确定是否怀孕状态时（如果适用）[6]。造影前不需要进行相关的实验室检查，因为造影剂本身没有肝、肾或心脏毒性。

对于已确定需进行CEUS检查的患者，应向患者及其父母或其监护人详细告知目前诊断存在的困难，以及CEUS检查的详细过程，尤其是造影剂的性质，潜在的不良反应，以及从患者视角所需要了解的所有检查流程。用于CEUS检查知情同意的文书所涵盖的内容是比较复杂的，取决于临床适应证（符合相关指南的应用或者超出相关指南的应用），当地医院的政策，地方相关的法律条文。在某些医疗体系中，书面的知情同意可能是必需的。关键在于需要向患

儿家长提供血池 CEUS 相关的所有必要信息，因此，如果有一份关于该项检查的总结性说明文书可能比较方便。

5.3 技术参考

实施 CEUS 检查的装备包括配备专用 CEUS 软件的超声设备，包括带三通装置的导管、UCA、常规生理盐水和两名操作者，即一名检查者和一名受过专业培训、有资质进行静脉内药物注射的操作者。为了预防出现罕见的类过敏反应，需要常备小儿注射用肾上腺药物。不管注射何种 UCA，都必须确保检查团队配备有生命支持"应急小组"，以保证一旦发生造影剂反应，可以立刻启动任一级别的生命复苏急救。

使用 UCA 后的超声影像，从技术层面，取决于 UCA 的特性以及与超声声束的相互作用。了解这些技术属性，对于完成诊断工作是非常重要的，尤其需要关心 UCA/超声声束相互作用所产生的伪像[7]。超声声束的能量可以轻易破坏 UCA，因此，现代技术采用低机械指数以及非线性成像，以期达到良好的成像效果[8]。如果 UCA 微泡的壳膜被破坏，导致微泡中的气体扩散，这个微泡就丧失了造影增强显像的能力[9]。

所有现代高端的超声设备一般均具备造影功能，有能力完成详细和完善的 CEUS 检查，但是每个品牌厂商的造影软件都是各厂商所独有。重要的是，要保证相关造影软件能正常使用，操作者需熟悉造影诊断的全部操作流程。比如，操作者必须熟悉启动检查、计时器、动态录像采集、静态图像采集等造影检查相关旋钮、按键的位置，以便顺利地进行动态检查并获得诊断结果。

如果不能确保相关设置的准确性，操作按钮时犹豫不决，可能会导致重复检查以及额外的 UCA 用量。

造影软件应该有能力记录动态图像，每个检查病例可以选择合适的基于器官的扫描程序。根据检查的器官和病灶，挑选合适的检查探头。通常，因为技术的原因，UCA 在 3 ～ 4 MHz 时，共振效果最佳，而这个频段是腹部超声检查常规使用的。小儿超声检查中经常会使用更高频段的探头，但是高频探头有可能会丢失 UCA 的信号，两者需要权衡。在 UCA 注射前，可以基于 B 型模式先选择合适的探头检查。腹部实质脏器通常选用凸阵探头，而对于浅表的病灶或者需要更高的空间分辨率时，可以选用更高频率的线阵探头。当选用较高频率的探头时，可能需要更高的 UCA 剂量，因为 UCA 在较高频率下的非线性散射效率较低。目前用于成人和小儿静脉造影检查用的声诺维（SonoVue™, Bracco SpA, Milan）剂量比最初预计的诊断剂量要低得多，因此，即使采用更高的剂量以及重复检查的累积剂量都是可以耐受的，也是在安全范围内的[10]。

5.4 静脉置管

建议在非超声检查诊间，由有经验的儿科医师或者护士先为待检患儿打好套管针，这样可以保证患儿到达超声检查诊间即能开始检查。并且，对于年幼儿童，他们也不会轻易将打针的痛苦及压力与超声检查联系在一起。在大多数情形下，会选择左肘前静脉置入用于 UCA 注射的静脉套管，以避免干扰到位于患者右侧的检查者。但当检查器官为脾脏或者左肾时，在这种情况下,可能会选择右侧置管。静脉针的针管型号应该是20～24号。如果置管困难,可以在超声引导下进行操作。如果患者本身装有中央静脉管路或端口,但不包含高压注射的过滤器,就可以直接借用。值得注意的是,检查前需要和临床团队沟通,确认是否可借用患者的中央静脉导管。

5.5 超声造影剂及其安全性

对成年人而言,UCA被认为是安全的,危及生命的不良反应非常罕见。一项对23 188例CEUS检查的研究表明,严重不良反应的发生率为0.008 6%[11]。在儿童中,UCA的安全性鲜为人知,有两个小样本研究提出小儿UCA不良反应的发生率与成人类似[12,13]。一份源于欧洲的调查报告结果如下,948例接受静脉内CEUS的病例发生了6例次要不良反应事件(发生率为0.56%),而在4 131例膀胱腔内CEUS检查中,没有发生过不良反应事件[14]。最常见的不良反应是皮肤反应、味觉异常和过度换气。尽管如此,使用UCA的医师应该能对造影剂过敏反应进行及时处置,应常备有小儿肾上腺素注射器以供紧急事件发生时迅速启用。所有参与小儿CEUS检查的工作人员都应具备识别和治疗儿童造影剂不良反应的基本技能。如果小儿CEUS检查在设有儿童重症监护设施的医疗中心开展,是更理想的。

5.6 超声造影剂及其剂量

目前,有两种商用UCA可用于小儿:

声诺维(SonoVue™, Bracco SpA, Milan)以及Optison®(GE Healthcare Inc., Princeton, NJ),前者包裹六氟化硫气体微泡,后者包裹全氟气体微泡。在此之前,Schering, Berlin公司的利声显Levovist™用于腔内CEUS检查,但是这种UCA目前已经不再使用了。美国食品药品监督管理局(FDA)已经授权声诺维SonoVue®(Bracco SpA, Milan)使用商业名称Lumason™(Bracco, NJ),可以用于美国小儿患者的肝脏造影检查应用[4]。

目前还没有针对小儿CEUS检查的UCA标准化使用剂量的方案。根据儿童的年龄、体表面积或体重以及所使用的超声设备的特性,根据获得许可的成人肝脏应用剂量,可以推算出适用于儿童的UCA剂量。比如声诺维(SonoVue™/Lumason™),美国食品药品监督管理局(FDA)推荐根据体重的静脉注射剂量为0.03 mL/kg,每次注射的最大剂量是2.4 mL。其他协会推荐基于患者年龄的剂量为0～6岁使用1/4成人剂量,6～12岁使用1/2成人剂量,大于12岁则使用成人剂量[12]。使用剂量还会因为检查器官的不同以及可使用超声设备型号的不同而不同。总体而言,在美国,最常用的造影剂声诺维(SonoVue™, Bracco SpA, Milan)的推荐剂量如下:肝脏使用2.4 mL,脾脏和肾脏使用1.2 mL,睾丸和甲状腺使用4.8 mL,儿童使用剂量须做适当的调整[15]。

在注射前,需要核对造影剂的有效期及注射用造影剂公司的使用说明。UCA必须严格按照制造商的指导意见进行配置。比如对于声诺维SonoVue™(Bracco SpA, Milan)而言,通过推荐的配置步骤可以获得合适的微泡,从而保证UCA的有效性。

UCA的有效使用时间在配置后的6小时内，在注射前应再次用力摇晃，以获得"乳白色"的外观。除了进行超声检查的医师外，还需要另一名协助者（最好也是一名医师）负责UCA的注射及注射后患者的监测。

5.7 B型超声检查

在CEUS检查前，应先进行B型超声检查。患者要在合适的体位，不论是受检患儿或检查者都是最舒服的检查体位，从而保证对感兴趣区及成像平面的最佳识别。尽量使成像平面与呼吸运动方向平行，以避免因呼吸运动造成感兴趣区移位至探测平面外。可以向患者宣教平稳、连续的呼吸方式，并指导其反复练习。操作者要对感兴趣区进行详细的检查并做好相关记录，此过程中还应包括彩色多普勒超声检查。在切换到造影模式后，应重新扫查该感兴趣区域，以确保感兴趣区在分屏模式下保持可视化。主要是因为在分屏模式下的机械指数比B型超声要低，因此，需要观察的病灶有可能会"消失"。在这个检查步骤中，应做适当的调节，以保证超声检查过程中，病灶在B型模式中始终可见。一些超声设备厂商还提供可以在分屏模式中用于固定病灶的光标，从而确保成像过程中始终维持正确的成像平面。

在注射UCA前，需要先选择好本研究最佳的扫描参数。可以根据医师的喜好调节机械指数、深度、聚焦、增益及图像宽度。通常情况下，深达12～15 cm的感兴趣区都可以被充分地评估观察，但在儿童中，这种情况并不多见。通过增加机械指数可以改善深部病灶的穿透力，但容易引起微泡

的破坏尤其是近场区域的微泡[16]。在大多数情况下，聚焦点一般放置于目标病灶所在位置的稍深方一点，以保证最佳的成像效果。聚焦位置越深则声场越均匀，可以进一步改善UCA的敏感性，并降低微泡破坏的风险[17]。即使在较低的声功率条件下，微泡被超声能量破坏也是时间和深度依赖性的。这可能会降低图像质量，或导致类似"廓清"的信号损失[18]。因此，扫查较浅表区域时，应降低声功率，采用间歇性的扫查方式减少微泡的破坏。

5.8 超声造影检查

检查时父母可以坐在患儿身边，如果患儿年龄足够大，可以让患儿了解整个检查的流程，鼓励孩子观看超声设备的屏幕，或者为患儿选用其他合适的娱乐设备。让患儿了解我们的超声检查是无痛的。通过注射少量生理盐水检查静脉插管是否通畅。再次确认检查者已经处于理想的检查体位，已启动双屏超声造影检查模式，并准备启动检查计时器及动态电影录像。

根据患儿的年龄及待检查的脏器（最常见的是肝脏），选择合适的剂量后，可以开始注射UCA。UCA注射后需用5～10 mL的生理盐水进行冲洗。UCA注入的那一刻启动计时器，即刻连续扫查感兴趣区并启动动态电影录像，需时45～60秒[19]。检查过程中，相较探头静止不动更推荐探头轻微的移动，从而减少微泡的破坏。在肝脏扫查的门脉相晚期，扫描过程可以有30～60秒的间歇期，这项间歇扫查的技术也适用于单一血供的器官。单幅静态图像或者短时的动态录像，可以证明"廓清"的

存在，在UCA注射后，"廓清"过程可以持续5分钟以上，有时比成人的分化良好的肝细胞肝癌的"廓清"时间更长。对于正常体质的小儿患者，UCA最长可以持续7分钟。UCA可以在血池中迅速消退，根据需要可以重复注射，一般重复注射的间隔时间为10分钟。

CEUS检查结束后，患儿可以在超声检查室拔除套管针，也可以回到病房或门诊部后再拔除。造影剂厂商的推荐是UCA注射后应该观察30分钟，因此谨慎的做法应该在观察30分钟后再拔除套管针，而不是在完成造影检查后即刻拔除。

不同的检查器官有不同的检查阶段。比如，肝脏因为有独特的双重血供，检查阶段可分为动脉相、早期门脉相、晚期门脉相。超声检查的两个主要诊断特征是病灶的血管结构（动脉充盈阶段）以及病灶与邻近肝实质相对比的增强情况（增强的时间过程），这一点，成人和儿童是相同的[20-22]。UCA在门脉相的廓清过程决定了肝脏局灶性病变的良恶性特征。在肾脏CEUS中，肾皮质强化明显，肾髓质强化延迟，任何病灶的血管异常化都是潜在恶性的标志，单纯性囊肿表现为充盈缺损。脾脏的强化模式表现为动脉相强化和静脉相持续强化，外伤区域表现为充盈缺损[1,15]。

5.9 记录和报告

患者完成CEUS检查离开诊室后，超声医师应该回顾已经完成的所有图像资料，包括最初的动态电影录像，对于任何局灶性肝脏病变尤其需要关注其关键性的动脉期影像。图像资料可以直接在超声设备上进行回顾，也可以从图片存档计算机系统（PACS）进行调阅。可以运用定量软件来进一步分析UCA的增强模式（比如，局灶性肝脏病变的"廓清"特征，或者炎性肠段的增强特征）。大多数的超声设备制造商都配备有内置的定量软件，同时配备有离线的可供多机使用的商用软件以进行分析。最终结果应以正式报告的形式进行阐释。报告中还应详细说明CEUS检查知情同意的方式，即获得父母或监护人同意检查的口头或书面文书。报告中需记录UCA使用的剂量，检查过程中注射UCA的次数。需要记录检查过程中发生的任何不良反应，同时向UCA厂商及当地相关卫生部门报备。报告应该给出诊断结果，如果不能得出明确诊断结论的话，应对进一步影像学检查技术或者处理意见给出建议。最后，CEUS检查的操作者和参与者都应该在报告上签字。

5.10 总结

小儿CEUS检查可以遵循成人CEUS检查的程序，对于年龄较小的患儿需要减少UCA的用量。受检儿童几乎不需要使用任何镇静剂，因为在检查过程中，父母的陪伴可以有效地保证受检孩子在检查中的依从性。向父母以及年长孩子详细解释检查的过程，可以进一步保证检查的成功率。可在超声检查的诊室进行静脉导管的放置。UCA的剂量可以根据体重进行计算，或者在一些特定的临床场景下，按照成人剂量的一定比例进行计算。CEUS检查必须配备复苏设备及训练有素的抢救人员。在UCA注射用药后应进行监测并对发生的任何不良反应进行记录。在小儿人群中推广这项技术的关键是在检查后出具一份清晰、简明、信息详实的报告并提供相关的图像信息。

（石静　译　杜隽　校）

参考文献

[1] SIDHU P S, CANTISANI V, DEGANELLO A, et al. Role of contrast enhanced ultrasound (CEUS) in paediatric practice: an EFSUMB position statement. Ultraschall Med, 2017, 38: 33–43.

[2] DIETRICH C F, AVERKIOU M, NIELSEN M B, et al. How to perform contrast enhanced ultrasound (CEUS). Ultrasound Int Open, 2018, 04: E2–E15.

[3] Education and Practical Standards Committee, European Federation of Societies for Ultrasound in Medicine and Biology. Minimum training requirements for the practice of medical ultrasound in Europe. Appendix 14: (CEUS) contrast enhanced ultrasound. Ultraschall Med, 2010, 31: 426–427.

[4] Food & Drug Administration. Approved drug product list, Mar 2016. http://www.fda.gov/downloads/drugs/development approvalprocess/ucm071120.pdf.

[5] ROSADO E, RICCABONA M. Off-label use of ultrasound contrast agents for intravenous applications in children. Analysis of the existing literature. J Ultrasound Med, 2016, 35: e21–30.

[6] SIDHU P S, HUANG D Y, FANG C. Contrast enhanced ultrasound (CEUS) in pregnancy: is this the last frontier for microbubbles? Ultraschall Med, 2020, 41(1): 8–11.

[7] FETZER D T, RAFAILIDIS V, PETERSON C, et al. Artifacts in contrast-enhanced ultrasound: a pictorial essay. Abdom Radiol, 2018, 43: 977–997.

[8] WILSON S R, BURNS P N. Microbubble-enhanced US in body imaging: what role? Radiology, 2010, 257: 24–39.

[9] GREIS C. Technical aspects of contrast-enhanced ultrasound (CEUS) examinations: tips and tricks. Clin Hemorheol Microcirc, 2014, 58: 89–95.

[10] SIDHU P S, ALLAN P L, CATTIN F, et al. Diagnostic efficacy of SonoVue(R), a second generation contrast agent, in the assessment of extracranial carotid or peripheral arteries using colour and spectral Doppler ultrasound: a multicentre study. Br J Radiol, 2006, 79: 44–51.

[11] PISCAGLIA F, BOLONDI L. The safety of SonoVue in abdominal applications: retrospective analysis of 23188 investigations. Ultrasound Med Biol, 2006, 32: 1369–1375.

[12] YUSUF G T, SELLARS M E, DEGANELLO A, et al. Retrospective analysis of the safety and cost implications of pediatric contrast-enhanced ultrasound at a single center. AJR Am J Roentgenol, 2016, 208: 446–452.

[13] PISKUNOWICZ M, KOSIAK W, BATKO T, et al. Safety of intravenous application of second generation ultrasound contrast agent in children: prospective analysis. Ultrasound Med Biol, 2015, 41: 1095–1099.

[14] RICCABONA M. Application of a second-generation US contrast agent in infants and children—a European questionnaire-based survey. Pediatr Radiol, 2012, 42: 1471–1480.

[15] SIDHU P S, CANTISANI V, DIETRICH C F, et al. The EFSUMB guidelines and recommendations for the clinical practice of contrast-enhanced ultrasound (CEUS) in non-hepatic applications: update 2017 (long version). Ultraschall Med, 2018, 39: e2–e44.

[16] GREIS C. Technology overview: sonoVue. Euro Radiol Suppl, 2004, 14: P11–15.

[17] AVERKIOU M A, BRUCE M F, POWERS

J E, et al. Imaging methods for ultrasound contrast agents. Ultrasound Med Biol, 2019, 46: 498−517.

[18] DIETRICH C F, IGNEE A, HOCKE M, et al. Pitfalls and artefacts using contrast enhanced ultrasound. Z Gastroenterol, 2011, 49: 350−356.

[19] DEGANELLO A, SELLARS M E, YUSUF G T, et al. How much should I record during a CEUS examination? Practical aspects of the real-time feature of a contrast ultrasound study. Ultraschall Med, 2018, 39(5): 484−486.

[20] CLAUDON M, DIETRICH C F, CHOI B I, et al. Guidelines and good clinical practice recommendations for contrast enhanced ultrasound (CEUS) in the liver—update 2012. Ultraschall Med, 2013, 34: 11−29.

[21] JACOB J, DEGANELLO A, SELLARS M E, et al. Contrast enhanced ultrasound (CEUS) characterization of grey-scale sonographic indeterminate focal liver lesions in paediatric practice. Ultraschall Med, 2013, 34: 529−540.

[22] FANG C, BERNARDO S, SELLARS M E, et al. Contrast-enhanced ultrasound in the diagnosis of pediatric focal nodular hyperplasia and hepatic adenoma: interobserver reliability. Pediatr Radiol, 2019, 49(1): 82−90.

如何开展小儿超声造影检查 6

保罗·D. 汉弗莱斯

缩　写

ultrasound (US)　超声
computerized tomography (CT)　计算机断层扫描
magnetic resonance (MR)　磁共振

contrast-enhanced ultrasound (CEUS)　超声造影
ultrasound contrast agent (UCA)　超声造影剂

6.1　导言

超声(US)检查是儿科领域应用最广泛的影像学检查手段之一。与成人相比,儿童的体型较小、体脂较少,因此可以获得更完美的影像效果。与计算机断层扫描(CT)和磁共振(MR)成像相比,超声具有动态成像、无电离辐射以及不需要镇静或麻醉的优势。

以前,相较CT或MR成像而言,超声检查缺乏生理或生物功能成像而不占优势。随着现代超声技术的发展包括弹性成像和超声造影(CEUS)技术的出现,检查者不仅可以评估解剖结构,而且还可以检查病变组织并予以定性,从而扩大了超声检查在儿科领域的应用范围。

相较CT及MR成像,超声检查更适合儿科患者,因为它检查方便且便于随访,可以为医疗机构带来更佳的经济效益。在本

章中,概述了在儿科患者中尝试开展CEUS检查时可能遇到的挑战,以及应对这些挑战的策略。

6.2　审批程序

每家医院引入新技术的流程可能会有所不同。一般会由委员会来评估新技术的各个方面,包括临床适应证、药物管理、商业成本、设备采购;通常涉及的流程和文件是已知公认、固定成熟的。在有些机构,审批流程中的各个环节可能会涉及多个不同的委员会或管理部门。在确定引入CEUS技术时,关键的第一步是确认以下详细阐述的每个注意事项应分别向哪些部门提出申请。

引入CEUS检查需要药物安全委员会或处方管理委员会批准超声造影剂(UCA)

的使用,通常是SonoVue™/Lumason™(Bracco SpA,Milan)。向该委员会提交申请时,须考虑的要点如下:

6.2.1 监管注意事项、超说明书使用和安全性

第一步通常是向药品/处方管理委员会解释引进CEUS的可行性,这是一个公认的既定程序,需要阐述UCA的生理特性并详细介绍目前使用的UCA的种类。其余的讨论将假设您希望使用SonoVue™/Lumason™(Bracco SpA,Milan),这是目前唯一获得儿科使用许可并广泛应用的药物。其他商品化的UCA还没有或几乎很少用于儿童。

在引入小儿CEUS技术时,遇到的第一个困难可能与SonoVue™/Lumason™的药品许可证相关。Lumason™已获得美国FDA的许可,可作为静脉注射用药物,用于成人和儿童肝脏病变的检查[1]。然而,在其他地方还没有获得类似的许可,因此,属于超说明书使用[2]。然而,这不应成为引入儿童CEUS检查的障碍,因为超说明书使用药物没有法律上的限制[3],并且,对于超说明书使用的药物也有明确规范的指导意见[4]。

事实上,如果你在一家儿童专科医院提出申请,相比那些仅提供有限儿科服务的医疗机构,可能更容易获得SonoVue™在儿童超说明书使用的许可,调查记录显示,有超过40%的儿童遇到过类似情形[5-7],儿童专科医院中的相关管理部门对于超说明书使用药物的相关事宜更为熟悉。当相关委员会对于儿童超说明书使用药物不太熟悉时,可以用上述论据说服他们[8]。

第二个可能遇到的困难与SonoVue™的安全性相关,任何机构的委员会对这一点可能都不太了解。越来越多的证据表明UCA在成人和儿童中应用的安全性,这对后者尤为重要[9-11]。这些可以作为基础论据向委员会说明药物的安全性。此外,值得强调的是,与儿科经常使用的CT碘化造影剂相比(也属于超说明书使用范畴),UCA的不良事件报道率更低。

6.2.2 药房、订货和库存

一旦药品委员会批准了UCA的使用,订购和储存药品的流程需要与您所在机构的药房达成一致。最实用且便捷的方法是在超声科备有库存,在需要补充库存时,相关管理团队及时通知药房,这样能保证使用的UCA始终在有效期内。理想的做法是像存放其他药品一样,将UCA存放在一个与操作室相邻的、上锁的橱柜里。可能会遇到的潜在问题是,药房会将UCA作为一种每次给药都需要处方的药物。这种处理模式应该予以反对,因为SonoVue™作为UCA类似于CT或MR检查的造影剂,在大多数国家是不需要"按次处方"的。值得注意的是,尽管在每个病例中只注射了少量的药物,但药品委员会和药房很可能会坚持每瓶药只能一次性使用而不是在几名患者之间平分,尽管较低的剂量在临床上的效用是相同的[12]。

6.3 临床服务管理与案例

在引入CEUS检查技术时,您需要说服您的临床主管和部门服务主管。对您的提

议,他们需要考虑到每个检查病例需要更长的扫查时间,以及检查过程中会涉及一些以前从未使用过的消耗品,似乎会增加医疗成本。您需要说服临床主管,CEUS检查(包括静脉造影或腔内造影)在儿童患者中有广泛的临床应用价值[13]。欧洲超声医学与生物学联合会(EFSUMB)的立场陈述和函件中可以找到有关适应证的最佳概述,可以此作为您提出申请的理由[14,15]。

CEUS检查虽然不能取代所有的断层成像或透视检查,但或许可以减轻其他检查的负担。CEUS可以帮助解决以下的临床问题,例如,新发的或偶发的肝脏病变需要迅速定性,评估膀胱输尿管反流以及许多其他临床问题。CEUS检查可以使儿童避免采用需要镇静/全身麻醉和(或)延长扫描时间的CT或MR成像,避免其注射CT/MR的造影剂(肾功能不全是使用禁忌证),CEUS检查能提供更好的患者体验,并有效降低放射检查服务的成本[16]。这是说服临床主管支持引入CEUS检查的有力论据。此外,在一定的情境下,相比预约等待时间较长的其他断层成像检查,CEUS可以快速进行也是其明显的优势。

任何超声设备的升级计划都应将CEUS纳入其中,升级的配置应包含支持CEUS检查的相关软件包。必要时需寻求资金支持用于现有超声设备的升级安装。所有现代的超声设备制造商在其高端机型都具备CEUS功能作为设备购置时的选配项。

6.4　临床"支持"

归根结底,如果没有临床医师的"支持",新兴的CEUS检查技术就无法推广并得到进一步发展。这可能是CEUS技术推广中更具挑战性的一个方面,需要超声工作者的热情和说服力。与临床科室的同事保持良好的合作关系,就影像检查模式的选择进行开放式的讨论,这样有助于CEUS检查的推广应用。多学科研讨的病例分析环节,通常是向临床医师引入CEUS检查理念的好时机,尤其是有很好的证据表明这将使临床受益的情形下。向您的临床同事介绍UCA的物理原理、药代动力学作用以及在儿童中进行CEUS检查的实用性,以帮助他们进一步理解。在临床对CEUS检查犹豫不决时,可以在提供CEUS检查的同时,再提供另一种现行公认的其他影像学检查结果以供比对,让您和临床团队都有时间慢慢熟悉这种新技术,并借此了解该技术对患儿群体的有效性。

另一个帮助CEUS检查技术引入的途径是在研究方案允许的情况下增加CEUS作为补充研究内容,并与开展此相关研究的同事进行合作。例如在肿瘤学试验中使用CEUS来评估新疗法的抗血管生成特性[17]。类似合作还可能有助于支持新设备的采购或在现有设备上加装CEUS软件包,包括可用于辅助定量分析的商用软件。

6.5　学习和发展

对其从业者的培训、考察和反馈是任何新技术得以开展的一个重要环节。参加正式的CEUS理论或实践课程是非常必要的,在学习阶段到已经开展CEUS检查的医学中心进修是一个非常有效的方法。

预先考虑CEUS检查的服务时段以及需要安排多少专业人员来提供此项服务是

非常重要的。开设该项检查后，至少需要两名接受过培训的并且能协同合作的工作人员。开展任何一项新技术，都不可避免地存在学习曲线的问题，与同事双签报告有助于确保准确性并提高对该技术的熟悉程度。如果可行，找一位有丰富CEUS经验的资深导师也是有帮助的，他可以来自另一家医疗机构，愿意对图像进行审核，你可以向他咨询以获得更多的建议及技术支持。

与任何新技术的开展一样，设置用以定期考核业务水平的评估工具也非常重要，考核内容可以是不良反应、技术充分性以及与其他既定参考标准在诊断性能上的比较，例如，组织学或替代成像模式的评估。建议可以预先设计一个相关的数据库，用于所有即将开展的CEUS检查数据的归档。这个数据库可以用于上述质量评估，也可以用于与其他开展CEUS检查的儿科中心进行数据共享，以增加未来可能开展研究的相关病例数量。

6.6 总结

在儿童领域中开展CEUS检查有很多潜在的益处。但是在整个过程中可能会遇到上述提及的一些挑战。对可能遇到的问题进行深入地思考将有助于CEUS检查的成功开展。

（石静 译 杜隽 校）

参考文献

[1] SEITZ K, STROBEL D. A milestone: approval of CEUS for diagnostic liver imaging in adults and children in the USA. Ultraschall Med, 2016, 37: 229-232.

[2] SIDHU P S. Contrast-enhanced ultrasound: extended role outside 'regulations'. Ultrasound, 2016, 24: 4-5.

[3] BARR R G. Off-label use of ultrasound contrast agents for abdominal imaging in the United States. J Ultrasound Med, 2013, 32: 7-12.

[4] General Medical Council of the United Kingdom. Good practice in prescribing and managing medicines and devices, 2016. http://www.gmc-uk.org/2016 [updated 25 Feb 13; cited 27 Sept 2016]. Available from: https://www.gmc-uk.org/ethical-guidance/ethical-guidance-for-doctors/prescribing-and-managing-medicines-and-devices.

[5] KNOPF H, WOLF I K, SARGANAS G, et al. Off-label medicine use in children and adolescents: results of a population-based study in Germany. BMC Public Health, 2013, 13: 631.

[6] CONROY S, CHOONARA I, IMPICCAITORE P, et al. Survey of unlicensed and off label drug use in paediatric wards in European countries. BMJ, 2000, 320: 79-82.

[7] BAZZANO A T F, MANGIONE-SMITH R, SCHONLAU M, et al. Off-label prescribing to children in the United States outpatient setting. Acad Pediatr, 2009, 9: 81-88.

[8] SIDHU P S, CHOI B I, NIELSEN M B. The EFSUMB guidelines and recommendations on the clinical practice of contrast enhanced ultrasound (CEUS): a new dawn for the escalating use of this ubiquitous technique. Ultraschall Med, 2012, 32: 5-7.

[9] PISCAGLIA F, BOLONDI L. The safety of SonoVue in abdominal applications: retrospective analysis of 23188 investigations. Ultrasound Med Biol, 2006, 32: 1369-1375.

[10] PISKUNOWICZ M, KOSIAK W, BATKO T, et al. Safety of intravenous application of second generation ultrasound contrast agent in

children: prospective analysis. Ultrasound Med Biol, 2015, 41: 1095−1099.

［11］ COLEMAN J L, NAVID F, FURMAN W L, et al. Safety of ultrasound contrast agents in the pediatric oncologic population: a single-institution experience. AJR Am J Roentgenol, 2014, 202: 966−970.

［12］ SIDHU P S, CANTISANI V, DIETRICH C F, et al. The EFSUMB guidelines and recommendations for the clinical practice of contrast-enhanced ultrasound (CEUS) in non-hepatic applications: update 2017 (long version). Ultraschall Med, 2018, 39: e2−e44.

［13］ YUSUF G T, SELLARS M E, DEGANELLO A, et al. Retrospective analysis of the safety and cost implications of pediatric contrast-enhanced ultrasound at a single center. AJR Am J Roentgenol, 2016, 208: 446−452.

［14］ SIDHU P S, CANTISANI V, DEGANELLO A, et al. Role of contrast enhanced ultrasound (CEUS) in paediatric practice: an EFSUMB position statement. Ultraschall Med, 2017, 38: 33−43.

［15］ SIDHU P S, CANTISANI V, DEGANELLO A, et al. Authors reply to letter: role of contrast-enhanced ultrasound (CEUS) in paediatric practice: an EFSUMB position statement. Ultraschall Med, 2017, 38: 447−448.

［16］ SELLARS M E, DEGANELLO A, SIDHU P S. Paediatric contrast-enhanced ultrasound (CEUS); a technique that requires co-operation for rapid imple mentation into clinical practice. Ultraschall Med, 2014, 35: 203−206.

［17］ MCCARVILLE M B, COLEMAN J L, GUO J, et al. Use of quantitative dynamic contrast-enhanced ultrasound to assess response to antiangiogenic therapy in children and adolescents with solid malignancies: a pilot study. Am J Roentgenol, 2016, 206: 933−939.

小儿肝脏局灶性病变：临床展望

7

埃默·菲茨帕特里克

缩 写

computerized tomography (CT) 计算机断层扫描

magnetic resonance (MR) 磁共振

focal nodular hyperplasia (FNH) 局灶性结节增生

hepatocellular adenoma (HCA) 肝细胞腺瘤

hepatocellular carcinoma (HCC) 肝细胞癌

hepatic hemangiomas (HH) 肝血管瘤

hepatoblastoma (HB) 肝母细胞瘤

α fetoprotein (AFP) 甲胎蛋白

7.1 导言

小儿肝脏肿瘤可能是良性的或恶性的，不同类型的肿瘤在不同年龄的发生率往往不同[1]。婴儿期的肝脏占位往往与肝母细胞瘤有关，而纤维板层来源肿瘤几乎都发生于青春期和成年期。肝脏潜在性疾病或系统性疾病的存在与肝脏肿瘤的发生息息相关。大多数慢性肝病会增加肝恶性肿瘤的发病风险。在某些特殊情况下，如高酪氨酸血症、胆盐输出泵缺乏（BSEP）和硬化性胆管炎等患者其罹患恶性肿瘤的倾向明显增加[2]。存在门体分流或其他肝脏血流灌注异常的疾病容易导致局灶性结节增生（FNH）或结节性再生性增生的发生。糖原贮积症和激素失调等代谢问题可能易罹患肝腺瘤[3,4]。肝脏局灶性病变可能是单发的，也可能是多发的，这本身可能就是疾病的诊断线索，不同病灶都需要不同的处理方法（表7-1）。

7.2 良性肝脏病变

7.2.1 肝局灶性结节增生（FNH）

在小儿患者中，FNH占肝脏良性肿瘤的4%（图7-1）。超声成像可表现为低回声、高回声或混合回声，病灶边界清晰，多数病灶可显示特征性的中央瘢痕。FNH可出现在肝脏血管紊乱的情况下，例如门体分流[5]，化疗后或骨髓移植后[6,7]。FNH也可能与Alagille综合征（动脉-肝脏发育不良）或其他慢性肝病的血流障碍相关。此外，伴有心源性肝病的儿童和成人患FNH的可能性更大，例如那些有Fontan循环的

表7-1 肝脏局灶性病变按不同年龄分布的临床特点及治疗

年 龄	可能的诊断	特征性表现	治 疗 方 法
<1岁	肝血管瘤 肝母细胞瘤 间叶性错构瘤	血管瘤——腹部肿块、心力衰竭、肝母细胞瘤——腹部肿块、腹胀	肝血管瘤——普萘洛尔支持治疗,肝动脉结扎或栓塞,切除 肝母细胞瘤——化疗和切除 间叶性错构瘤——切除
0～5岁	肝母细胞瘤 FNH 间叶性错构瘤	腹部肿块、腹胀	肝母细胞瘤——化疗、切除 FNH——观察随访、切除 间叶性错构瘤——切除
5～12岁	腺瘤 FNH HCC 少见型肝母细胞瘤	腹部肿块、腹胀	腺瘤——观察随访、停服避孕药、切除 FNH——切除 恶性肿瘤——化疗、切除
青少年	纤维板层来源肿瘤/HCC FNH	腹部肿块、腹胀	纤维板层来源肿瘤——切除 FNH——切除

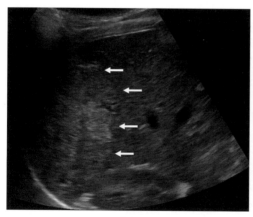
(a)

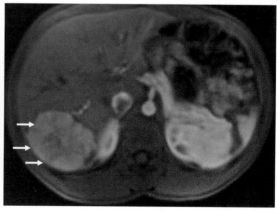
(b)

图7-1 女童,11岁,FNH

(a)B型超声显示肝脏右后叶稍高回声(箭头所示),不典型的FNH。(b)磁共振T1加权相,注射钆造影剂后病变显示早期均匀强化,伴随无强化的中央瘢痕,证实是FNH。

患者更易发展成FNH[8]。循环障碍可导致肝实质增生,但其机制尚未完全阐明。FNH多见于女孩,可发生于任何年龄,但最常发生于2～10岁,与口服避孕药无关[10]。

　　FNH患者可以无任何症状,也可出现上腹部疼痛,FNH体积可大可小,可单发或多发。FNH的计算机断层扫描(CT)呈均匀等密度或低密度,动态增强扫描动脉期呈显著均匀强化,延迟期病灶为等密度,50%病灶的中央瘢痕呈延迟强化。通过影像学发现是否存在门体分流是很有必要的。如果对诊断有疑问,可行活检。显微镜下,FNH由增生的肝细胞组成,被轮辐状的网织纤维蛋白分隔,分隔内有丰富的血管,其免疫组化模式与肝细胞腺瘤(HCA)不同。FNH的自然演变是不同的,约10%可自发性消退。当然,FNH也可进行性增大,并有潜在恶变可能[11]。

　　如FNH体积增大、出现症状或考虑有恶性的倾向,可行手术切除。如果存在门体分流，通过放疗或手术阻断分流可使FNH消退。不能完全阻断分流的患者，建议每6～12个月进行一次影像学检查密切随访。

7.2.2　肝细胞腺瘤

肝细胞腺瘤（HCA）是一种良性的肝肿瘤（图7-2），较FNH发病率低。HCA可单发或多发，常在正常肝脏偶然发现，也可同时伴有肝脏疾病或其他代谢性疾病。HCA在女性中更常见，并与激素水平的改变有关，特别是口服避孕药的情况下[3]。虽然为良性肿瘤，但在某些情况下HCA仍有恶变可能，肿瘤体积增大可发生瘤内出血。成人HCA与肥胖有关，儿童也有相关病例报道[12]。HCA还与糖原贮积症Ⅰ型、Ⅲ型和Ⅳ型及McCune Albright综合征（多骨纤维发育不良）有关[4]。

在过去15年中，对HCA的理解和认识在分子研究上取得了相当大的进展，50%的病例中发现伴有HNF1α转录因子的基因改变[13]。此外，10%～15%的病例发现β-连环蛋白外显子3发生改变，另外5%的病例发现β-连环蛋白外显子7/8发生改变[14,15]。HNF1α失活导致FAP（家族性腺瘤性息肉）的表达改变，同时也与MODY3（青少年发病的成人型糖尿病）相关[16,17]。

Nault等[18]将目前公认的HCA分类描述如下：

1. HNF1a失活HCA：占总数的40%～50%，这部分患者可能与雌激素水平有关，应同时检测是否存在FAP和MODY3突变。

2. β-连环蛋白外显子3突变的HCA：占总数的10%～15%，此类亚型有恶变风险，这可能与雄激素或雌激素增加相关，也与饮酒、男性肝脏血管病变等相关。

3. β-连环蛋白外显子7/8突变的HCA：占总数的5%～10%，与恶变无关。

4. 炎性HCA：占总数的35%～45%，该亚型与IL6/JAK/STAT途径的激活，以及C反应蛋白（CRP）和血清淀粉样蛋白的过表达有关。患者可出现炎症综合征/贫血和发热。也与雄激素、肥胖和糖原贮积症有关。

5. 音猬因子HCA：占总数的5%，与音猬因子的激活相关。该亚型与雄激素、肥胖相关，并有高出血风险。

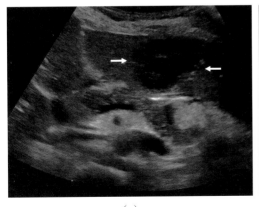
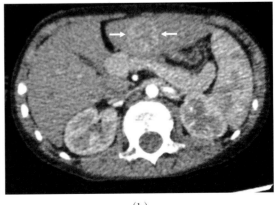

（a）　　　　　　　　　　　　（b）

图7-2　男童，6岁，HCA，患有潜在的肝脏疾病等待肝移植中

（a）肝左叶见一不典型的低回声病灶（箭头）。（b）增强CT显示动脉期血管化（箭头）。

6. 未分类HCA：占总数的7%，该亚型尚未通过遗传学和信号途径进行定义。

HCA通常很难与高分化肝细胞癌（HCC）或肝脏FNH（特别是毛细血管扩张型）鉴别[19]。高分化HCC可能携带突变的β-连环蛋白是最重要的鉴别诊断点。欧洲肝脏研究协会发表了成人肝腺瘤治疗指南，但目前还没有针对儿童肝腺瘤的指南，亟待推广[20]。欧洲肝脏研究协会指南建议，男性患者及已证实β-连环蛋白突变的肝腺瘤患者，由于恶变可能性高建议手术切除。指南建议，对于女性患者，凡肝腺瘤≥5 cm或肝腺瘤持续增大者，都必须进行手术切除。肝腺瘤直径<5 cm者应1年后复查和每年定期随访复查。腺瘤直径>5 cm者出血风险更大。具有活动性出血的病灶可进行动脉栓塞治疗，栓塞后残余病灶可考虑手术切除[20]。

HCA也可多发，应注意潜在的易感因素。恶性程度及出血风险取决于最大腺瘤的体积，而非腺瘤的数量。可切除最大的腺瘤以达到治疗的目的[21, 22]。肝移植仅适用于患有潜在肝脏疾病的患者[23]。

7.2.3　血管瘤（婴儿型及先天型）

肝血管瘤（HH）是良性血管肿瘤，占所有肝肿瘤的13%[24]。

婴儿型HH（图7-3）是婴儿期最常见的肝脏良性肿瘤[25]，几乎都发生于6个月以内的婴儿，以2个月以内为主。病灶可单发或多发，Glut1阳性可区别先天性血管瘤和其他血管性肿瘤。淋巴标记物为阴性[26]。肿瘤一般在患儿12个月内会逐渐增大，3～9岁后会逐渐变小[27]。临床表现为腹胀或可触及的腹部肿块，很少伴有高输出

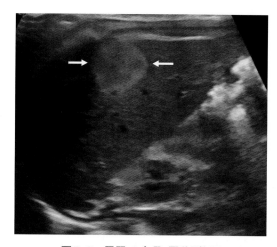

图7-3　男婴，6个月，婴儿型HH

超声检查无意中发现，肿瘤位于肝右叶，大小为15 mm×14 mm，边界清晰，具有肝血管瘤特征（箭头）。

量性心力衰竭、贫血、发育不良、卡萨巴赫-梅里特综合征或肝功能衰竭、肺动脉高压和呼吸窘迫。婴儿型HH表达T3脱碘酶，其可将甲状腺激素转化为非活性形式，因此，必须定期复查以防甲状腺功能减退症发生[28]。

相比之下，先天型HH出生时就已经存在，2岁前逐渐消退或部分消退，或完全不消退。该肿瘤的Glut1和淋巴标记物都是阴性的[29]，多为单发，内部可见钙化灶。当围产期发生瘤内出血（贫血、低纤维蛋白原血症、血小板减少症）时，先天型HH可在产前或围产期检查中被发现。

超声声像图上，HH表现为边界清楚的肿块，并伴有粗大的滋养血管。

小尺寸、单发、无症状的肝血管瘤只需观察随访至其逐渐消退[29]。有症状、多发或病灶较大的肝血管瘤患者，首先推荐使用β受体阻滞剂。其他的治疗方法如类固醇、α干扰素、长春新碱和环磷酰胺均有报道，但尚未达成共识[30]。

栓塞肝血管瘤的主要滋养动脉，可减少血管瘤的血供。有时甚至需要结扎肝动

脉或切除血管瘤。无法切除的肝血管瘤患者可进行肝移植术。肝血管内皮瘤应单列为一种疾病，其好发于大龄儿童，恶性程度居于肝血管瘤和血管肉瘤之间。好发于肝、肺、皮肤和骨骼[31]。

7.2.4 肝囊肿

与其他肝脏占位性病变一样，肝囊肿可单发也可多发（图7-4），孤立性的肝囊肿可以是先天性或后天获得性的。最常见的先天性囊肿包括单纯性囊肿，间叶性错构瘤（囊实混合性结构）（图7-5），肝内胆管囊肿，纤毛性肝脏前肠囊肿和胆管囊肿[32]。获得性肝内囊肿可能是传染性的囊肿（化脓性或阿米巴脓肿）、寄生虫囊肿（尤指包虫病）、肿瘤（囊腺瘤、肉瘤、畸胎瘤）和胆道囊肿（创伤后）。单纯性肝囊肿可在产前检

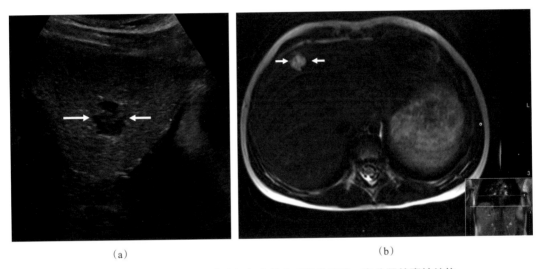

(a)   (b)

图7-4　女童，7岁，因为腹痛行超声检查时意外发现一有分隔的囊性结构

（a）肝右叶不规则分隔的低回声病变（箭头）。（b）磁共振成像（T2加权序列）证实为囊性病变。

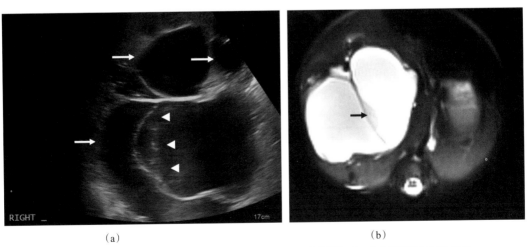

(a)   (b)

图7-5　男婴，7个月，因腹胀就诊，超声发现肝间叶性错构瘤，内含囊实混合性成分

（a）肝右叶分叶状囊性结构（长箭头所示），内见较多的实性成分（短箭头所示）。（b）MR成像T2加权相示肝右叶高信号的囊性结构和中等信号的实性结构。

出而且通常无症状。无症状的囊肿无需治疗并可以超声监测。只有体积明显增大，出现症状，腹胀、腹痛、呼吸窘迫和（或）十二指肠梗阻或影像学发现其性质不确定时才需进行治疗。通常首选手术切除，若无法手术且肿瘤无恶性可能时，可采取抽吸、硬化治疗或开放引流。

7.2.5 感染性肝囊肿

　　肝脏感染性局灶性病变包括单发或多发肝脓肿和寄生虫囊肿。儿童可有腹痛和发热的症状。肝脓肿病例需要排除阑尾穿孔或免疫缺陷。尤其是慢性肉芽肿性疾病也会出现同样的临床症状[33]。肝脓肿的治疗通常需要长时间静脉抗生素治疗。超声引导下肝脓肿的引流有助于抗菌药物的选择和疾病的确诊。

　　阿米巴病继发于溶组织内阿米巴原虫感染，最常见于热带和亚热带，可表现为肝脓肿。典型表现为肝右叶单发脓肿，伴有发热、腹痛。极少数则表现为恶心、呕吐、腹泻和黄疸（图7-6）。脓肿穿刺可能抽出果酱色的脓液。治疗方案是甲硝唑加或不加氯喹，疗程在2周以上。对肠内阿米巴有效的抗阿米巴药，如巴龙霉素，可用于治疗肠阿米巴病。

　　肝包虫病由细粒棘球绦虫（与狗有关的绦虫）引起，狗食用患病动物的内脏后也会患病。肝脏是最常见的囊肿形成的器官。儿童表现为肝脏体积增大、腹痛，而恶心、呕吐、门静脉高压、门静脉血栓和胆汁性肝硬化不太常见。囊肿可单发或多发，有时有子囊和钙化。血清中抗体的检查有利于疾病的确诊。针对性治疗是将囊肿切除，但术中可能发生囊内容物泄露到腹腔内的过敏反应。小的包虫囊肿的治疗药物有甲苯咪唑和阿苯达唑。术前药物治疗可使得广泛存在的囊肿病变更易于手术切除。

7.3 胆管囊肿

　　胆管囊肿可能存在于患有囊性胆道闭锁或曾做过葛西手术的患者中，胆汁可在

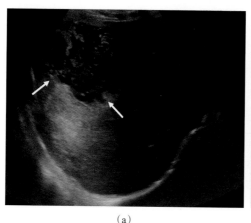
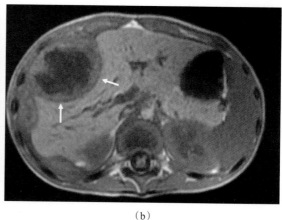

(a) 　　　　　　　　　　　　　　(b)

图7-6　男童，11岁，发热伴体重减轻4个月，为阿米巴肝脓肿

(a)肝右叶可见一回声不均匀、形态不规则的病灶（箭头所示），后方回声增强，其内为含碎屑的液体成分。(b)MR成像T1加权相，肝右叶边界清楚的混合性信号，表明其内为脓肿成分。

扩张的胆管中聚集而形成胆汁"池或湖"。对这类患者应特别关注胆管炎的发生。胆管囊肿也可能伴发于创伤后。极少情况下,会使用胆肠吻合术。在囊性胆道闭锁时,会采用肝门空肠吻合术。Caroli病是以肝内胆管囊肿为特征,常合并肝外器官的多发性囊性病变,最常见的是多囊肾(常染色体显性遗传病)。如果难以诊断囊性病变是胆源性或是非胆源性的,可以通过HIDA核医学检查明确囊内是否含有胆汁来鉴别。

7.4 间质性错构瘤

间质性错构瘤是第二位常见的肝脏良性局灶性病变,常见于2岁以下的婴幼儿。患儿常伴有腹部较大肿块,瘤内出血或破裂是经常伴发的征象。肿瘤通常单发,多位于肝右叶,并由实性和囊性成分构成。由于其存在潜在恶性可能,一旦明确诊断,临床上最常见的处理方式通常是手术切除[34,35]。

7.4.1 炎性肌纤维母细胞瘤

这是一种可在体内任何地方出现的良性肿瘤。肝胆受累时患者可能有发热、黄疸和体重减轻等表现[36]。炎性肌纤维母细胞瘤有自发消退的可能性,但也有肿块复发的报道,如果患者有症状(大多数孩子出现以上症状),或者诊断存在不确定性,则会考虑手术切除,多数选择局部切除治疗[37]。炎性肌纤维母细胞瘤在组织学上表现为梭形细胞增殖并混合有慢性炎性细胞或浆细胞、淋巴细胞和组织细胞浸润。有一半的患者会出现间变性淋巴瘤激酶基因重组,

这与患者发病时局部的病变与预后改善有关。

7.4.2 钙化灶

肝脏中的钙化灶可能与产前感染,产前或产后的血管意外有关。一些肿瘤如畸胎瘤或肝母细胞瘤都可有部分钙化。肉芽肿瘤性疾病如结节病很少出现钙化。肝脏中的大部分钙化病变不需要随访。

7.5 肝脏恶性病变

7.5.1 肝母细胞瘤

肝细胞癌(HCC)和肝母细胞瘤(HB)占所有小儿实体肿瘤的1%,可能是因为患肿瘤风险较高的早产儿存活率的提高造成该病发病率的提高。肝母细胞瘤的发生率为0.5/100 000 ~ 1.5/100 000人口[38]。

HB最常见于4岁以下的儿童,确诊中位年龄为18个月(图7-7)。HB可能在胎儿出生时甚至极少数在宫内就存在了。HB的特征性表现是血液中的甲胎蛋白(AFP)升高,与肝癌中AFP水平可能会适度上升的情况不同,肝母细胞瘤患者血清中AFP水平通常 > 1 000 000 kIU/L。危险因素包括出生低体重儿和早产儿,这种情况下预后可能较差[39,40]。患有贝-维(Beckwith Wiedemann)综合征和18三体以及有FAP家族史的儿童罹患肝母细胞瘤的风险将会增加[42]。

患儿可能会出现腹痛、呕吐、生长受限、发热等症状,较少出现黄疸、腹胀或腹部肿块。该病的诊断包括初步的超声检查之后进行某种形式的断层成像(CT或MR

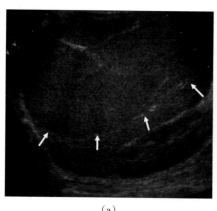
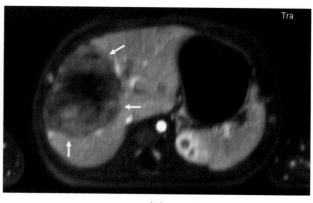

（a）　　　　　　　　　　　　　　　　　　　（b）

图7-7　男童,1岁,发现腹部肿块,为肝母细胞瘤

（a）超声图像显示肝脏局灶性巨大的等回声肿块（箭头）,肿块压迫周围肝实质并造成右肾移位。（b）增强MR的T1加权像证实斑片状强化的巨大肝母细胞瘤混合信号（箭头）。

成像）,在此基础上确定PRETEXT分期并制订相应的化疗方案。

在手术（切除或移植）之前是否采用新辅助化疗的治疗方法,各家医院意见尚不统一。国际小儿肝脏肿瘤试验（PHITT）汇集了来自欧洲SIOPEL组、美国儿童肿瘤学组肝肿瘤委员会（COG）和日本儿童癌症组（JCCG）的专家意见,旨在解决意见上的分歧。

肝母细胞瘤可以是胚胎性、间质性或混合性的,高度分化的胎儿型预后最好,小细胞未分化型的预后最差。影响其预后的指标包括患儿年龄、AFP高低和有无肝外播散,低危儿童的5年生存率为90%,高危儿童存活率仅为50%[20]。

7.5.2　肝细胞癌

肝癌在儿童时期的发生率比肝母细胞瘤低,且往往发生在年龄较大的人群中（图7-8）。肝癌患者可能有慢性肝病的基础,例如患有乙型肝炎、代谢性疾病、肝内胆汁淤积综合征或其他肝硬化[2]。非肝硬化性HCC也可能发生,但在儿童中比成年人少见。且随着乙肝疫苗接种的增加,肿瘤的发病率也有所降低[43]。

HCC的临床表现为腹痛、呕吐、黄疸、出血或肿瘤破裂。初发肿瘤时,常可触及腹部肿块。AFP可升高,但很少达到HB那样的水平。筛选是否存在潜在的肝脏疾病也很重要。最佳的治疗方法是完整的手术切除。相关指南（米兰标准）已确立了成人肝移植的适应证,所以移植对于儿童来说可能是必要的。儿童可能患有混合性的肝细胞肿瘤,这些指南是否适用于儿童尚不明确。目前一些超出米兰标准的成人移植的研究,报道了良好的结果[44]。因此,除非有主要血管侵犯或肝外疾病,患有HCC的儿童更倾向于进行肝移植,但当患儿存在肺转移时,移植结果通常很差[45]。

不幸的是,HCC是一种相对耐药的肿瘤,尽管许多新药目前正在临床试验中。迄今为止,主要的治疗方案为顺铂和索拉非尼的联合治疗。据报道,HCC的5年生存率为70%,死亡主要归因于肿瘤的复发。

7.5.3　纤维板层瘤

纤维板层瘤是恶性肿瘤,多发于青少年

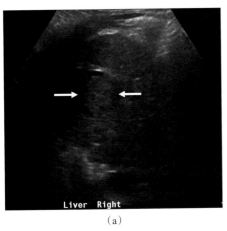
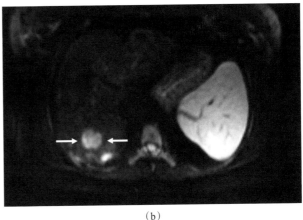

(a)　　　　　　　　　　　　　　　(b)

图7-8　女童，12岁，HCC，患有慢性自身免疫性肝病，在常规超声检查中发现一个"新"结节，证实为HCC，需要进行肝移植

（a）肝右叶中部的等回声结节（箭头所示），周边伴有晕环，提示为肝硬化HCC的再生结节。（b）MR成像显示病变（箭头所示）在弥散加权成像时弥散受限，与HCC表现一致。

和年轻人，极少发生在5岁以下儿童中。据报道其患病的中位年龄为21岁，患有肝纤维化时通常不发生纤维板层肿瘤。这可能与AFP升高有关。肿瘤被发现时通常已经长得很大了，被发现时的平均直径为12 cm。纤维板层瘤在CT上表现为一个边界较清晰的病灶，动脉期和门脉期均表现为明显增强，在延迟期表现为等密度。有时可看到强化不佳的中央瘢痕。纤维板层瘤通过淋巴和血液转移，据报道，通过手术彻底切除的患者5年生存率可达到70%。尽管有肝移植的报道，但该肿瘤的肝移植患者预后并不好[47]。

7.5.4　移行性肿瘤

儿童肝肿瘤可能具有HB和HCC的混合特征。这一特点在年龄稍大的孩子中更常见，通常伴有AFP升高。组织学上，这些肿瘤介于巨小梁型HB和小梁型HCC之间。与HCC相比，肝移行性肿瘤的预后较差。化疗对移行性肿瘤有一定的效果，因此化疗前对肿块进行诊断性活检有时比化疗后切除肿块

能够更好地区分肿瘤类型。

7.5.5　胚胎性肉瘤

胚胎性肉瘤占儿童肝肿瘤的5%，最常见于6～10岁AFP正常的男性儿童。一些报道表明，胚胎性肉瘤可能出现在间质错构瘤内，而后者是一种良性病变。在超声图像中胚胎性肉瘤表现为实性等回声的肿瘤；在CT中表现为界限清晰的低密度病变伴多个增强分隔。如出现增强的假囊样结构，提示肿瘤可能已存在转移。组织学上，胚胎性肉瘤具有大片的坏死区域和有活性的肿瘤区域，其特征性的星状或梭形细胞松散地排列在黏液状基质中。最初的报道提示预后较差[30]。在过去的20年中，化疗、手术和移植联合治疗可使患者存活率达到90%[36,48]。

7.5.6　胆道横纹肌肉瘤

胆道横纹肌肉瘤是儿童恶性胆道梗阻

的最常见原因。胆道横纹肌肉瘤会累及肝外或肝内胆管系统的任何部分,包括胆囊。发病中位年龄为3岁,表现为黄疸和腹痛。CT显示胆道扩张伴胆管内低密度肿瘤。病变的活检可能需要通过开放性手术。肿瘤切除一般采用肝空肠吻合术。但是,很难做到肿瘤完整切除(阴性的切缘),常需要辅助化疗/放疗。患者5年生存率约为66%(转移时更高)。已有采用肝移植的报道,但放疗可能是另一种选择[49]。

7.5.7 恶性血管内皮细胞瘤

这是一种高度恶性的肿瘤,多发于年龄较大的儿童,预后较差。可行手术切除治疗,但多数肿瘤在发现时已出现转移。

7.6 总结

治疗儿童肝脏局灶性病变的首要任务是先确定病变的良恶性,对于有症状或有潜在恶性可能的良性病变也需要采取积极的措施。5岁以下的儿童需对最常见的肝母细胞瘤和婴儿型血管瘤进行鉴别诊断。5岁以上的儿童,患有HCC、肝腺瘤、FNH的可能性会更高。进一步诊断的方法包括血液生化标志物如AFP的检测、影像学检查和病变的组织学检查。

(王芮、余倩、高易慧 译 姜立新 校)

参考文献

［ 1 ］ FINEGOLD M J. Tumors of the liver. Semin Liver Dis, 1994, 14(3): 270−281.

［ 2 ］ KHANNA R, VERMA S K. Pediatric hepatocellular carcinoma. World J Gastroenterol, 2018, 24(35): 3980−3999.

［ 3 ］ EDMONDSON H A, HENDERSON B, BENTON B. Liver-cell adenomas associated with use of oral contraceptives. N Engl J Med, 1976, 294(9): 470−472.

［ 4 ］ CALDERARO J, LABRUNE P, MORCRETTE G, et al. Molecular characterization of hepatocellular adenomas developed in patients with glycogen storage disease type I. J Hepatol, 2013, 58(2): 350−357.

［ 5 ］ WITTERS P, MALEUX G, GEORGE C, et al. Congenital veno-venous malformations of the liver: widely variable clinical presentations. J Gastroenterol Hepatol, 2008, 23(8 Pt 2): e390−394.

［ 6 ］ TOWBIN A J, LUO G G, YIN H, et al. Focal nodular hyperplasia in children, adolescents, and young adults. Pediatr Radiol, 2011, 41(3): 341−349.

［ 7 ］ VALENTINO P L, LING S C, NG V L, et al. The role of diagnostic imaging and liver biopsy in the diagnosis of focal nodular hyperplasia in children. Liver Int, 2014, 34(2): 227−234.

［ 8 ］ ENGELHARDT E M, TROUT A T, SHERIDAN R M, et al. Focal liver lesions following Fontan palliation of single ventricle physiology: a radiology-pathology case series. Congenit Heart Dis, 2019, 14: 380−388.

［ 9 ］ RELA M, REDDY M S. Liver tumours in children. In: GUANDALINI S, DHAWAN A, BRANSKI D. Textbook of pediatric gastroenterology, hepatology and nutrition. Cham: Springer, 2016.

［10］ MATHIEU D, KOBEITER H, MAISON P, et al. Oral contraceptive use and focal nodular hyperplasia of the liver. Gastroenterology, 2000, 118(3): 560−564.

［11］ DOKMAK S, PARADIS V, VILGRAIN V, et al. A single-center surgical experience of 122 patients with single and multiple hepatocellular adenomas. Gastroenterology, 2009, 137(5): 1698−1705.

[12] OLIVEIRA S, SAMBA A K, TOWBIN A J, et al. Incidental inflammatory adenoma with beta-catenin activation in the setting of paediatric NASH. Pediatr Obes, 2018, 13(1): 70−73.

[13] BLUTEAU O, JEANNOT E, BIOULAC-SAGE P, et al. Bi-allelic inactivation of TCF1 in hepatic adenomas. Nat Genet, 2002, 32(2): 312−315.

[14] MONGA S P. Hepatic adenomas: presumed innocent until proven to be beta-catenin mutated. Hepatology, 2006, 43(3): 401−404.

[15] PILATI C, LETOUZE E, NAULT J C, et al. Genomic profiling of hepatocellular adenomas reveals recurrent FRK-activating mutations and the mechanisms of malignant transformation. Cancer Cell, 2014, 25(4): 428−441.

[16] BACQ Y, JACQUEMIN E, BALABAUD C, et al. Familial liver adenomatosis associated with hepatocyte nuclear factor 1alpha inactivation. Gastroenterology, 2003, 125(5): 1470−1475.

[17] REZNIK Y, DAO T, COUTANT R, et al. Hepatocyte nuclear factor−1 alpha gene inactivation: cosegregation between liver adenomatosis and diabetes phenotypes in two maturity onset diabetes of the young (MODY)3 families. J Clin Endocrinol Metab, 2004, 89(3): 1476−1480.

[18] NAULT J C, PARADIS V, CHERQUI D, et al. Molecular classification of hepatocellular adenoma in clinical practice. J Hepatol, 2017, 67(5): 1074−1083.

[19] BIOULAC-SAGE P, REBOUISSOU S, SA CUNHA A, et al. Clinical, morphologic, and molecular features defining so-called tel angiectatic focal nodular hyperplasias of the liver. Gastroenterology, 2005, 128(5): 1211−1218.

[20] European Association for the Study of the Liver. EASL clinical practice guidelines on the management of benign liver tumours. J Hepatol, 2016, 65(2): 386−398.

[21] BIOULAC-SAGE P, LAUMONIER H, COUCHY G, et al. Hepatocellular adenoma management and phenotypic classification: the Bordeaux experience. Hepatology, 2009, 50(2): 481−489.

[22] VETELAINEN R, ERDOGAN D, DE GRAAF W, et al. Liver adenomatosis: reevaluation of aetiology and management. Liver Int, 2008, 28(4): 499−508.

[23] WELLEN J R, ANDERSON C D, DOYLE M, et al. The role of liver transplantation for hepatic adenomatosis in the pediatric population: case report and review of the literature. Pediatr Transplant, 2010, 14(3): E16−19.

[24] WEINBERG A G, FINEGOLD M J. Primary hepatic tumors of childhood. Hum Pathol, 1983, 14(6): 512−537.

[25] MEYERS R L. Tumors of the liver in children. Surg Oncol, 2007, 16(3): 195−203.

[26] BURROWS P E, DUBOIS J, KASSARJIAN A. Pediatric hepatic vascular anomalies. Pediatr Radiol, 2001, 31(8): 533−545.

[27] KULUNGOWSKI A M, ALOMARI A I, CHAWLA A, et al. Lessons from a liver hemangioma registry: subtype classification. J Pediatr Surg, 2012, 47(1): 165−170.

[28] HUANG S A, TU H M, HARNEY J W, et al. Severe hypothyroidism caused by type 3 iodothyronine deiodinase in infantile hemangiomas. N Engl J Med, 2000, 343(3): 185−189.

[29] IACOBAS I, PHUNG T L, ADAMS D M, et al. Guidance document for hepatic hemangioma (infantile and congenital) evaluation and monitoring. J Pediatr, 2018, 203: 294−300.e2.

[30] LEAUTE-LABREZE C, HOEGER P, MAZEREEUW-HAUTIER J, et al. A randomized, controlled trial of oral propranolol in infantile hemangioma. N Engl J Med, 2015, 372(8): 735−746.

[31] LAU K, MASSAD M, POLLAK C, et al. Clinical patterns and outcome in epithelioid

hemangioendothelioma with or without pulmonary involvement: insights from an internet registry in the study of a rare cancer. Chest, 2011, 140(5): 1312–1318.

[32] ROGERS T N, WOODLEY H, RAMSDEN W, et al. Solitary liver cysts in children: not always so simple. J Pediatr Surg, 2007, 42(2): 333–339.

[33] MARCIANO B E, SPALDING C, FITZGERALD A, et al. Common severe infections in chronic granulomatous disease. Clin Infect Dis, 2015, 60(8): 1176–1183.

[34] RAMANUJAM T M, RAMESH J C, GOH D W, et al. Malignant transformation of mesenchymal hamartoma of the liver: case report and review of the literature. J Pediatr Surg, 1999, 34(11): 1684–1686.

[35] KOGANTI S B, THUMMA V M, NAGARI B. Mesenchymal hamartoma of the liver: complete excision always necessary. Case Rep Surg, 2017, 2017: 8314102.

[36] WALTHER A, GELLER J, COOTS A, et al. Multimodal therapy including liver transplantation for hepatic undifferentiated embryonal sarcoma. Liver Transpl, 2014, 20(2): 191–199.

[37] NAGARAJAN S, JAYABOSE S, MCBRIDE W, et al. Inflammatory myofibroblastic tumor of the liver in children. J Pediatr Gastroenterol Nutr, 2013, 57(3): 277–280.

[38] SPECTOR L G, BIRCH J. The epidemiology of hepatoblastoma. Pediatr Blood Cancer, 2012, 59(5): 776–779.

[39] PAQUETTE K, COLTIN H, BOIVIN A, et al. Cancer risk in children and young adults born preterm: A systematic review and meta-analysis. PLoS One, 2019, 14(1): e0210366.

[40] IKEDA K, TERASHIMA M, KAWAMURA H, et al. Pharmacokinetics of cisplatin in combined cisplatin and 5-fluorouracil therapy: a comparative study of three different schedules of cisplatin administration. Jpn J Clin Oncol, 1998, 28(3): 168–175.

[41] FARMAKIS S G, BARNES A M, CAREY J C, et al. Solid tumor screening recommendations in trisomy 18. Am J Med Genet A, 2019, 179(3): 455–466.

[42] ZHANG L, JIN Y, ZHENG K, et al. Whole-genome sequencing identifies a novel variation of WAS gene coordinating with heterozygous germline mutation of APC to enhance hepatoblastoma oncogenesis. Front Genet, 2018, 9: 668.

[43] LIN C L, KAO J H. Review article: the prevention of hepatitis B-related hepatocellular carcinoma. Aliment Pharmacol Ther, 2018, 48(1): 5–14.

[44] XU X, LU D, LING Q, et al. Liver transplantation for hepatocellular carcinoma beyond the Milan criteria. Gut, 2016, 65(6): 1035–1041.

[45] IKEDA M, UEDA T, SHIBA T. Reconstruction after total gastrectomy by the interposition of a double jejunal pouch using a double stapling technique. Br J Surg, 1998, 85(3): 398–402.

[46] SCHMID I, HABERLE B, ALBERT M H, et al. Sorafenib and cisplatin/doxorubicin (PLADO) in pediatric hepatocellular carcinoma. Pediatr Blood Cancer, 2012, 58(4): 539–544.

[47] KASSAHUN W T. Contemporary management of fibrolamellar hepatocellular carcinoma: diagnosis, treatment, outcome, prognostic factors, and recent developments. World J Surg Oncol, 2016, 14(1): 151.

[48] ISMAIL H, DEMBOWSKA-BAGINSKA B, BRONISZCZAK D, et al. Treatment of undifferentiated embryonal sarcoma of the liver in children—single center experience. J Pediatr Surg, 2013, 48(11): 2202–2206.

[49] PERRUCCIO K, CECINATI V, SCAGNELLATO A, et al. Biliary tract rhabdomyosarcoma: a report from the Soft Tissue Sarcoma Committee of the Associazione Italiana Ematologia Oncologia Pediatrica. Tumori, 2018, 104(3): 232–237.

小儿肝脏局灶性病变的超声造影　8

马切伊·皮斯库诺维奇、程芳、安娜玛丽亚·德加内洛、
玛丽亚·E.塞拉斯、保罗·S.西德胡

缩　写

ultrasound (US) 超声

computerized tomography (CT) 计算机断层扫描

contrast-enhanced computed tomography(CECT) 增强计算机断层扫描

magnetic resonance (MR) 磁共振

contrast-enhanced ultrasound (CEUS) 超声造影

ultrasound contrast agent (UCA) 超声造影剂

focal liver lesion (FLL) 肝脏局灶性病变

mechanical index (MI) 机械指数

non-alcoholic fatty liver disease (NAFLD) 非酒精性脂肪性肝病

focal fatty infiltration (FFI) 局灶性脂肪浸润

focal fatty sparing (FFS) 局灶性脂肪缺失

infantile hepatic hemangioma (IHH) 婴儿型肝血管瘤

focal nodular hyperplasia (FNH) 局灶性结节增生

hepatic adenoma (HA) 肝腺瘤

regenerative nodular hyperplasia (RNH) 再生性结节性增生

mesenchymal hamartoma of the liver (MHL) 肝脏间质性错构瘤

bile duct micro-hamartomas (BDMH) 胆管微小错构瘤

bile duct adenomas (BDAs) 胆管腺瘤

hepatocellular carcinoma (HCC) 肝细胞癌

undifferentiated embryonal sarcoma (UES) 未分化胚胎肉瘤

primary hepatic lymphoma (PHL) 原发性肝脏淋巴瘤

neuroblastoma (NB) 神经母细胞瘤

8.1　导言

超声(US)通常是出现腹部症状的首选检查方式,成人或儿童的任何肝脏局灶性病变(FLL)都可能需首先接受超声检查。与成人相比儿童体型大多较为匀称,超声检查特别适用于儿童并已在临床中广泛应用。此外,与其他影像学方法相比,超声检查应用于儿童还有许多其他优势,如没有电离辐射、不需要任何镇静剂或碘/钆造影剂等对儿童健康有潜在危害的问题[1-4]。

既往超声检查一直受限于缺乏合适的造影剂,但微泡超声造影剂(UCA)的出现改变了这种情况。UCA是带有稳定外壳的含气微泡,最常用的是声诺维SonoVue™(Bracco SpA, Milan),它由充满惰性气体六氟化硫的磷脂壳组成。微泡UCAs具有良好的安全性,目前报道的严重不良反应发

生率在成人约0.008 6%,儿童的不良反应发生率与其相似[5,6]。多年来,微泡UCA在欧洲和亚洲国家被广泛应用于成人FLLs的评估并成功证明了其准确性和高性价比[7-9]。最近,美国FDA批准了微泡UCA可用于成人和儿童FLLs的评估,这是微泡UCA首次被批准可以在儿童中进行经静脉内的CEUS[10]。即使已经得到批准,目前仍然很少有使用UCA来评估儿童FLL文献报道,这在一定程度上反映了检查医师的认可度和谨慎态度,他们更倾向于利用成熟的影像学方法来评估儿童FLL。少量来自欧洲的文献报道了UCAs的超说明书使用,明确了在儿童中应用的有效性、安全性和准确性[6,11]。欧洲超声医学与生物学联合会(EFSUMB)发起了一项CEUS在儿科实践中的应用注册,为欧洲所有机构儿科CEUS检查的数据收集提供了一个平台,为今后提出循证建议提供了大量证据[12]。本章的目的是描述CEUS在鉴别儿童良恶性肝脏肿瘤诊断中的应用。

8.2 肝脏检查的技术问题

对于儿童FLL患者而言,CEUS技术可作为磁共振(MR)成像或计算机断层扫描(CT)成像的替代方式。FLL独特的血管化模式使CEUS成为一种非常独特和敏感的工具,可用于检测和准确表征任何一种FLL。作为常规超声检查的延伸,CEUS检查既可以在门诊也可以在床边完成,患者及家属能尽快获得诊断结果,降低诊断性影像检查的总成本[6]。在儿科人群中,CEUS特别适用于单一FLL、既往有肿瘤史或伴有其他全身性疾病的儿童,尤其是伴

有潜在慢性肝病的儿童;良性病变则可以立即确诊。

儿童的CEUS检查程序与成人并无太大差别,年幼的儿童通常在远离超声检查室的地方由儿科护士或医师放置静脉导管。

超声检查时,操作者必须优化灰阶超声图像以理想地观察病变部位,最好使病变位于屏幕中央,沿着探头平面移动(通常是纵向移动),保证在整个检查过程中可持续观察到病变部位。声诺维SonoVue™(Bracco SpA, Milan)作为最常用的UCA,厂家推荐用于肝显像的静脉注射剂量为0.03 mL/kg,在临床实践中,也有按0.1 mL/岁的剂量给药[13]。在任何CEUS检查中给药超过一次是安全可行的,但在第二次注射前要确保前次UCA充分消散,通常至少需要10分钟[14]。此外,造影剂剂量必须根据所使用的超声设备和探头的类型进行调整。UCA的到达时间取决于给药的静脉部位(中央静脉或者外周静脉)、心率和循环血容量。在最年幼的儿童身上,到达时间通常不超过10秒。在检查时必须使用CEUS检查特定的低机械指数(MI)成像,通常定义为MI < 0.1。在研究包膜下病变时,可以使用高频线阵探头来获得更高的空间分辨率;在这种情况下,MI可以增加到0.12 ～ 0.16,UCA的使用剂量需要相应加大。超声声束的焦点应位于检查病灶的下方。对肝硬化或含铁过多的肝脏深部病变进行成像时,由于穿透肝实质的超声声束减少而具有一定的挑战性。因此建议将门脉晚期的记录时间延长到5分钟,对病灶进行间歇性成像观察廓清效应,同时也不会造成过多的微泡破裂[15]。这在疑似肝细胞肝癌(HCC)的诊断时尤为重要,因为其

通常表现为轻度的延迟期廓清。

8.3　肝脏局灶性病变

肝脏局灶性病变常发生在成人中,通常是良性的,其中大多数是良性血管瘤、局灶性脂肪缺失或浸润,或较为罕见的良性肝腺瘤或局灶性结节增生。初次超声检查发现恶性肿瘤的情况很少,而转诊来的患者(例如由医院肿瘤科或肝炎门诊转诊的患者)中恶性FLL概率则较高[16,17]。儿童人群也遵循同样的原则,任何潜在的慢性肝病都可能导致FLL的发生,包括良性和恶性FLL[18]。

此外,无论是成人还是儿童,肝脏脂肪变性的患病率都在增加,使得局灶性脂肪缺失和浸润的发生越来越普遍,给超声明确诊断带来一定的困难,也引起来自患儿父母和临床双方面的担忧。通常需要通过计算机断层扫描(CT)或磁共振(MR)成像来进一步明确诊断;但CEUS的应用有可能解决这一难题,并降低额外影像检查成本。

下文将讨论在儿科实践中见到的各种FLL的特征,表8-1罗列了患潜在慢性肝病的儿童中所见的FLL疾病谱。通常做法是对患有慢性肝病的儿童进行超声监测以了解其是否出现新的FLL,应用CEUS则具有高性价比[6],这一点在成人患者中已经得到了证实[19]。

根据成人较成熟的临床实践和EFSUMB发布的详细的指导方针,对儿童FLL进行临床实践评估,FLL在动脉期和门脉期遵循不同的增强模式,特别要关注FLL独特的动脉增强模式和廓清延迟。最好的做法是根据门脉晚期增强模式(廓清可能是恶性肿瘤,而造影剂滞留则提示为良性)结合动脉期增强模式给出诊断(图8-1)[20]。

表8-1　儿童正常肝和硬化肝的肝脏局灶性病变疾病谱

年　　龄	良　　性	恶　　性
正常肝脏		
< 5岁	血管内皮瘤	肝母细胞癌
	间充质错构瘤	转移瘤
> 5岁	肝腺瘤	肝细胞肝癌
	局灶性结节增生	未分化胚胎肉瘤
	血管瘤	转移瘤/淋巴瘤
慢 性 疾 病	良　　性	恶　　性
潜在肝硬化肝		
糖原贮积症	腺瘤	—
酪氨酸血症	再生结节	肝细胞肝癌
威尔逊病	再生结节	—
1型抗胰蛋白酶缺乏症	再生结节	—
进行性家族性肝内胆汁淤积	再生结节	肝细胞肝癌
胆道闭锁	再生结节	肝细胞肝癌

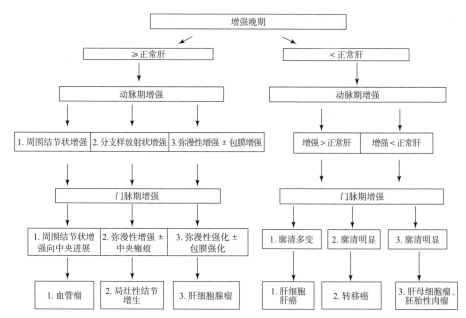

图8-1　CEUS检查中肝脏局灶性病变血管增强模式的诊断流程图

该图对门脉晚期廓清特征进行了描述。

8.4　良性肝脏局灶性病变

灰阶超声联合彩色多普勒超声是儿童疑似良性FLL的首选检查方法。灰阶超声可以检测到大多数良性FLL。彩色多普勒超声的应用有诸多好处，但其受限于技术敏感性及操作者依赖性，因此对于任一血管诊断模式可重复性差。而CEUS的使用显著增加了良性病变的敏感性和特异性，特别是当灰阶超声表现不典型时，比如脂肪肝内的肝脏局灶性低回声病变其实是血管瘤。CEUS可单独做出诊断或作为灰阶超声的补充诊断，从而避免不必要的MR或CT检查。

8.4.1　局灶性脂肪浸润和局灶性脂肪缺失

目前越来越多的大龄肥胖儿童患有非酒精性脂肪性肝病（NAFLD）。这种

NAFLD与成人和儿童最常见的肝实质改变有关，如局灶性脂肪浸润（FFI）和局灶性脂肪缺失（FFS），常在常规肝脏灰阶超声检查中被发现（图8-2，图8-3）。这些病变大多发生在典型部位（如胆囊窝旁、肝门周围或镰状韧带周围）[21]。在灰阶超声上，FFS和FFI的区域边界可辨，无占位效应和扭曲的血管。在FFI中局部回声增强，在FFS中局部回声减弱。这些FLL可能与其他良性或恶性病变相似而导致灰阶超声诊断困难，需要做进一步的CT或MR检查，但通常帮助不大。CEUS检查显示，FFI和FFS区域与正常肝实质区域无明显区别，且在所有血管期其增强模式均与正常肝实质相同，特别是病变部位不存在UCA廓清[22]。

8.4.2　血管瘤

血管瘤是一种血管畸形，是最常见的儿童FLL疾病。婴儿型肝血管瘤（IHH）分

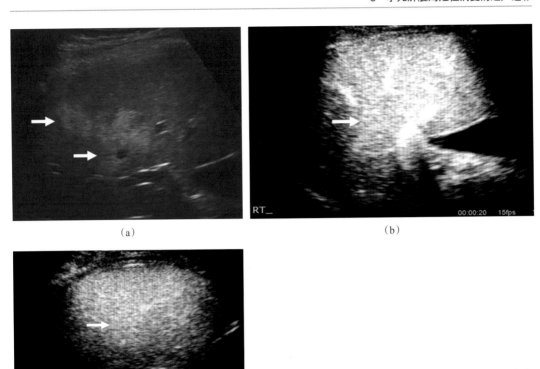

(a)

(b)

(c)

图8-2 男童,11岁,偶然发现FFI,经MR及CT检查确诊

(a)灰阶超声显示肝脏右叶地图样高回声病灶(箭头)。(b)动脉期20秒时,无高增强或低增强(箭头)。(c)CEUS显示门脉晚期122秒时,FFI区域与肝脏实质均呈等增强(箭头)。

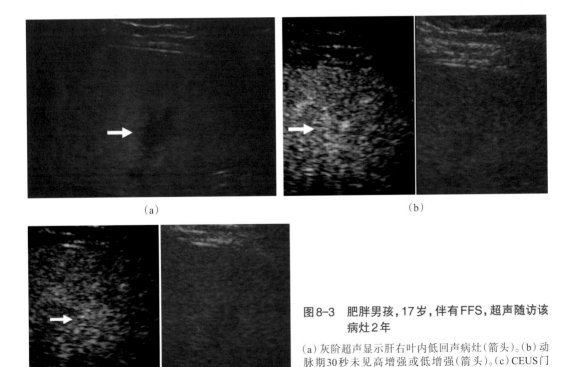

(a)

(b)

(c)

图8-3 肥胖男孩,17岁,伴有FFS,超声随访该病灶2年

(a)灰阶超声显示肝右叶内低回声病灶(箭头)。(b)动脉期30秒未见高增强或低增强(箭头)。(c)CEUS门脉期75秒时,FFS区域显示与肝脏实质均呈等增强(箭头)。

为三种亚型,即局灶型、多灶型和弥漫型,可在出生后的几个月内观察到。在灰阶超声上,IHH通常表现为边界清晰、圆形的低回声病变。小的IHH内部回声较均匀,而大的局灶性IHH由于其内存在钙化、坏死、出血和动静脉畸形,内部回声多不均匀。在CEUS检查中,IHH在门脉期表现为周围结节状增强,向心性增强,在门脉晚期表现为完全或几乎完全增强[13,24,25]。与肝实质相比,结节在造影各期均呈高增强。在年龄稍大的儿童中,偶然发现的血管瘤在灰阶超声上可呈高回声,增强模式与成人相同。高度血管化的小血管瘤可以表现出快速向心

性增强,通常只有在逐帧回顾动态视频时才能观察到,使CEUS在小血管瘤的评估中具有相当的挑战性(图8-4)。

8.4.3　局灶性结节增生

局灶性结节增生(focal nodular hyperplasia,FNH)是一种再生性病变,由增生的肝细胞、畸形胆管(与胆管不相通)以及由肝动脉供血引流至肝静脉(无门静脉供血)的窦状毛细血管组成。在肾母细胞瘤、神经母细胞瘤、生殖细胞瘤和肉瘤等儿童肿瘤的治疗过程中,由于化疗药物的使用,导

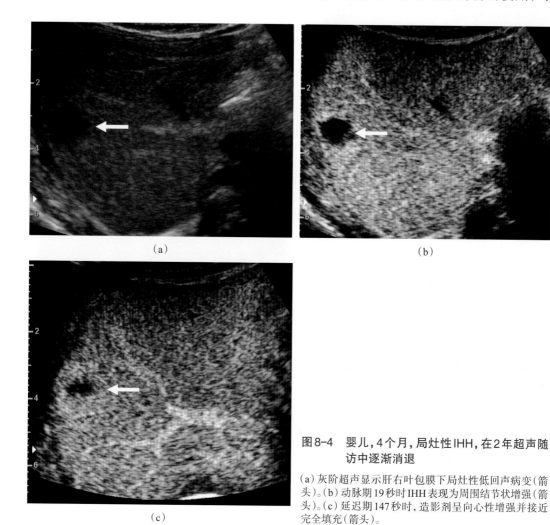

（a）

（b）

（c）

图8-4　婴儿,4个月,局灶性IHH,在2年超声随访中逐渐消退

（a）灰阶超声显示肝右叶包膜下局灶性低回声病变(箭头)。（b）动脉期19秒时IHH表现为周围结节状增强(箭头)。（c）延迟期147秒时,造影剂呈向心性增强并接近完全填充(箭头)。

致肝血管内皮损伤，使得FNH在上述癌症的长期幸存者中发病率增加[27]。而在这些有肿瘤既往史的儿童中，肝脏出现新病灶尤其值得关注，因为FLL可能代表疾病复发或转移。在灰阶上，检测较小的FNH（＜2 cm）是比较困难的，因为FNH通常与周围肝实质回声相等。一般较大的病变呈圆形，与肝脏实质相比回声稍高或稍低，内部回声不均匀。彩色多普勒超声显示中央供血动脉血流明显增加。其他血管检测新方法（如B-flow，超微血流成像）以及能量多普勒超声，在大多数较大的病灶内血流显示呈轮辐状，这是FNH确诊的关键，此征象意味着无须采取进一步的影像学检查。在CEUS上，FNH早期表现为离心性填充，并在动脉晚期迅速呈均匀性高增强（动态视频逐帧播放可观察到轮辐征）[29]。在门脉早期，FNH与肝实质相比呈高增强（图8-5）。在门脉晚期，FNH会持续较长时间的增强，表现为肝实质轻度高增强或等增强。在门脉期和门脉晚期可见中央瘢痕，表现为病灶中央线状或星形充盈缺损[29]。

8.4.4 肝腺瘤

儿童肝腺瘤（HA）与潜在的内分泌代谢失调有关，如糖原贮积症、肥胖、糖尿病、青少年女性服用口服避孕药以及青少年男性摄入合成代谢类固醇相关[28]。在灰阶图像上，肝腺瘤为圆形、边界清楚，与邻近

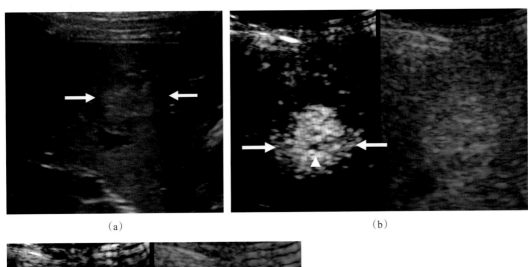

(a)　　　　　　　　　　　(b)

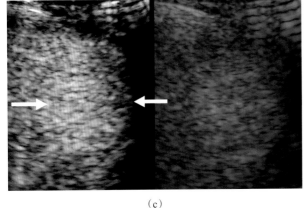

(c)

图8-5　女童,7岁,FNH

(a)灰阶超声显示肝右叶内局灶性高回声病变（箭头）。(b)在CEUS检查中，动脉期FNH呈轮辐状增强（长箭头），中央有小灶状瘢痕（短箭头）。(c)门脉晚期180秒时，FNH与肝实质背景相比仍呈等增强（箭头）。

肝实质容易区分。肝腺瘤可因脂质含量高或出血而呈高回声（病灶较大时可出现），也可因肝实质内脂肪较多而表现为低回声。彩色多普勒超声显示血管扭曲、增多。CEUS显示，肝腺瘤在动脉期呈快速、显著增强，向心性模式或者向心/离心混合模式[29]。在门脉早期，肝腺瘤与肝实质相比可保持高增强或缓慢等增强。在门脉晚期，HA呈等增强（图8-6）。病变内的出血坏死区域在任何时相都不会增强。门脉期和门脉晚期的低增强十分罕见，往往取决于HA的类型[30]，这些类型的肝腺瘤可能会被误

判为恶性肝脏局灶性病变[31]。对于这些病例，需要根据临床疑似程度进行短时间随访或组织活检。肝腺瘤中并不能见到类似FNH的中央瘢痕征象。

8.4.5 囊性病变

灰阶超声下肝脏单纯性囊肿边界清楚，呈圆形或椭圆形，囊壁未见增厚，当囊肿变大时，可见其后方回声增强，这是囊性病变的典型征象。囊肿可能包含囊内容物，类似实性结节的分隔部分会给诊断带来困

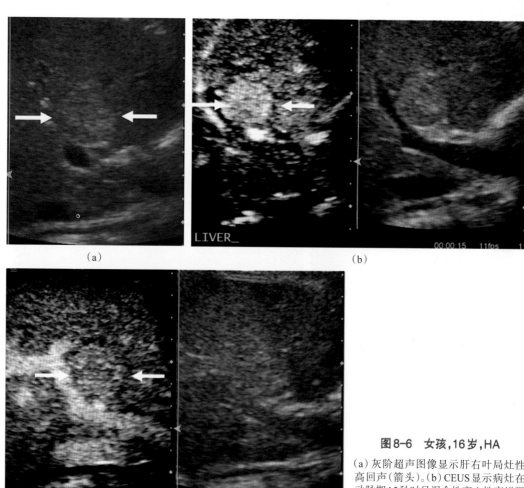

（a）

（b）

（c）

图8-6　女孩,16岁,HA

（a）灰阶超声图像显示肝右叶局灶性高回声（箭头）。（b）CEUS显示病灶在动脉期15秒时呈混合性离心性高增强（箭头）。（c）门脉晚期137秒，与肝实质相比,病灶呈等增强（箭头）。

难。在CEUS上,良性囊性病变的内部及囊壁不会出现增强,只有内部纤薄的分隔会出现增强(图8-7)。如果CEUS检查发现分隔增厚、壁内或壁增强(图8-8),则该囊性病变的恶性可能性大[32]。

8.4.6 肝脓肿

在发达国家,最常见的肝脓肿是细菌源性的,而在发展中国家,寄生虫是最常见的病原体,其中溶组织内阿米巴或棘球绦虫最常见。灰阶超声显示细菌性肝脓肿病灶边缘不规则,其内大部分为浓稠液体形成的低回声区,由于化脓性炎症组织及分隔的存在,病灶内部部分呈高回声,若伴有产气微生物存在时其内可见气体回声。CEUS动脉期显示脓肿壁增强(边缘增强),脓肿内有分隔或脓性炎症组织。脓肿内分隔间的液性部分不会增强。在灰阶超声上,棘球绦虫肝脓肿(即肝包虫病)可表现为单

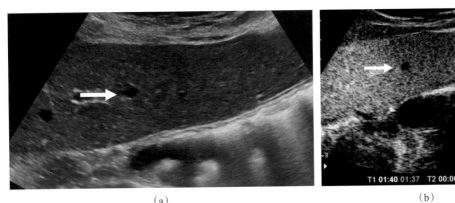

| (a) | (b) |

图8-7 男童,12岁,胆道闭锁肝移植手术后出现肝囊肿

(a)灰阶超声显示肝左叶局部无回声病变,后方回声增强。(b)CEUS显示,病灶在门脉晚期97秒时无增强(箭头)。

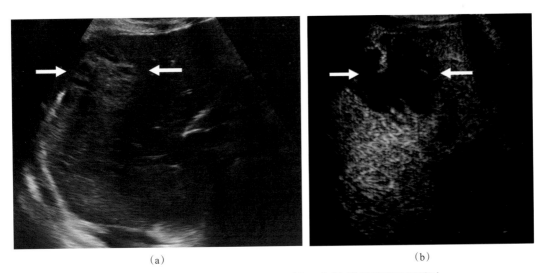

| (a) | (b) |

图8-8 男童,9岁,发热、嗜睡、体重减轻3个月,诊断阿米巴肝脓肿

(a)灰阶超声显示肝右叶包膜下不均匀高回声团(箭头)。(b)CEUS显示肿块周边回声增强,中央液化部分增强不明显,可见分隔(箭头)。

纯性囊肿、伴有内囊或子囊的囊肿、伴有壁结节及钙化的囊肿。目前尚未有儿童寄生虫性肝脓肿的CEUS数据。然而，成人肝泡状棘球蚴病（HAE）CEUS表现为动脉早期的快速边缘样带状增强，而在门脉晚期则表现为缓慢消退（图8-9）。在动脉期、门脉期和延迟期，HAE病灶内部均未观察到明显增强。

8.4.7 再生性结节性增生

再生性结节性增生（regenerative nodular hyperplasia, RNH）在儿童中很少见。在RNH中，正常的肝实质被肝细胞增生形成的再生结节所取代。RNH可能与骨髓增生和淋巴组织增生综合征、红斑狼疮、激素、细胞毒性药物和免疫抑制药物有关。在灰阶图像上，RNH可表现为单发或多发，低回声或等回声的实性结节。较大的结节可以使肝脏实质回声失真并表现为回声不均匀。在CEUS的各个阶段，此类结节与肝实质均呈等增强（图8-10）。

8.4.8 肝脏间质性错构瘤

肝脏间质性错构瘤（MHL）是在变性的间质组织内由充满液体的囊性空腔组成的肿块[34]。它通常出现在2岁以下幼儿，在较大的孩子和成人中很少见。在灰阶图像上，MHL表现为具有固体成分的较大肿块，内见分隔和大小不等的囊肿。肝脏间质性错构瘤主要表现为囊性和实性并存的混合结构，其内钙化和出血并不常见。MHL的实性部分在CEUS各期均为等增强，囊性部分未见增强（图8-11）。

8.4.9 胆管错构瘤（von Meyenburg 综合征）和胆管腺瘤

胆管错构瘤（von Meyenburg综合征BDMH）具有囊性特征。BDMH由扩张的肝内胆管组成，与胆道系统不相通，由纤维

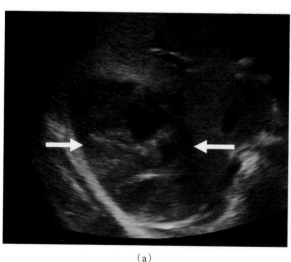
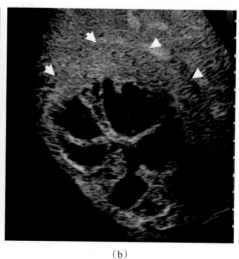

(a)   (b)

图8-9 女孩，14岁，细菌性脓肿伴发热

(a)灰阶超声显示肝右叶包膜下肿块（箭头），内部回声不均匀。(b)CEUS显示边缘强化（短箭头），中央液性部分边界更清晰。

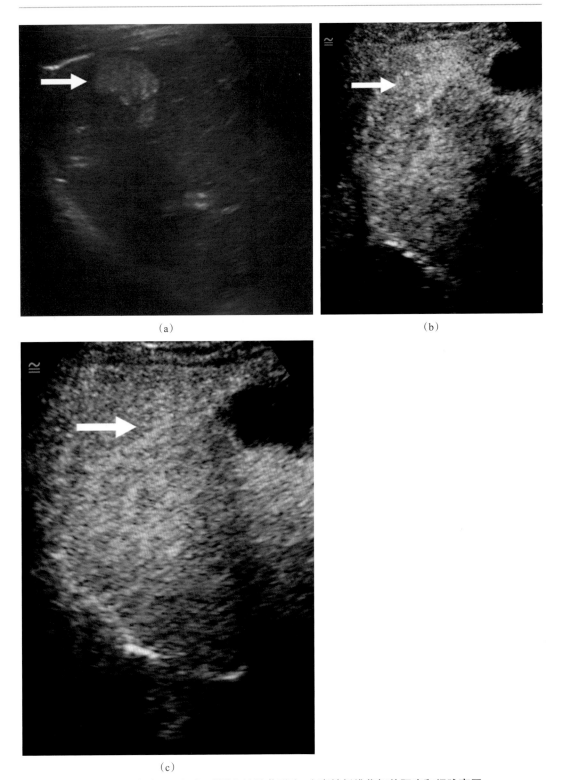

（a）　　　　　　　　　　　　　　　　　　　（b）

（c）

图8-10　女孩，15岁，肝脏再生性结节增生，患囊性纤维化相关肝病和门脉高压

（a）灰阶超声显示肝右叶高回声结节（箭头），伴慢性肝实质病变。（b）CEUS动脉期15秒，增生结节与肝实质相比呈等增强（箭头）。（c）门静脉期90秒，病灶与肝实质相比仍为等增强（箭头）。

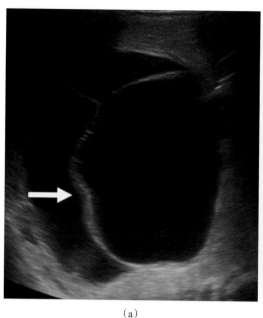
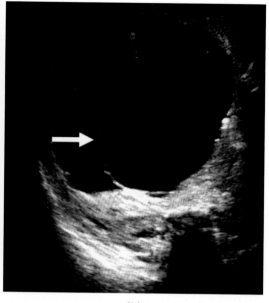

（a）　　　　　　　　　　　　　　　　　（b）

图8-11　男婴,7个月,间叶性错构瘤伴肝脏肿大

（a）灰阶超声显示巨大的囊性肿块伴内部分隔（箭头）。（b）CEUS分隔增强（箭头），且与肝脏相比所有时相都是等增强,病灶囊性部分边界清晰。

间隔分开并被纤维性或者透明基质所包裹[35]。BDMH与先天性肝纤维化、肝内胆管囊性扩张症及常染色体显性多囊性肝肾疾病有关。BDMH表现为肝实质内散在多发、边界清晰的高回声或低回声小结节。BDMHs常 < 5 mm且不会超过10 mm。BDMHs可见"彗星尾征"和后方回声增强。胆管腺瘤（BDAs）由密集增生的小导管组成,导管无明显管腔,内衬立方上皮细胞。BDA的小管腔较小,不包含腔内分泌物或胆管样扩张的BDMH通道。灰阶超声上表现为体积较小（直径 < 10 mm）、实性、边界清晰的病灶,通常为低回声,主要位于包膜下方。目前未见与小儿BDMH或BDA有关的CEUS表现的相关数据。成人CEUS的相关报道并不明确,可能是两种实体混合的结果。基于病灶的组织学表现,笔者认为BDMHs在CEUS任何时相都不会增强,而BDAs在动脉期会快速充盈,表现为高增强,在门脉期廓清,门脉晚期则表现为低增强[36-38]。

8.5　恶性肝脏局灶性病变

　　恶性FLL分为原发性和继发性。原发性小儿肝脏恶性肿瘤是罕见的,多发生在患有基础疾病的儿童。良性肝脏病变,如肝腺瘤和增生结节都可能会发生恶变。恶性FLL在灰阶超声上有多种表现,与良性病变相重叠。肝脏恶性病变的CEUS特点是门脉期和门脉晚期UCA廓清[20]。动态增强模式和临床表现相结合将有助于缩小鉴别诊断的范围。

8.5.1　肝母细胞瘤

　　肝母细胞瘤是儿童中最常见的原发性

恶性肿瘤，占所有病例的60%，5岁以下儿童的恶性肝脏肿瘤中90%以上为肝母细胞瘤[39]，多散发。多数病例甲胎蛋白明显升高。肝母细胞瘤囊性部分、钙化及坏死可与肝细胞肝癌相鉴别。在灰阶超声上，肝母细胞瘤表现为回声不均匀的实性肿块。在CEUS上表现为动脉期高增强及早期快速廓清（图8-12）[40]。

8.5.2 肝细胞肝癌

小儿肝细胞肝癌（HCC）常发生于有肝脏基础疾病的儿童，包括乙型肝炎病毒感染，代谢紊乱如酪氨酸血症、糖原贮积症、先天性门体静脉分流、长期肝静脉流出道梗阻[41]。HCC也可发生于无肝脏基础疾

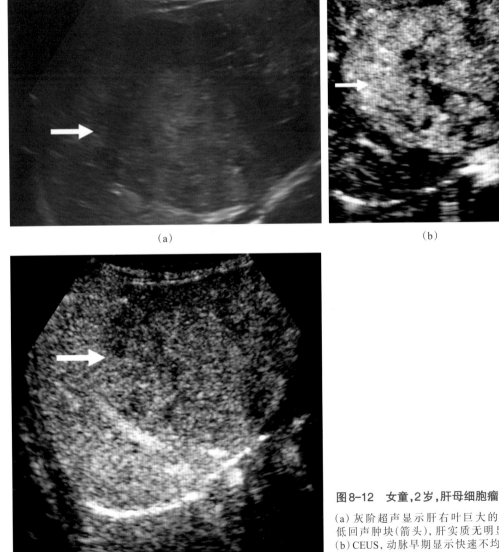

（a）

（b）

（c）

图8-12 女童,2岁,肝母细胞瘤

（a）灰阶超声显示肝右叶巨大的实性稍低回声肿块（箭头），肝实质无明显异常。（b）CEUS,动脉早期显示快速不均匀增强（箭头）。（c）门脉期,病灶显示廓清,与肝实质正常造影剂残留可区分（箭头）。

病的儿童,可能偶发于遗传性癌症综合征的儿童。HCC是第二位常见的儿童原发性肝脏恶性肿瘤。HCC的CEUS表现为特征性的增强模式,成人CEUS肝脏影像报告和数据系统(LI-RADS)对这种特征性增强模式进行了描述[42]。尽管目前对儿童的研究有限,但也观察到了与成人相似的增强模式[18]。注射UCA后,HCC显示为高增强,无环状增强,在动脉期10～20秒和30～45秒病灶呈周边不连续结节样增强。与肝母细胞瘤相比,肝细胞肝癌的廓清是轻度且迟发性的(图8-13)。如果这些结节与之前检查相比出现廓清或显示范围增大,需怀疑异常增生的结节存在恶变可能。

8.5.3 未分化胚胎肉瘤

未分化胚胎肉瘤(UES)是一种罕见的侵袭性肝脏胚胎性肿瘤,常转移到肺、腹膜及胸膜[43]。UES无性别差异,主要发生在6～10岁的儿童[44]。典型表现为巨大的肿瘤(直径 > 10 cm)和病灶内出血、坏死,也经常出现囊性变。因为缺乏特异性的影像学表现及血清学标志物,又加之疾病的罕见性,UES的术前诊断具有挑战性。CT和MR成像上的囊性表现易被误诊为良性

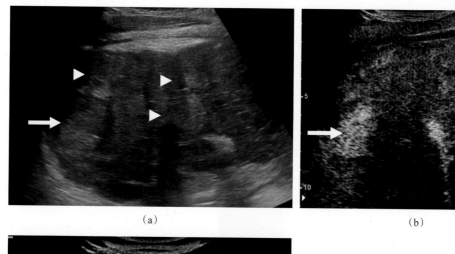

(a)　　　　　　　　(b)

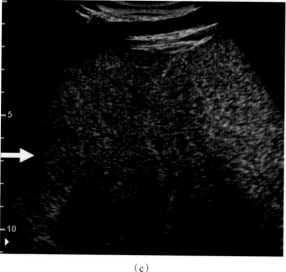

(c)

图8-13　女孩,16岁,肝细胞肝癌,患有自身免疫性肝炎

(a)灰阶超声显示肝右叶多发高回声结节(箭头)。(b)CEUS,巨大的高回声病灶(箭头)在动脉早期23秒出现高增强。(c)门脉晚期202秒,病灶显示廓清(箭头)。

包虫病[45]。与CT和MR成像相比,灰阶超声通常更准确地显示病灶内部实性部分及少部分无回声区。CT和超声影像的差异性是UES公认的诊断特征[46-48]。UES在血管造影上是乏血供的肿瘤[40,49]。在CEUS上显示周边环状强化,代表纤维假包膜(图8-14)。肿瘤内部结构在动脉期很少或没有强化,但在门脉期和门脉晚期内部结节呈不

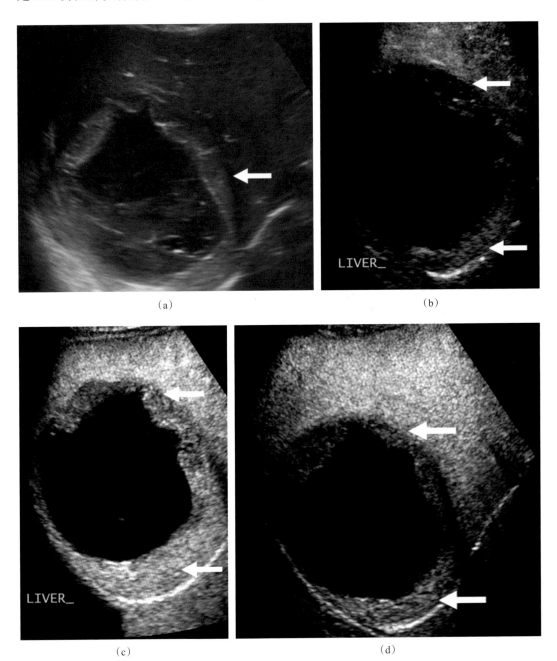

(a)　　　　　　　　　　(b)

(c)　　　　　　　　　　(d)

图8-14　女童,10岁,胚胎肉瘤,伴腹部疼痛

(a)灰阶超声显示肝右叶边界清晰的肿块,部分囊壁可见增厚(箭头)。(b)CEUS,动脉早期20秒时肿块实性部分(箭头)与肝实质相比为低增强。(c)门脉中期86秒时,病灶壁出现特异性增强(箭头),前壁出现廓清(箭头)。(d)门脉晚期201秒,与周围正常肝实质相比,病灶廓清更加明显(箭头),特别是病灶的前表面。

均匀强化,病灶边缘轻微廓清。

8.5.4 横纹肌肉瘤

横纹肌肉瘤(RMS)是最常见的儿童软组织肉瘤。大部分RMS发生在头部和颈部(35% ～ 40%)、泌尿生殖道(25%)和肢 体 四 肢(20%)[50]。RMS是最常见的儿科胆道肿瘤,虽然它只占所有RMS的1%。肝门区的肿块伴有胆道扩张是典型

表现。RMS也可以转移到肝表面[50]。原发性肝脏RMS极其罕见,文献报道[51,52]约20例,通常呈体积较大的囊实性肿块,可能与肿瘤破裂或出血相关。在灰阶上,RMS表现为边界清晰的实性肿块,形态多不规则,回声不均匀。RMS在CEUS无特异性表现,与其他肝恶性肿瘤相似,显示门脉早期廓清,但在动脉期增强有所不同(图8-15)[40]。另一个非常罕见的胆道肿瘤是原始生殖细胞肿瘤,它会导致胆管扩

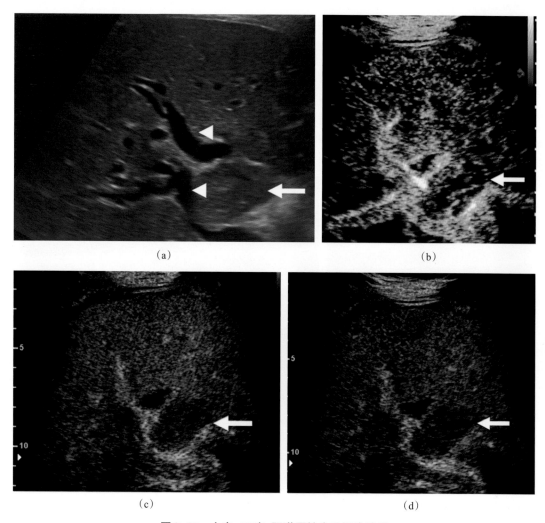

(a)   (b)

(c)   (d)

图8-15　女童,10岁,胆道原始生殖细胞肿瘤

(a)灰阶超声显示边界清晰的肿块(箭头)延伸至肝管,伴有肝内导管扩张(箭头)。(b)在CEUS动脉期17秒,病变内部表现为不均匀增强(箭头)。(c)在CEUS门脉早期48秒,与正常肝实质相比,病变(箭头)呈低增强。(d)在CEUS门脉晚期90秒,与正常肝实质相比,病变(箭头)廓清。

张,并在门脉期廓清,与RMS没有区别(图8-15)。

8.5.5 肝脏淋巴瘤

原发性肝脏淋巴瘤(PHL)是非常罕见的,占非霍奇金淋巴瘤的不足1%。原发性肝脏淋巴瘤最常表现为离散的FLL,但也可表现为肝脏浸润性改变或肝门部多发的边界不清晰的肿块[53]。继发性肝脏淋巴瘤多表现为肝内多发肿块或弥漫浸润,移植后淋巴细胞增生性疾病也可有这种表现。原发性肝脏淋巴瘤往往有明确的肝脏病灶,而继发性肝脏淋巴瘤常表现为多发局灶性病变。10%的肝脏霍奇金淋巴瘤和继发性非霍奇金淋巴瘤可见粟粒样表现,即肝内见许多散在小结节[54]。这些局灶性的肝脏病灶在灰阶超声上表现为低回声,后方回声无增强。病灶中心回声减低类似靶环样,在CEUS上可表现为动脉期高增强、等增强和低增强,但几乎所有的病灶在门脉期和延迟期与肝实质相比都是低增强(图8-16)[55]。这些病灶在CT上的典型表现是所有时相

都呈低密度[53]。

8.5.6 肝转移瘤

肝转移瘤通常来自儿童原发性实体肿瘤,多为神经母细胞瘤(NB)或肾母细胞瘤。其他转移到肝脏的肿瘤包括生殖细胞肿瘤、骨肉瘤及神经内分泌肿瘤。4S期NB可出现肝内多发边界不清晰的结节或弥漫性病变,而累及肝脏的4期NB常表现为肝内多发散在病变。小儿肝转移的表现与成人相似。病灶在灰阶超声上主要表现为低回声(63.8%)、高回声(28.3%);而等回声(5.8%)、无回声(0.4%)及混合回声(1.7%)少见[56]。这些转移灶的CEUS多表现为动脉期弥漫均匀高增强(55.4%)或环状高增强(33.3%)[57]。99%的病灶出现廓清,其中门脉期快速廓清占97%,延迟期廓清占2%。富血供转移灶比乏血供转移灶的廓清时间明显延长(图8-17)[56]。

儿童还有许多非常罕见的恶性肿瘤,包括胆管癌(图8-18)、肝细胞肝癌合并胆管癌、纤维板层肝细胞癌、血管肉瘤及上皮

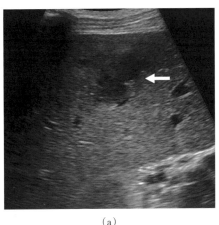
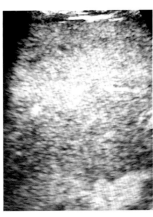
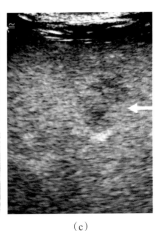

| (a) | (b) | (c) |

图8-16 女性,46岁,肝脏淋巴瘤,患有HIV

(a)灰阶超声显示肝右叶低回声病灶,边界不清晰,形态不规则(箭头)。(b)CEUS,动脉期15秒,病灶(箭头)显示为高增强。(c)CEUS,门脉早期60秒,病灶快速廓清,病灶内的血管改变呈"羽毛样"(箭头)。

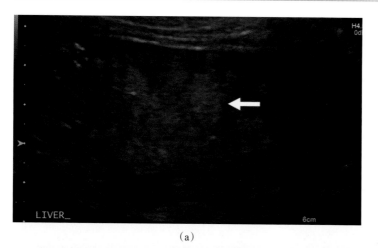

（a）

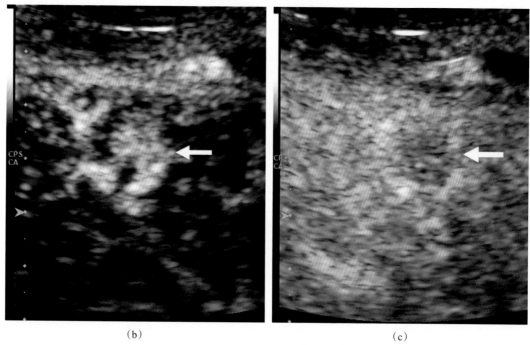

（b） （c）

图8-17 男童,10岁,神经内分泌肿瘤肝转移,原发灶为胰腺胰岛细胞瘤

（a）灰阶超声显示肝右叶不均匀高回声结节（箭头）。（b）CEUS,动脉期15秒,病灶显示为高增强（箭头）。（c）CEUS,门脉晚期120秒,病灶出现廓清（箭头）。

样血管内皮瘤[57]。

8.6 总结

　　儿童FLL常在超声检查中被不经意发现,除了引起患儿父母的焦虑,也给转诊的临床团队的诊断带来困难。如果有慢性肝脏基础性疾病、目前已知的危险因素或已在别处明确的原发性肿瘤,临床处理和影像学策略与在其他健康儿童中发现FLL是不同的。通过CEUS检查可以安全且准确描述FLL的特征,既能充分缓解患儿父母的焦虑,又能提供恰当的后续临床治疗。CEUS在儿童FLL评

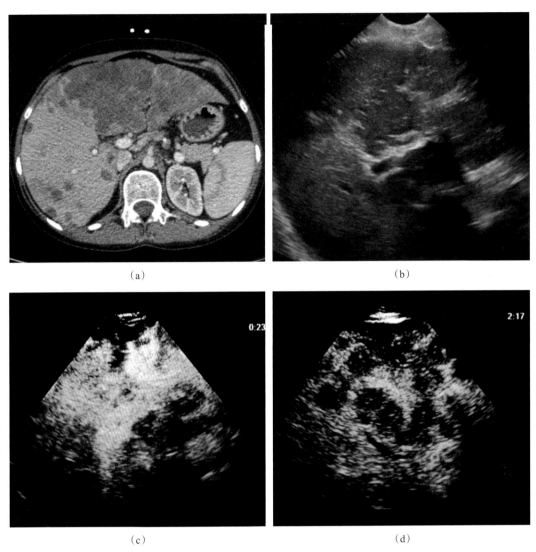

（a）　　　　　　　　　　　　　（b）

（c）　　　　　　　　　　　　　（d）

图8-18　患儿,16岁,肝内胆管癌

（a）CT门脉期显示肝内多发低密度病灶。（b）灰阶超声显示肝内不均匀回声病灶。（c）CEUS,动脉期23秒,病灶周边和中央快速不均匀增强。（d）CEUS,门脉晚期137秒,病灶出现廓清。

估中的应用对未来的影像学策略有一定的影响,并将有助于儿童减少MR和CT成像的需要。

（刘梦瑶、李佳　译　姜立新　校）

参考文献

[1] BRENNER D J, ELLISTON C, HALL E J, et al. Estimated risks of radiation-induced fatal cancer from pediatric CT. AJR Am J Roentgenol, 2001, 176: 289−296.

[2] PEARCE M S, SALOTTI J A, LITTLE M P, et al. Radiation exposure from CT scans in childhood and subsequent risk of leukaemia and brain tumours: a retrospective cohort study. Lancet, 2012, 380: 499−505.

[3] ELBESHLAWI I, ABDELBAKI M S. Safety of gadolinium administration in children. Pediatr Neurol, 2018, 86: 27−32.

［ 4 ］ ANDROPOULOS D B, GREENE M F. Anesthesia and developing brains: implications of the FDA warning. N Engl J Med, 2017, 376(10): 905−907.

［ 5 ］ PISCAGLIA F, BOLONDI L. The safety of SonoVue in abdominal applications: retrospective analysis of 23188 investigations. Ultrasound Med Biol, 2006, 32: 1369−1375.

［ 6 ］ YUSUF G T, SELLARS M E, DEGANELLO A, et al. Retrospective analysis of the safety and cost implications of pediatric contrast-enhanced ultrasound at a single center. AJR Am J Roentgenol, 2016, 208: 446−452.

［ 7 ］ SEITZ K, STROBEL D, BERNATIK T, et al. Contrast-enhanced ultrasound (CEUS) for the characterization of focal liver lesions prospective comparison in clinical practice: CEUS vs. CT (DEGUM multicenter trial). Ultraschall Med, 2009, 30: 383−389.

［ 8 ］ SEITZ K, BERNATIK T, STROBEL D, et al. Contrast-enhanced ultrasound (CEUS) for the characterization of focal liver lesions in clinical practice (DEGUM multicentertrial): CEUS vs. MRI—a prospective comparison in 269 patients. Ultraschall Med, 2010, 31: 492−499.

［ 9 ］ STROBEL D, SEITZ K, BLANK A, et al. Contrast-enhanced ultrasound for the characterization of focal liver lesions—diagnostic accuracy in clinical practice (DEGUM multicenter trial). Ultraschall Med, 2008, 225: 499−505.

［10］ SEITZ K, STROBEL D. A milestone: approval of CEUS for diagnostic liver imaging in adults and children in the USA. Ultraschall Med, 2016, 37: 229−232.

［11］ PISKUNOWICZ M, KOSIAK W, BATKO T, et al. Safety of intravenous application of second generation ultrasound contrast agent in children: prospective analysis. Ultrasound Med Biol, 2015, 41: 1095−1099.

［12］ SIDHU P S, CANTISANI V, DEGANELLO A, et al. Role of contrastenhanced ultrasound (CEUS) in paediatric practice: an EFSUMB position statement. Ultraschall Med, 2017, 38: 33−43.

［13］ STENZEL M. Intravenous contrast-enhanced sonography in children and adolescents—a single center experience. J Ultrason, 2013, 13: 133−144.

［14］ DIETRICH C F, AVERKIOU M, NIELSEN M B, et al. How to perform contrastenhanced ultrasound (CEUS). Ultrasound Int Open, 2018, 04: E2−E15.

［15］ DEGANELLO A, SELLARS M E, YUSUF G T, et al. How much should I record during a CEUS examination? Practical aspects of the real-time feature of a contrast ultrasound study. Ultraschall Med, 2018, 39(5): 484−486.

［16］ BARTOLOTTA T V, TAIBBI A, MIDIRI M, et al. Indeterminate focal liver lesions incidentally discovered at gray-scale US role of contrast-enhanced sonography. Investig Radiol, 2011, 46: 106−115.

［17］ BEATON C, COCHLIN D L, KUMAR N. Contrast enhanced ultrasound should be the initial radiological investigation to characterise focal liver lesions. Eur J Surg Oncol, 2010, 36: 43−46.

［18］ JACOB J, DEGANELLO A, SELLARS M E, et al. Contrast enhanced ultrasound (CEUS) characterization of grey-scale sonographic indeterminate focal liver lesions in paediatric practice. Ultraschall Med, 2013, 34: 529−540.

［19］ GIESEL F L, DELOME S, KAYCZOR H U, et al. Contrastenhanced ultrasound for the characterization of incidental liver lesions—an economical evaluation in comparison with multi-phase computed tomography. Ultraschall Med, 2009, 30: 259−268.

［20］ CLAUDON M, DIETRICH C F, CHOI B I, et al. Guidelines and good clinical practice recommendations for contrast enhanced ultrasound (CEUS) in the liver—update 2012. Ultraschall Med, 2013, 34: 11−29.

［21］ PISCAGLIA F, LENCIONI R, SAGRINI E, et al. Characterization of focal liver lesions with contrast-enhanced ultrasound. Ultrasound Med

Biol, 2010, 36(4): 531−550.

[22] D'ONOFRIO M, CROSARA S, DE ROBERTIS R, et al. Contrast-enhanced ultrasound of focal liver lesions. AJR Am J Roentgenol, 2015, 205: W56−66.

[23] GNARRA M, BEHR G, KITAJEWSKI A, et al. History of the infantile hepatic hemangioma: from imaging to generating a differential diagnosis. World J Clin Pediatr, 2016, 5(3): 273−280.

[24] PIORKOWSKA M A, DEZMAN R, SELLARS M E, et al. Characterization of a hepatic haemangioma with contrast-enhanced ultrasound in an infant. Ultrasound, 2017, 26(3): 178−181.

[25] CHIOREAN L, CUI X W, TANNAPFEL A, et al. Benign liver tumors in pediatric patients—review with emphasis on imaging features. World J Gastroenterol, 2015, 21(28): 8541−8561.

[26] FRANCHI-ABELLA S, BRANCHEREAU S. Benign hepatocellular tumors in children: focal nodular hyperplasia and hepatocellular adenoma. Int J Hepatol, 2013, 2013: 215064.

[27] BOUYN C I D, LECLERE J, RAIMONDO G, et al. Hepatic focal nodular hyperplasia in children previously treated for a solid tumor. Cancer, 2003, 97(12): 3107−3113.

[28] CHUNG E M, CUBE R, LEWIS R B, et al. Pediatric liver masses: radiologic-pathologic correlation part 1. Benign tumors. Radiographics, 2009, 30(3): 801−826.

[29] FANG C, BERNARDO S, SELLARS M E, et al. Contrast-enhanced ultrasound in the diagnosis of pediatric focal nodular hyperplasia and hepatic adenoma: interobserver reliability. Pediatr Radiol, 2019, 49(1): 82−90.

[30] KATABATHINA V S, MENIAS C O, SHANBHOGUE A K P, et al. Genetics and imaging of hepatocellular adenomas: 2011 update. Radiographics, 2011, 31(6): 1529−1543.

[31] DIETRICH C F, SCHUESSLER G, TROJAN J, et al. Differentiation of focal nodular hyperplasia and hepatocellular adenoma by contrast-enhanced ultrasound. Br J Radiol, 2005, 78: 704−707.

[32] ANUPINDI S A, BIKO D M, NTOULIA A, et al. Contrast-enhanced US assessment of focal liver lesions in children. Radiographics, 2017, 37: 1632−1647.

[33] TAO S, QIN Z, HAO W, et al. Usefulness of gray-scale contrast-enhanced ultrasonography (SonoVue) in diagnosing hepatic alveolar echinococcosis. Ultrasound Med Biol, 2011, 37(7): 1024−1028.

[34] MAKIN E, DAVENPORT M. Fetal and neonatal liver tumours. Early Hum Dev, 2010, 86(10): 637−642.

[35] CHUNG E B. Multiple bile duct hamartomas. Cancer, 1970, 26: 287−296.

[36] BERRY J D, BOXER M E, RASHID H I, et al. Microbubble contrast enhanced ultrasound characteristics of multiple biliary hamartomas (von Meyenberg complexes). Ultrasound, 2004, 12: 95−97.

[37] AHN J M, PAIK Y H, LEE J H, et al. Intrahepatic bile duct adenoma in a patient with chronic hepatitis B accompanied by elevation of alpha-fetoprotein. Clin Mol Hepatol, 2015, 21(4): 393−397.

[38] SHI Q S, XING L X, JIN L F, et al. Imaging findings of bile duct hamartomas: a case report and literature review. Int J Clin Exp Med, 2015, 8(8): 13145−13153.

[39] DARBARI A, SABIN K M, SHAPIRO C N, et al. Epidemiology of primary hepatic malignancies in U.S. children. Hepatology, 2003, 38(3): 560−566.

[40] MCCARVILLE B, DEGANELLO A, HARKANYI Z. Contrast enhanced ultrasound: the current state. In: VOSS S D, MCHUGH K. Imaging in pediatric oncology. 1st ed. Cham: Springer, 2019: 137−155.

[41] KHANNA R, VERMA S K. Pediatric hepatocellular carcinoma. World J Gastroenterol, 2018, 24(35): 3980−3999.

[42] LYSHCHIK A, KONO Y, DIETRICH C F, et

al. Contrast-enhanced ultrasound of the liver: technical and lexicon recommendations from the ACR CEUS LI-RADS working group. Abdom Radiol, 2018, 43: 861−879.

［43］STOCKER J T, ISHAK K G. Undifferentiated (embryonal) sarcoma of the liver: report of 31 cases. Cancer, 1978, 42(1): 336−348.

［44］GAO J, FEI L, LI S, et al. Undifferentiated embryonal sarcoma of the liver in a child: a case report and review of the literature. OncolLett, 2013, 5(3): 739−742.

［45］PACHERA S, NISHIO H, TAKAHASHI Y, et al. Undifferentiated embryonal sarcoma of the liver: case report and literature survey. J Hepatobiliary Pancreat Surg, 2008, 15(5): 536−544.

［46］FARAJ W, MUKHERJI D, EL MAJZOUB N, et al. Primary undifferentiated embryonal sarcoma of the liver mistaken for hydatid disease. World J Surg Oncol, 2010, 8: 58.

［47］MOON W K, KIM W S, KIM I O, et al. Undifferentiated embryonal sarcoma of the liver: US and CT findings. Pediatr Radiol, 1994, 24(7): 500−503.

［48］LASHKARI H P, KHAN S U, ALI K, et al. Diagnosis of undifferentiated embryonal sarcoma of the liver: importance of combined studies of ultrasound and CT scan. J Pediatr Hematol Oncol, 2009, 31(10): 797−798.

［49］ROS P R, OLMSTED W W, DACHMAN A H, et al. Undifferentiated (embryonal) sarcoma of the liver: radiologic-pathologic correlation. Radiology, 1986, 161(1): 141−145.

［50］PARK K, VAN RIJN R, MCHUGH K. The role of radiology in paediatric soft tissue sarcomas. Cancer Imaging, 2008, 8(1): 102−115.

［51］YIN J, LIU Z, YANG K. Pleomorphic rhabdomyosarcoma of the liver with a hepatic cyst in an adult: case report and literature review. Medicine (Baltimore), 2018, 97(29): e11335.

［52］ROEBUCK D J, YANG W T, LAM W W M, et al. Hepatobiliary rhabdomyosarcoma in children: diagnostic radiology. Pediatr Radiol, 1998, 28(2): 101−108.

［53］TOMASIAN A, SANDRASEGARAN K, ELSAYES K M, et al. Hematologic malignancies of the liver: spectrum of disease. Radiographics, 2015, 35(1): 71−86.

［54］LEITE N P, KASED N, HANNA R F, et al. Cross-sectional imaging of extranodal involvement in abdominopelvic lymphoproliferative malignancies. Radiographics, 2007, 27(6): 1613−1634.

［55］TRENKER C, KUNSCH S, MICHL P, et al. Contrast-enhanced ultrasound (CEUS) in hepatic lymphoma: retrospective evaluation in 38 cases. Ultraschall Med, 2014, 35: 142−148.

［56］KONG W T, JI Z B, WANG W P, et al. Evaluation of liver metastases using contrastenhanced ultrasound: enhancement patterns and influencing factors. Gut Liver, 2016, 10(2): 283−287.

［57］CHAVHAN G B, SIDDIQUI I, INGLEY K M, et al. Rare malignant liver tumors in children. Pediatr Radiol, 2019, 49(11): 1404−1421.

小儿超声造影：儿童移植

9

多丽丝·弗兰克

缩 写缩 ── 写

ultrasound (US) 超声

computerized tomography (CT) 计算机断
层扫描

contrast-enhanced computed tomography
(CECT) 增强计算机断层扫描

magnetic resonance (MR) 磁共振

contrast-enhanced ultrasound (CEUS) 超声造影

ultrasound contrast agent (UCA) 超声造影剂

Epstein-Barr virus (EBV) EB病毒

graft versus host disease (GvHD) 移植物抗
宿主病

post-transplant lymphoproliferative disease
(PTLD) 移植后淋巴细胞增生性疾病

resistive indices (RI) 阻力指数

9.1 导言

在儿童实质器官移植和干细胞移植的
术前、术中及术后评估中，超声（US）是首
选的影像学检查方法，特别是在肝脏和肾
脏移植中。

多普勒超声检查可以明确血管是否
通畅并诊断血管病变例如狭窄、动静脉瘘、
动脉瘤。然而，在有些情况下，比如复杂的
肝移植或肾移植手术后，即使是经验丰富
的医师，采用多普勒超声探测肝动脉都是
有难度的。超声造影（CEUS）的适应证之
一是当常规超声检查无法探测到肝动脉的
时候（表9-1）。CEUS的优势是检查地点
可以不固定，手术室、骨髓移植病房以及监
护室危重患者床边都可以开展。CEUS的

优点包括可重复性、高效性、高安全性，儿
童尤其适用。最重要的是，由于CEUS没
有辐射，减少了儿童在检查中暴露的总辐
射剂量[1]。这一点在肝移植儿童中特别
重要，由于免疫抑制剂的使用及受原发病
的影响，这些儿童会增加罹患恶性肿瘤的
风险。

此外，CEUS有助于移植术前、术中及
术后并发症的诊断，包括灌注异常、全身感
染、脓肿、继发性恶性肿瘤，以及最常见的
移植后淋巴细胞增生性疾病（PTLD）。

没有一种影像学方法能够诊断同种
异体移植排斥反应或钙调磷酸酶抑制剂毒
性，但影像学可以排除或识别排斥反应或
移植功能障碍的其他并发症，如胆道或尿
路梗阻、胆管瘤或血管通畅受损。超声通常

87

表9-1　CEUS在小儿移植中的适应证

血　管　性	非　血　管　性
血管通畅度 动静脉瘘 假性动脉瘤 移植肾动脉狭窄	性质不明的肿块 性质不明的局灶性实体器官病变 复杂性囊肿 脓肿 腔内CEUS（胆道系统、膀胱输尿管反流、漏液、引流管位置）

被作为最初的影像筛查方式来检测和随访早期和晚期并发症。

9.2 肝移植

小儿肝移植用于治疗肝脏和胆道的各种良恶性病变。婴幼儿肝移植最常见的适应证是胆道闭锁，其次是代谢性疾病以及肝母细胞瘤等疾病。肝移植根据供体与受体肝脏大小的匹配程度，分为全肝移植、左半肝或右半肝劈离式肝移植。活体肝移植大部分采用供体的左外叶（Ⅱ段、Ⅲ段），特殊情况下采用右半肝移植。通过超声检查早期发现和早期治疗移植术后并发症，对改善移植物和受体的生存率起到关键作用[2-5]。

移植术后血管性和非血管性并发症的早期诊断意义重大[4,6-9]。主要的血管并发症包括肝动脉、门静脉、下腔静脉、肝静脉的狭窄和血栓，肝动脉假性动脉瘤和动静脉瘘[5,10]。

肝动脉血栓是肝移植术后最严重的并发症，由于胆管仅由肝动脉供血，一旦肝动脉血栓形成将导致胆道并发症和继发性胆汁性肝硬化的发生，继而引起肝功能衰竭。肝动脉并发症通常发生在术后早期。由于婴幼儿肝脏血管细小并存在解剖变异的可能（例如内脏异位综合征），肝动脉血栓的发生率较高，文献报道在2%～12%[9]。

彩色多普勒超声对于诊断肝移植术后肝动脉血栓具有高敏感性和特异性。但由于肝动脉狭窄后形成的小慢波、门静脉高速紊乱血流的干扰、心脏循环血容量的减少都会降低超声对低速肝动脉血流的检出能力[11-14]。CEUS可以明确可疑病例的肝动脉是否通畅（图9-1）。

CEUS是诊断移植术后可疑并发症的安全、无创、快速的检查方法，并且可以对肝移植术后并发症进行早期介入治疗。在必要的情况下，CEUS可以超说明书使用于儿童肝移植术后循环并发症的诊断[2,3]。

Cho等对超声造影剂（UCA）是否对频谱多普勒超声检查造成影响进行了研究，结果发现使用UCA时移植肝血流速度增高，但没有统计学差异。移植术后使用和不使用UCA，均可进行有效的多普勒参数测量[15]。

小儿肝移植术后门静脉血栓的发生率约为3%，灰阶超声、多普勒超声和CEUS表现为门静脉部分充盈缺损和主干或腔内分支的整个灌注缺损。

根据我们的经验，下腔静脉或肝静脉血栓比下腔静脉或肝静脉的吻合口狭窄更罕见。

9.2.1 胆道系统和其他非血管并发症

在全肝移植和右叶肝移植中，胆道吻

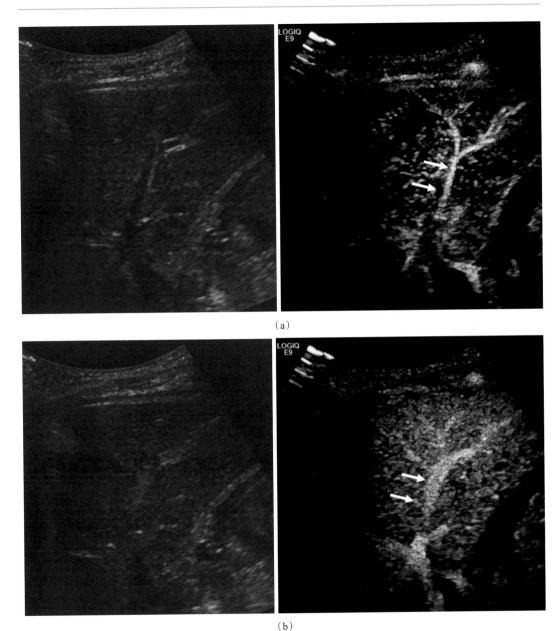

（a）

（b）

图9-1 患者行左外叶劈离式肝移植术后1天，肝动脉可疑栓塞，行CEUS进一步检查

（a）UCA注射后10秒肝动脉显影（箭头所示），门静脉系统未显影。（b）注射造影剂19秒后，门静脉和肝实质显影。

合术是供、受体胆总管进行吻合。在左外叶劈离式肝移植中，胆道吻合方式为Roux-Y肝门空肠吻合术。在肝移植手术中，胆囊一般都会切除。肝移植术后胆道并发症的发生率约为10%，常见于术后早期（术后3个月内），临床表现出现稍晚，表现为复发性胆

管炎或胆道系统狭窄。

胆道并发症包括吻合口和非吻合口狭窄引起的阻塞、胆漏伴胆汁瘤形成、原发病复发（如原发性硬化性胆管炎）、感染、肝脓肿形成、肝内胆管结石形成（图9-2）。肝周的渗漏（胆汁瘤）常常发生在劈离式肝移植

的肝切缘处。这些胆汁瘤可能需要超声引导下穿刺或自行吸收。

其他并发症还有术后肝周积液,这可能是血肿、浆液瘤或胆汁瘤。

更罕见的并发症是由胆管炎、全身感染、移植后淋巴增生性疾病引起的脓肿。

CEUS可用于移植肝内无血供区域的勾画,如胆管扩张、胆汁瘤、需要穿刺或置管引流的脓腔。

9.3　肾移植

与肝移植类似,由于血管管径细小,小儿肾移植术后早期血管并发症比成人更常见[16]。因此,在小儿肾移植术中,供体肾动静脉通常是吻合在受体的主动脉、下腔静脉或髂总静脉。CEUS可应用于肾移植术后早期、晚期血管并发症的诊断,包括肾血

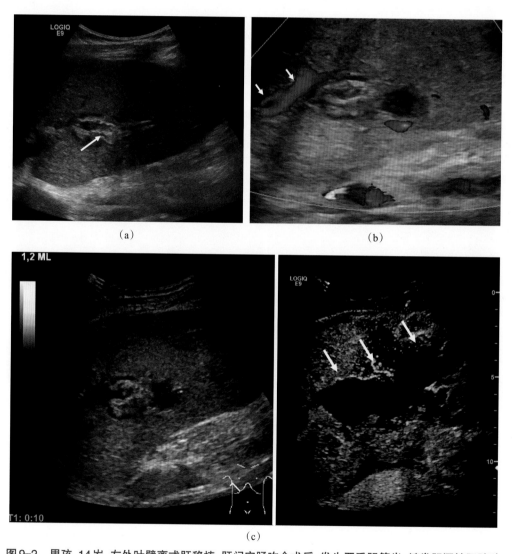

(a)

(b)

(c)

图9-2　男孩,14岁,左外叶劈离式肝移植,肝门空肠吻合术后,发生严重胆管炎,继发胆源性肝脓肿

(a)灰阶超声显示门静脉管壁周围区域增宽、不均匀、胆管扩张(箭头所示)。(b)彩色多普勒超声显示门静脉和肝动脉通畅,门静脉旁可见局限性的异常反射区(箭头所示)。(c)CEUS显示肝脓肿和脓肿相关的胆道区域,为肝内的非强化区(箭头所示)。

管血栓形成、动静脉瘘、假性动脉瘤、肾动脉狭窄等，以及肾脏肿块的定性诊断。

对于肾移植患者来说，CEUS 没有肾毒性是一个特别的优势。

注射 UCA 后，超声增强分为 3 个阶段：

1. 皮质期：在注射造影剂 8 ～ 14 秒后，肾皮质开始出现造影剂灌注增强。

2. 髓质期：在皮质期开始增强后，肾髓质开始由外向内灌注增强。

3. 延迟期：UCA 从肾髓质到肾皮质开始逐渐消退，从肾动脉到肾静脉的渡越时间一般为 2 ～ 3 秒[17]。

肾移植术后肾动脉狭窄并不少见，其发生率为 5% ～ 10%[18]，CEUS 对肾动脉狭窄的检出能力优于彩色多普勒超声。在彩色多普勒超声上，肾动脉阻力指数（RI）增高与肾动脉并发症相关。然而，CEUS 揭示了与受体血管顺应性无关的异体肾微血管灌注信息，并可能预测长期的异体移植肾的功能[19,20]。

在儿童肾移植中，如果出现异体移植物功能延迟恢复，可以通过彩色多普勒超声进行排查，如果仍然无法明确原因，通过CEUS 检查可有所帮助。

肾盂肾炎是肾移植术后常见的非血管性并发症，常伴有肾源性脓毒症，临床表现为肾脓肿形成（图 9-3）。CEUS 可以明确脓肿的边界，有助于脓肿的引流。

9.4 特殊适应证

9.4.1 腔内超声造影

腔内 CEUS 的途径和肝移植术后 T 管或经鼻胆管胆道造影相同[21]。腔内 CEUS 的其他指征包括肾移植术后经耻骨上或经尿道导管的膀胱输尿管反流或尿漏的检查。此外，通过腔内 CEUS 易于控制引流管的位置。对于所有的腔内检查，只需要用无菌生理盐水稀释非常少量的 UCA。重要的是要使用塑料瓶装的无菌溶液而不是玻璃瓶，因为玻璃瓶会导致微气泡失活。

9.5 干细胞移植后胃肠道移植物抗宿主病

急性胃肠道移植物抗宿主病（GvHD）是异体干细胞移植后危及生命的并发症。Weber 等[22]建议应用一种包括灰阶超声形态学、彩色多普勒超声血管变化、弹性成像的硬度变化和 CEUS 动态微血管变化的评分系统。CEUS 被认为是无创诊断急性胃肠道 GvHD 很有前景的检查方法（图 9-4）。

9.6 移植后淋巴组织增生性疾病

移植后淋巴组织增生性疾病（PTLD）是一类异质性、具有潜在生命危险的疾病，儿童中的发病率高于成人，据文献报道 PTLD 在小儿肾移植后的发生率为 1% ～ 4%[16]。儿童 PTLD 的发生时间早（移植后 1 年内），EB 病毒（EBV）血清阴性的儿童，在术后高剂量免疫抑制治疗以及 EBV 阳性的供体移植给 EBV 阴性受体的情况下，导致受体术后早期 EBV 载量高。PTLD 的治疗包括减少或不使用免疫抑制剂，使用化疗和（或）利妥昔单抗[23,24]。文

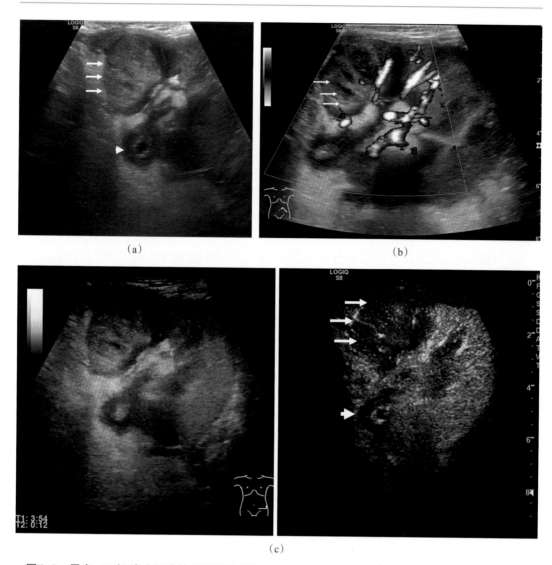

（a） （b）

（c）

图9-3 男童,12岁,发生继发性后尿道瓣膜的梗阻性病变,行二次肾移植手术,移植肾位于左侧髂窝

（a）急诊入院第一天,高热、低血压、临床状况差。超声示肾脏体积明显增大,输尿管壁水肿（短箭头所示）,移植肾的中部可见一高回声、边界不清的团块（箭头所示）。（b）彩色多普勒超声示肿块中部局部血流稀少（箭头所示）,考虑移植肾脓肿可能。（c）CEUS显示早期移植肾脓肿（箭头所示）呈圆形低增强以及明显增厚的输尿管呈低增强表现（短箭头所示）。

献报道PTLD一般发生在结外（81.3%）,最常见累及部位为胃肠道（68.8%）[25],然而也有PTLD累及移植肾的报道。PTLD CEUS可见造影增强,表现为整个造影周期的持续性低增强[26]。PTLD也可见于扁桃体增生的病例中。在治疗PTLD的过程中,需要注意发生急性或慢性排斥反应甚至移植物功能衰竭的可能[25]。

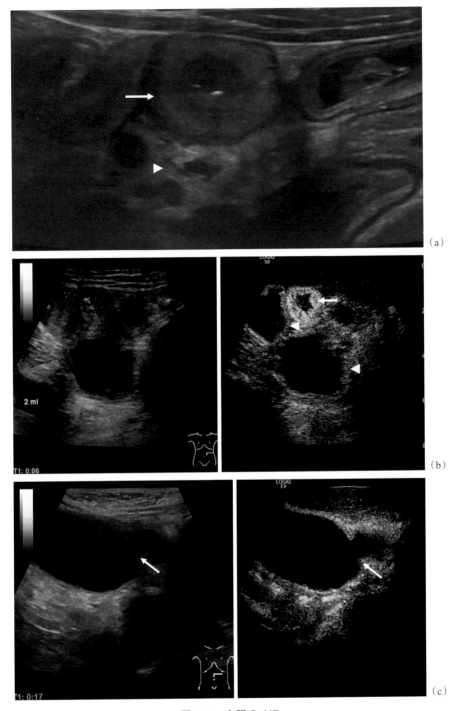

图9-4 小肠GvHD

（a）3岁男孩，原发病为镰状细胞病，干细胞移植术后4周，表现为大量血便，无法进食或饮水，呕吐和反复腹部绞痛。灰阶超声示节段性小肠壁增厚（箭头所示），小肠周围脂肪组织回声增强（箭头所示为"蠕动脂肪"），肠道由于含水量增加而扩张。（b）与灰阶超声同一节段小肠的CEUS显示增厚的肠壁呈斑片状高增强，而邻近小肠段未见肠壁增厚或高增强，但可见明显扩张（箭头所示）。（c）CEUS与B型US相比（箭头）更容易诊断近端小肠段明显扩张的节段性炎性狭窄。炎症性肠狭窄与纤维化肠狭窄可以通过狭窄肠段出现高增强来区分。因此，继续进行免疫抑制和光疗治疗。

（顾莉红 译 姜立新 校）

参考文献

［1］ SIDHU P S, CANTISANI V, DEGANELLO A, et al. Role of contrast-enhanced ultrasound (CEUS) in paediatric practice: an EFSUMB position statement. Ultraschall Med, 2017, 38(1): 33−43. https://doi. org/10.1055/s-0042-110394. Epub 2016 Jul 14.

［2］ TEEGEN E M, DENECKE T, EISELE R, et al. Clinical application of modern ultrasound techniques after liver transplan tation. Acta Radiol, 2016, 57(10): 1161−1170. https://doi.org/10.1177/0284185116633910. Epub 2016 Feb 27.

［3］ TORRES A, KOSKINEN S K, GJERTSEN H, et al. Clinical application of modern ultrasound techniques after liver transplantation. Contrast-enhanced ultrasound for identifying circulatory complications after liver transplants in children. Pediatr Transplant, 2019, 23(1): e13327. https://doi.org/10.1111/petr.13327. Epub 2018 Dec 7.

［4］ BONINI G, PEZZOTTA G, MORZENTI C, et al. Contrast-enhanced ultrasound with SonoVue in the evaluation of postoperative complications in pediatric liver transplant recipients. J Ultrasound, 2007, 10(2): 99−106. https://doi.org/10.1016/j.jus.2007.02.008. Epub 2007 Jun 13.

［5］ ITRI J N, HELLER M T, TUBLIN M E. Hepatic transplantation: postoperative complications. Abdom Imaging, 2013, 38(6): 1300−1333. https://doi.org/10.1007/s00261-013-0002-z.

［6］ CAMACHO J C, COURSEY-MORENO C, TELLERIA J C, et al. Nonvascular post-liver transplantation complications: from US screening to cross-sectional and interventional imaging. Radiographics, 2015, 35(1): 87−104. https://doi.org/10.1148/rg.351130023.

［7］ MA L, LU Q, LUO Y. Vascular complications after adult living donor liver transplantation: evaluation with ultrasonography. World J Gastroenterol, 2016, 22(4): 1617−1626. https://doi.org/10.3748/wjg.v22.i4.1617.

［8］ REN J, WU T, ZHENG B W, et al. Application of contrast-enhanced ultrasound after liver transplantation: current status and perspectives. World J Gastroenterol, 2016, 22(4): 1607−1616. https://doi.org/10.3748/wjg.v22.i4.1607.

［9］ SINGH A K, NACHIAPPAN A C, VERMA H A, et al. Postoperative imaging in liver transplantation: what radiologists should know. Radiographics, 2010, 30(2): 339. https://doi.org/10.1148/rg.302095124.

［10］ LUO Y, FAN Y T, LU Q, et al. CEUS: a new imaging approach for postoperative vascular complications after right-lobe LDLT. World J Gastroenterol, 2009, 15(29): 3670−3675.

［11］ ABDELAZIZ O, ATTIA H. Doppler ultrasonography in living donor liver transplantation recipients: intra and post-operative vascular complications. World J Gastroenterol, 2016, 22(27): 6145−6172. https://doi.org/10.3748/wjg.v22.i27.6145.

［12］ HOM B K, SHRESTHA R, PALMER S L, et al. Prospective evaluation of vascular complications after liver transplantation: comparison of conventional and microbubble contrast-enhanced US. Radiology, 2006, 241(1): 267−274.

［13］ LEE S J, KIM K W, KIM S Y, et al. Contrast-enhanced sonography for screening of vascular complication in recipients following living donor liver transplantation. J Clin Ultrasound, 2013, 41(5): 305−312. https://doi.org/10.1002/jcu.22044.

［14］ BERRY J D, SIDHU P S. Microbubble contrast-enhanced ultrasound in liver transplantation. Eur Radiol, 2004, 14(Suppl 8): P96−103.

［15］ CHO Y S, KIM K W, JANG H Y, et al. Influence of ultrasound contrast agents on spectral Doppler analysis in recipients of liver transplantation. Clin Mol Hepatol, 2017, 23(3): 224−229. https://doi.org/10.3350/cmh.2016.0064. Epub 2017 Jul 4.

［16］ NIXON J N, BIYYAM D R, STANESCU L, et al. Imaging of pediatric renal transplants and their complications: a pictorial review. Radiographics, 2013, 33(5): 1227−1251. https://doi.org/10.1148/rg.335125150.

［17］ WESKOTT H P. Kidney. In: WESKOTT H P. Contrast-enhanced ultrasound. 2nd ed. Bremen: UNI MED Science, 2013: 152−154.

［18］ PAN F S, LIU M, LUO J, et al. Transplant renal artery stenosis: evaluation with contrast-enhanced ultrasound. Eur J Radiol, 2017, 90: 42−49. https://doi.org/10.1016/j.ejrad.2017.02.031. Epub 2017 Feb.

［19］ SCHWENGER V, HANKEL V, SECKINGER J, et al. Contrast-enhanced ultrasonography in the early period after kidney transplantation predicts long-term allograft function. Transplant Proc, 2014, 46(10): 3352−3357. https://doi.org/10.1016/j.transproceed.2014.04.013.

［20］ ZEISBRICH M, KIHM L P, DRÜSCHLER F, et al. When is contrast-enhanced sonography preferable over conventional ultrasound combined with Doppler imaging in renal transplantation? Clin Kidney J, 2015, 8(5): 606−614. https://doi.org/10.1093/ckj/sfv070. Epub 2015 Aug 8.

［21］ CHOPRA S S, EISELE R, STELTER L, et al. Contrast enhanced ultrasound cholangiography via T-tube following liver transplantation. Ann Transplant, 2012, 17(4): 108−112.

［22］ WEBER D, WEBER M, HIPPE K, et al. Noninvasive diagnosis of acute intestinal graft-versus-host disease by a new scoring system using ultrasoundmorphology, compound elastography, and contrastenhanced ultrasound. Bone Marrow Transplant, 2018, 54: 1038. https://doi.org/10.1038/s41409−018−0381−4 [Epub ahead of print].

［23］ SIMAKACHORN L, TANPOWPONG P, LERTUDOMPHONWANIT C, et al. Various initial presentations of Epstein-Barr virus infection-associated post-transplant lymphoproliferative disorder in pediatric liver transplantation recipients: case series and literature review. Pediatr Transplant, 2019, 23(2): e13357. https://doi.org/10.1111/petr.13357. Epub 2019 Jan 20.

［24］ MENDOGNI P, HENCHI S, MORLACCHI L C, et al. Epstein-Barr virus-related post-transplant lymphoproliferative disorders in cystic fibrosis lung transplant recipients: a case series. Transplant Proc, 2019, 51(1): 194−197. https://doi.org/10.1016/j.transproceed.2018.05.032. Epub 2018 Jun 30.

［25］ HSU C T, CHANG M H, HO M C, et al. Post-transplantation lymphoproliferative disease in pediatric liver recipients in Taiwan. J Formos Med Assoc, 2019, 118: 1537−1545. pii: S0929−6646(18)30009−3. https://doi.org/10.1016/j.jfma.2018.12.023[Epub ahead of print].

［26］ LAMPE A, DUDDALWAR V A, DJALADAT H, et al. Contrast-enhanced ultrasound findings of post-transplant lymphoproliferative disorder in a transplanted kidney: a case report and literature review. J Radiol Case Rep, 2015, 9(10): 26−34. https://doi.org/10.3941/jrcr.v9i10.2602. Collection 2015 Oct.

小儿钝性腹部创伤：临床展望

10

埃瑞克·马金

缩　写

ultrasound (US)　超声
computerized tomography (CT)　计算机断层扫描
contrast-enhanced computed tomography (CECT)　增强计算机断层扫描

contrast-enhanced ultrasound (CEUS)　超声造影
fresh frozen plasma (FFP)　新鲜冰冻血浆
focused abdominal sonography for trauma (FAST)　创伤超声重点评估法

10.1　导言

在英国，创伤是导致1岁以上儿童死亡的原因之一，其中创伤性脑损伤是死亡的主要原因。死亡率最高的是窒息（71%），其次是溺水（58%）。每年因创伤就诊的患儿约占儿科急诊的一半。儿童期的重大创伤最常见于1岁以内，出生后的前3个月非意外伤害发生率最高（占儿童时期主要创伤的10%）。孤立性腹部创伤的死亡率 < 5%，但如果与胸部创伤并发时，死亡率上升至14%，如果与头部创伤并发时（多发性创伤），死亡率上升至20%[1]。

10.2　发病率

大约有12%的儿童在创伤后发生严重的腹内损伤。孤立性腹部创伤很常见（> 60%），死亡率低至2%，但是如果合并头部或胸部创伤时，死亡率急剧上升至20%[1]。

10.3　损伤的病因及类型

钝挫伤是儿童常见的损伤类型（90%）。然而在人际暴力高发地区，儿童或青少年的穿透伤发生率正在上升，占所有儿童创伤受害者的27%。询问创伤相关的详细病史是必不可少的，包括准确的受伤时间。最常见的创伤是道路交通事故，占40%[1]。表10-1显示了儿童创伤类型的分布情况。在道路交通事故中，伤亡率最高的是行人或骑自行车者，而不是被正确安置在车内的儿童。如果病史和所受伤害的性质不一致，应考虑非意外伤害的可能。

表10-1　创伤类型

创　伤	类　　型	发生率（%）
钝挫伤	道路交通事故	40
	高空坠落 < 2 m	20
	高空坠落 > 2 m	10
	钝性攻击	10
	烧伤/烫伤	< 5
	窒息/溺水	< 5
穿透伤	地区差异,伦敦最高	< 5 ～ 27

儿童的头部较大,骨骼比较柔韧,这样的解剖意味着即使相对轻微的外力也可能导致严重的内伤。儿童的实体器官比成人更容易受到钝伤的影响。由于腹腔更宽更圆,腹腔内脏器更容易暴露。与成年人相比,儿童未完全骨化的肋骨和较低的骨盆对肝脏、脾脏和膀胱的保护相对较少,因此受伤的风险更大。压迫性损伤(如车把手或安全带损伤)也可能导致肠穿孔和胰腺损伤。坠落伤或道路交通事故可能导致肠系膜或大血管撕裂。骨盆创伤时,即使没有明显的骨折,膀胱和尿道损伤也有可能发生。小于18个月的儿童腹部创伤应怀疑为非意外损伤,特别要考虑到伴有潜在的胰腺损伤的可能。

10.4　创伤的分期和分级

个体创伤是根据简明损伤定级标准(AIS)进行分类,再转化为整体创伤严重程度评分(injury severity score, ISS),分值为0 ～ 75。在儿童中,严重创伤被归类为ISS > 15分,最严重的儿童创伤ISS > 25分[2]。更详细的描述损伤严重程度分期和预后预测的是有多少生存概率(PS)。创伤严重程度评分(TRISS)第一版于1984年在美国刊出,该评分由修正创伤评分、ISS、年龄和创伤类型(钝性/穿透性)计算得出。2004年,创伤审查研究网络(TARN)建立的欧洲模型包括年龄、性别、ISS和格拉斯哥昏迷量表(GCS)等参数。该模型已于2019年重新修订(Ps19),以包括合并症和真实的30天预后情况[3]。

实性器官损伤的分类是根据初次的计算机断层扫描(CT)影像的放射学表现来进行的。由美国创伤外科协会(AAST)在1987年制订,已用于指导闭合性腹部创伤的非手术治疗(NOM)达20年[4]。然而,由于损伤后影像随访的缺乏,该方法未被广泛采用。

10.5　评估和损害控制性复苏

10.5.1　临床急症

生理性变化由创伤部位开始发生,复苏和治疗都以此为指导。酸中毒、体温过低和凝血功能障碍这三种致命的症状会立即出现,创伤引发的急性创伤性凝血功能障碍可能会致命。成人数据表明,如果患者被送至急诊科时已发生凝血障碍,在其第一个24小时内的死亡率为40%。在创伤中,低血容量可能是失血导致的,因此"首个凝血块是最佳凝血块"的原则至关重要。儿童的循环血量大约为80 mL/kg,建议从5 mL/kg的液体复苏开始,如果出血明显,应使用浓缩红细胞,如果没有,则可以使用晶体液。任何进一步的液体复苏都应该按照医院的大出血救治方案进行,即18岁以下的患儿应使用浓缩红细胞,新鲜冰冻血浆(FFP)/Octaplas,辐照的FFP和血小板尽可能接近1:1:1。氨甲环酸15 mg/kg,在前3小时内给药,8小时后第二次给药[5]。病情稳定后维持液应单独给予,并应包括5%葡萄糖(对婴儿尤其重要)。

10.5.2 检查

准确的病史对于指导检查、影像结果和治疗方法都是非常重要的,对保护儿童也至关重要。仔细地体格检查(观察和复查)对于评估有无受伤非常重要。生理参数异常、压痛、擦伤或肿胀都应视为受伤的证据直到证实为其他问题。出现血尿(镜下或肉眼)应进一步检查尿路。胰腺损伤可能出现较晚,所以在首诊时应首先检查淀粉酶和脂肪酶,即使指标在正常水平仍不能排除胰腺损伤,它可以作为提示损伤进展的标志物。

10.5.3 放射影像

临床认为腹部创伤的影像诊断金标准仍然是增强计算机断层扫描(CECT)。然而,由于对儿童放射暴露关注度的日益增加,英国皇家学院放射科医师制定的指南中提出了应尽量减少CECT在儿童创伤中的使用[6]。儿科急诊护理应用研究网络(PECARN)的最新报道提出了一个预测法则,即对于腹部损伤的患儿群体,临床判断为严重的腹内损伤低风险者,可避免使用CECT[7,8]。

10.5.4 创伤超声重点评估法(FAST)扫查

创伤重点超声评估法(FAST)在20

世纪70年代早期首次在成人中应用。它最初用于评估腹腔内的游离液体(肝右下间隙、脾肾间隙和盆腔),后来扩展到检查心包积液和胸膜腔积液。FAST的主要目的是确定腹腔内有无游离积液,以此推断是否存在与腹腔损伤有关的腹腔积血。腹腔积液量在400 mL左右时,FAST检查阳性。

众所周知,FAST检测腹内损伤的敏感性较低,为23%～75%[10-13],特异性高达80%～98%[12,13],阴性预测值呈现临界性(0.50),这导致大多数人认为阴性的FAST扫描结果对于腹部损伤的诊断决策没有什么帮助。更令人担忧的是,如果没有进一步做常规CECT的检查,FAST扫描上的"漏诊"可能无法被发现。Taylor和Sivit发现37%的腹内损伤在FAST检查中被漏诊[14]。因此,FAST阴性应谨慎看待,它有可能提供错误的诊断信息。FAST检查目前被视为一种"常规"的诊断工具。阳性可能推断腹内存在严重损伤,然而,FAST阳性也并不总是代表出血。当面对一个血流动力学不稳定的FAST扫描阳性的儿童时,如果推测孩子存在持续性活动性出血,则需要紧急干预,不管是放射介入还是剖腹手术。我们也要关注发生空腔脏器损伤的可能,游离液体也可能是腹腔内的肠液或胆汁液造成的。最近一项随机对照试验应用FAST扫描方案对临床护理和预后的有效性进行了观察,该试验不支持在儿童人群中常规使用FAST扫描检测腹内损伤[15]。扩展FAST(eFAST)扫描方案观察心包和胸膜腔,检查心包填塞、评估心脏收缩功能。超声检查在检测和引导经皮肺穿刺引流治疗血胸、气胸方面是有价值的,因此不能被完全弃用。

10.5.5 临床治疗

90%以上的儿童腹部钝性创伤可采用非手术治疗[16]。自从ATOMAC指南发布以来，大多数医疗中心都不再单独使用CECT损伤等级来确定非手术治疗方案。现在建议采用更多的生理学评估来指导住院时间、重症监护入院和卧床休息时间[17,18]。

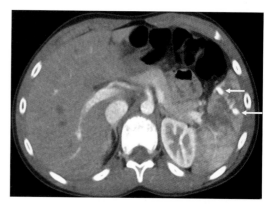

图10-1 男孩,17岁,运动损伤

损伤后第5天,增强CT动脉期显示Ⅳ级脾脏创伤性病变伴有2个假性动脉瘤（箭头）。

10.6 脾脏创伤

脾脏创伤的主要治疗方法是非手术治疗[19,20]。重度脾损伤且患者病情不稳定时会采用脾切除术。1968年，Upadhyaya和Simpson[21]首次报道非手术方法成功治疗小儿脾脏创伤。在儿科的临床实践中，脾脏创伤优先考虑采用保守治疗，可保留脾脏免疫功能从而降低与脾功能障碍相关疾病的发病率（图10-1，图10-2）。病情不稳定患者的持续性出血可以采用脾动脉栓塞（图10-3）。此治疗方法已被证明是安全的，

并将非手术治疗脾脏创伤的成功率提高到98%[22-24]。英国TARN办公室最新的指南要求几家主要的创伤中心能够为儿童创伤提供介入放射学治疗。栓塞相关的并发症包括脾脏功能障碍造成的缺血症状，脓肿的形成会使之进一步复杂化。其他罕见的并发症包括栓塞后综合征，包括腹痛、恶心、肠梗阻和发热。这些并发症通常是自限性的。较少见的并发症包括反应性胸腔积液、肺炎和栓塞移位[22,24,25]。如果脾动脉栓塞不成功且患者病情仍然不稳定，则需要进行剖腹手术。可能需

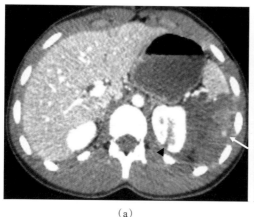

（a）

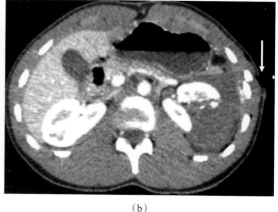

（b）

图10-2 男孩,16岁,刺伤

（a）CT增强动脉期显示脾脏和肾脏（箭头）Ⅳ级撕裂伤合并周围血肿。脾动脉活动性出血（箭头）。（b）CT图像显示皮肤上有刺伤（箭头）。

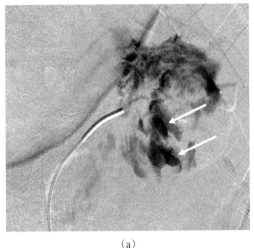

(a)

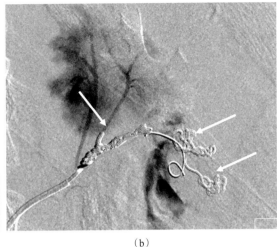

(b)

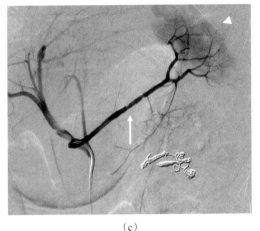

(c)

图10-3 与图10-2为同一患者，该患者接受数字减影血管造影和弹簧圈栓塞治疗

(a)选择性脾动脉造影，血管造影图像显示造影剂外渗(箭头)。(b)对脾脏下极的多个脾动脉分支进行选择性弹簧圈栓塞(箭头)。(c)术后腹腔干血管造影显示栓塞效果满意，活动性出血停止。保留了脾脏上极脾动脉分支(箭头)，此处脾脏组织造影剂分布均匀(箭头)。

要全脾切除术，但最好能保留部分脾脏组织。

迟发性并发症包括假性囊肿形成、假性动脉瘤、脓肿和迟发性脾破裂。迟发性脾破裂虽然罕见，但往往最严重，发生率高达0.33%。这种情况常发生在受伤后4～28天[19,26]，包膜血肿或假性动脉瘤破裂所致。

假性动脉瘤是动脉壁损伤后血液渗漏形成的，通常血液进入一个封闭的腔室(图10-1，图10-2，图10-3)。假性动脉瘤与动脉管腔还是相通的，但会形成一个压力腔，有破裂危及生命的危险。一项多普勒超声筛查创伤后假性动脉瘤的研究显示，脾假性动脉瘤的发生率为5.4%[27]。笔者所在的研究机构在受伤后5～7天常规使用超

声造影检查假性动脉瘤。在脾脏队列研究中，假性动脉瘤的发生率为9%[28]。从我们的经验看来，脾脏假性动脉瘤的病程可能更长，在超过10年的研究期间，只有1例脾脏假性动脉瘤出现症状，需要栓塞治疗。此外，无症状的假性动脉瘤(脾脏和肝脏)出现血栓形成和溶解，中位数是在脾损伤后的1.7(0.7～4.9)周。

10.7 肝脏创伤

腹部钝性损伤中肝脏损伤率高达30%，大部分可以保守治疗。大多数病例入院时天

冬氨酸转氨酶（AST）和丙氨酸转氨酶（ALT）升高，这些转氨酶从受损肝细胞中释放出来。肝脏损伤程度似乎和转氨酶升高水平直接相关[29]。早期诊断肝脏损伤的影像金标准仍然是CECT（图10-4）。然而，在某些孤立性腹部创伤的病例中，即使患者血液动力学不稳定，也可以采用CEUS检查。同样地，与脾脏创伤一样，如果出现与生命体征不稳定相关的活动性出血，则应在剖腹手术前考虑肝动脉栓塞，以降低发病率和死亡率。

认识到肝脏创伤并发症的严重性，并主动寻找迹象是非常重要的。对于假性动脉瘤，以往认为肝假性动脉瘤的发病率很低，多普勒超声技术评估发生率约为1.7%[27]。随着CEUS的应用，肝脏损伤的发病率急剧增加到25%。与脾假性动脉瘤不同的是，40%的肝假性动脉瘤在损伤后出

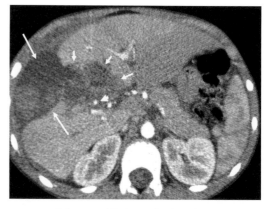

图10-4 男孩，16岁，多处刺伤

增强CT动脉期显示5级肝撕裂伤伴肝内（短箭头）和包膜下（长箭头）血肿。肝动脉的小假性动脉瘤（箭头）。

现症状，中位数为7（3～11）天。肝假性动脉瘤可以通过栓塞治疗且无不良影响[28]。肝假性动脉瘤发生在肝实质的深处尤其是肝损伤累及肝门并发生胆漏时，肝假性动脉瘤会愈加不稳定（图10-5）。

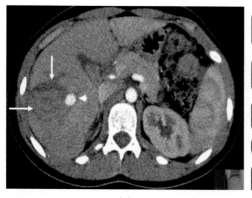

（a）

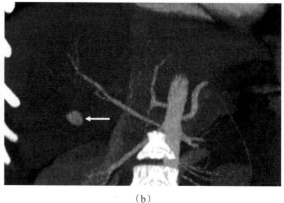

（b）

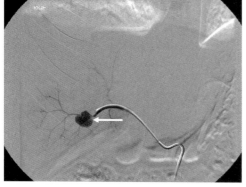

（c）

图10-5 女孩，14岁，被马踢伤

（a）增强CT动脉期显示肝撕裂伤（长箭头）IV级伴巨大肝动脉假性动脉瘤（箭头）。（b）肝脏CT冠状面最大密度投影重建（MIP）证实肝脏第6段存在假性动脉瘤（箭头）。（c）诊断性动脉造影显示创伤性假性动脉瘤（箭头）由肝动脉第6节段引起，起源于肠系膜上动脉的肝右副动脉。

肝创伤后第二位常见的并发症是肝内胆汁瘤、腹腔胆漏和胆道出血。治疗创伤性胆汁漏的主要方法是经内镜胰胆管逆行造影（ERCP），经胆道壶腹部置入支架，引流腹腔液体以防止感染。支架移位和胆管狭窄可通过重复支架置入、内镜下扩张或胆道重建进行治疗[30,31]。

10.8 胰腺创伤

胰腺创伤的发生率 < 2%，最常见的是胰腺体部受脊柱压迫而受伤，最典型的是车把伤[32]。胰腺创伤的诊断具有一定的挑战性。血清淀粉酶、脂肪酶是非特异性的指标，即使在胰管损伤的情况下也不一定升高[33]。由于胰腺位于腹膜后，超声成像可能比较困难。CEUS检查可检查胰腺创伤，包括胰管损伤，但更详细的分析是通过CECT或磁共振胰胆管成像（MRCP）来描绘胰管的解剖结构[34]。胰腺创伤后的并发症通常与胰管损伤有关，包括假性囊肿、瘘管形成、腹腔积液/感染、狭窄和胸腔积液。如果延误诊断和治疗，发病率和死亡率分别高达26%和5%[35]。从个人经验看，早期（损伤后 < 48小时）远端胰腺切除术伴或不伴早期ERCP及经胰胆管支架置入术（7天内）可降低发病率，增加肠道喂养时间，缩短住院时间（图10-6）。

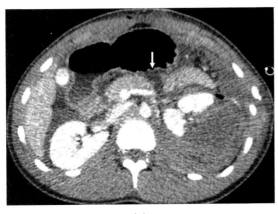

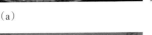

（a）

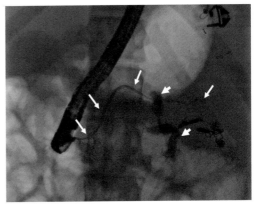

（b）

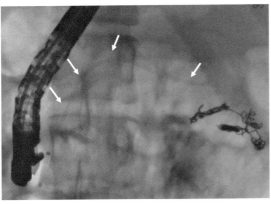

（c）

图10-6 与图10-2为同一患者，16岁，刺伤伴胰腺断裂

（a）CT门脉期显示胰腺断裂（箭头）。（b）患者接受经内镜胰胆管逆行造影（ERCP）和胰管插管（箭头），注射造影剂后显示胰腺断裂处有渗漏（箭头）。（c）胰管支架（箭头）横向放置于胰管，以控制胰管持续渗漏。

10.9 肾创伤

与成人相比，儿童肾脏在腹腔内的位置较低，肾周脂肪的保护作用较弱，因此儿童肾脏遭受创伤的风险较高。大多数患者会有血尿（镜下），然而，Ishida 等报道肾脏创伤的患者中有17%的尿液分析正常，因此不能完全依赖尿液分析作为筛查手段[36]。肾脏损伤的初步评估通常由 CECT 进行，其中98%的病例无须手术治疗[36]。如果血流动力学不稳定并存在活动性出血，可考虑栓塞治疗。如需手术，可尝试保留肾实质的术式。CEUS 检查已被证明可以准确诊断急性期肾脏病变[37,38]。此外，CEUS 也被用作评估假性动脉瘤的随访手段。CEUS 检查中使用造影剂的优点是其无肾毒性，因此优于使用肾毒性碘试剂的 CECT。超声造影剂的缺点与其排泄方式有关，它不由肾脏排泄，因此无法显示肾集合系统的损伤[34]。肾损伤后的并发症包括假性动脉瘤形成和尿性囊肿，可采用经皮穿刺引流术伴或不伴内镜下置入双J管进行治疗。

10.10 超声造影在腹部创伤应用的总结

CEUS 在检测实性器官损伤方面优于超声，其敏感性、特异性、阳性预测值、阴性预测值和准确率分别为100%、100%、100%、100%和100%，后者分别为38.8%、100%、100%、12.8%和44%[39]。据报道，CEUS 在诊断急性实性器官损伤方面几乎和 CECT 一样准确。影像随访提供创伤愈合的证据并识别并发症（如 Pas）是非常重要的。这有助于优化儿童的治疗方案[34]。CEUS 具有高的敏感性（92.2%）、特异性（100%），阴性预测值（100%）和阳性预测值（93.8%），可在急诊首诊时用于检测实性器官损伤，并由医师决定是否取代 CECT 用于稳定和不稳定患者的腹腔创伤评估[40]。然而，在多发性创伤的情况下，CECT 仍然是首选的影像学检查。

（王海荣 译 许云峰 校）

参考文献

[1] Trauma Audit and Research Network (TARN). Severe injury in children 2015-16 report. https://www.tarn.ac.uk>content>downloads> Severe Injury in Children 15-16.

[2] www.tarn.ac.uk>TheInjurySeverityScore-ISS.

[3] www.tarn.ac.uk>TARN-PS.

[4] STYLIANOS S, The APSA Committee. Evidence based guidelines for resource utilization in children with isolated spleen and liver injury. J Pediatr Surg, 2000, 35: 164-167.

[5] HARRIS T, DAVENPORT R, MAK M, et al. The evolving science of trauma resuscitation. Emerg Med Clin North Am, 2018, 36(1): 85-106. Review. https://doi.org/10.1016/j.emc.2017.08.009.

[6] Paediatric trauma imaging guidelines. www.rcr.ac.uk>field_publication_files>BFCR(14)8_paeds_trauma.

[7] HOLMES J F, LILLIS K, MONROE D, et al. Identifying children at very low risk of clinically important blunt abdominal injuries. Ann Emerg Med, 2013, 62: 107-116.

[8] SPRINGER E, BARRON FRAZIER S, ARNOLD D H, et al. External validation of a clinical prediction rule for very low risk

pediatric blunt abdominal trauma. Am J Emerg Med, 2019, 37: 1643−1648.

[9] BRANNEY S W, WOLFE R E, MOORE E E, et al. Quantitative sensitivity of ultrasound in detecting free intraperitoneal fluid. J Trauma, 1995, 39: 375−380.

[10] SKERRITT C, HAQUE S, MAKIN E. Focused assessment with sonography in trauma (FAST) scans are not sufficiently sensitive to rule out significant injury in pediatric trauma patients. Open J Pediatr, 2014, 4: 236−242.

[11] SCAIFE E R, ROLLINS M D, BARNHART D C, et al. The role of focused abdominal sonography for trauma (FAST) in pediatric trauma evaluation. J Pediatr Surg, 2013, 48: 1377−1383.

[12] FOX J C, BOYSEN M, GHARAHBAGHIAN L, et al. Test characteristics of focused assessment of sonography for trauma for clinically significant abdominal free fluid in pediatric blunt abdominal trauma. Acad Emerg Med, 2011, 18: 477−482.

[13] HOLMES J F, GLADMAN A, CHANG C H. Performance of abdominal ultrasonography in pediatric blunt trauma patients: a meta-analysis. J Pediatr Surg, 2007, 42: 1588−1594. Review.

[14] TAYLOR G A, SIVIT C J. Post traumatic fluid: is it a reliable indicator of intra-abdominal injury in children? J Pediatr Surg, 1995, 30: 1644−1648.

[15] HOLMES J F, KELLEY K M, WOOTON-GORGES S L, et al. Effect of abdominal ultrasound on clinical care, outcomes, and resource use among children with blunt torso trauma. JAMA, 2017, 317: 2290−2296.

[16] KOYOMA T, SKATTUM J, ENGELSEN P, et al. Surgical intervention for paediatric liver injuries is almost history—a 12−year cohort from a major Scandanavian trauma centre. Scand J Trauma Resusc Emerg Med, 2016, 29: 139.

[17] NOTRICA D M, EUBANKS J W, TUGGLE

D W, et al. Nonoperative management of blunt liver and spleen injury in children: evaluation of the ATOMAC guide lines using GRADE. J Trauma Acute Care Surg, 2015, 79: 683−693.

[18] CUNNINGHAM A J, LOFBERG K M, KRISHNASWAMI S, et al. Minimizing variance in care of pediatric blunt solid organ injury through utilization of a hemodynamicdriven protocol: a multi-institution study. J Pediatr Surg, 2017, 52: 2026−2030.

[19] JEN H C, TILLOU A, CRYER H G 3rd, et al. Disparity in management and long-term outcome of pediatric splenic injury in California. Ann Surg, 2010, 251(6): 1162−1166.

[20] MARTIN K, VANHOUWELINGEN L, BÜTTER A. The significance of pseudoaneurysms in the nonoperative management of pediatric blunt splenic trauma. J Pediatr Surg, 2011, 46: 933−937.

[21] UPADHYAYA P, SIMPSON J S. Splenic trauma in children. Surg Gynecol Obstet, 1968, 126: 781−790.

[22] SKATTUM J, GAARDER C, NAESS P A. Splenic artery embolization in children and adolescents—8 years experience. Injury, 2014, 45: 160−163.

[23] SWEED Y, SINGER-JORDAN J, PAPURA S, et al. Angiographic embolization in pediatric trauma, IMAJ, 2016, 18: 665−668.

[24] KIANKHOOY A, SARTORELLI K H, VANE D W, et al. Angiographic embolization is safe and effective therapy for blunt abdominal solid organ injury in children. J Trauma, 2010, 68: 526−531.

[25] COCCOLINI F, MONTORI G, CATENA F, et al. Splenic trauma: WSES classification and guidelines for adult and pediatric patients. World J Emerg Surg, 2017, 12: 40. https://doi.org/10.1186/s13017−017−0151−4.

[26] DAVIS D A, FECTEAU A, HIMIDAN S, et al. What's the incidence of delayed splenic bleeding in children after blunt trauma? An institutional experience and review of the literature. J Trauma, 2009, 67: 573−577.

[27] SAFAVI A, BEAUDRY P, JAMIESON D, et

al. Traumatic pseudoaneurysms of the liver and spleen in children: is routine screening warranted. J Pediatr Surg, 2011, 46: 938−941.

[28] DURKIN N, DEGANELLO A, SELLARS M E, et al. Post traumatic liver and splenic pseudoaneurysms in children: diagnosis, management and follow-up screening using contrast enhanced ultrasound (CEUS). J Pediatr Surg, 2016, 51: 289−292.

[29] BRUHN P J, ØSTERBALLE L, HILLINGSØ J, et al. Posttraumatic levels of liver enzymes can reduce the need for CT in children: a retrospective cohort study. Scand J Trauma Resusc Emerg Med, 2016, 24: 104. https://doi.org/10.1186/s13049−016−0297−1.

[30] CASTAGNETTI M, HOUBEN C, PATEL S, et al. Minimally invasive management of bile leak leaks after blunt abdominal trauma in children. J Pediatr Surg, 2006, 41: 1539−1544.

[31] BALA M, GAZALLA S A, FAROJA M, et al. Complications of high grade liver injuries: management and outcome with focus on bile leaks. Scand J Trauma Resusc Emerg Med, 2012, 20: 20. https://doi.org/10.1186/1757−7241−20−20.

[32] MIELE V, PICCOLO C L, TRINCI M, et al. Diagnostic imaging of blunt abdominal trauma in pediatric patients. Radiol Med, 2016, 121: 409−430.

[33] MATSUNO W C, HUANG C J, GARCIA N M, et al. Amylase and lipase measurements in paediatric patients with traumatic pancreatic injuries. Injury, 2009, 40: 66−71.

[34] TRINCI M, PICCOLO C L, FERRARI R,

et al. Contrastenhanced ultrasound (CEUS) in pediatric blunt abdominal trauma. J Ultrasound, 2018, 22: 27−40.

[35] ENGLUM B R, GULACK B C, RICE H E, et al. Management of blunt pancreatic trauma in children: review of the national trauma data bank. J Pediatr Surg, 2016, 51: 1526−1531.

[36] ISHIDA Y, TYROCH A H, EMAMI N, et al. Characteristics and management of blunt renal injury in children. J Emerg Trauma Shock, 2017, 10: 140−145.

[37] VALENTINO M, ANSALONI L, CATENA F, et al. Contrast-enhanced ultrasonography in blunt abdominal trauma: considerations after 5 years of experience. Radiol Med, 2009, 114: 1080−1093.

[38] POLETTI P A, PLATON A, BECKER C D, et al. Blunt abdominal trauma: does the use of a second-generation sonographic contrast agent help to detect solid organ injuries? AJR, 2004, 183: 1293−1301.

[39] MENICHINI G, SESSA B, TRINCI M, et al. Accuracy of contrast-enhanced ultrasound (CEUS) in the identification and characterization of traumatic solid organ lesions in children: a retrospective comparison with baseline US and CE-MDCT. Radiol Med, 2015, 120: 989−1001.

[40] VALENTINO M, SERRA C, PAVLICA P, et al. Blunt abdominal trauma: diagnostic performance of contrast-enhanced US in children—initial experience. Radiology, 2008, 246: 903−909.

腹部钝性创伤超声造影

11

玛格丽塔·特瑞西、安娜玛丽亚·德加内洛、维托里奥·米勒

缩 写

ultrasound (US) 超声

computerized tomography (CT) 计算机断层扫描

contrast-enhanced computed tomography (CECT) 增强计算机断层扫描

magnetic resonance (MR) 磁共振

contrast-enhanced ultrasound (CEUS) 超声造影

ultrasound contrast agent (UCA) 超声造影剂

11.1 导言

在工业国家,腹部钝性创伤被认为是小于40～50岁年龄组的主要死亡原因,也是小儿发病的主要原因[1,2]。根据创伤机制的不同,创伤可分为高能量和低能量创伤。不同类型的创伤需要不同的处理,这同时适用于成人和儿童患者:高能量创伤已形成很好的治疗原则,然而低能量创伤目前尚未达成共识。在血流动力学稳定的高能量创伤患者中要考虑到多器官受累的可能,增强计算机断层扫描(CECT)可以在短时间内从"头到脚"对患者进行检查且诊断准确率高,可以作为诊断的参考标准[1,3,4]。

在血流动力学不稳定的高能量创伤患者中,容量性休克的诊断和处理是不同的,应进行腹部创伤超声重点评估法(FAST),也应扩展到胸部FAST检查(E-FAST),以确定容量性休克的原因,包括腹腔积血、胸腔积血和气胸。一旦患者接受治疗且血流动力学稳定,就应该进行诊断性的CECT检查。在低能量创伤中,创伤情况不同,有的患者可能只有浅表伤口而无内脏受伤,有的可能有一个或多个内脏受伤;对于低能量创伤的处理尚有争议,因为它可能会低估创伤的严重程度。高能量创伤最常见的原因是道路交通事故,可以发生在所有年龄组,而低能量创伤在儿童患者中的病因随年龄而异。这与儿童生长发育的不同阶段有关,在不同的环境中会进行不同的活动。幼童创伤常来自家庭,儿童创伤常与运动相关,青少年主要是道路交通事故和运动损伤[13]。关于新生儿和儿童早期的非意外损伤,需要进行不同的临床和影像学评估,本文不再进一步讨论[1,13]。

儿童特定的身体特征使他们有别于成

人,需要不同的临床和影像学诊断方法。这些差异包括腹壁较薄、组织(尤其是骨骼)弹性更强、内脏器官彼此更靠近以及膈膜为水平位。即使是低能量创伤,由于存在这些因素也可以在没有任何骨骼创伤的情况下发生一个或多个内脏器官的损伤[4,13]。在儿童时期,头部创伤最常见,部分是由于颅骨和身体其他部位之间的不协调,也有可能是因为颈部肌肉的阻力较低的关系;腹部是第二位常见的损伤部位,钝性创伤占腹部创伤的80%～90%。在低能量创伤中,最容易发生单器官损伤,脾脏是儿科患者最常受伤的器官。

在患者年龄很小和(或)意识不清或缺乏创伤事件目击者的情况下做临床评估是很困难的,因为仅凭临床病史和体格检查往往不能完全反映腹部受伤的情况和程度[14]。在体检中发现伤口或骨折可以确定创伤的位置和严重程度[1,14-16]。在这种情况下,影像学诊断可以准确并快速鉴别患者有无内脏损伤、指导正确的处理方式并在进一步诊断性检查方面发挥关键作用[9,17-20]。

11.2　指南和建议

2008年,欧洲超声医学与生物学联合会(EFSUMB)首次发布了在创伤情况下使用超声造影(CEUS)的指南和建议[21]。在计算机断层扫描(CT)图像质量较差的情况下,CEUS可以作为CT结果可疑时的补充并便于随访,主要建议是在超声(US)基础上使用CEUS,并使用FAST法评估肝、脾和肾的损伤情况。在2011年和2017年的指南中,针对儿科患者提出CEUS在创伤中的应用可扩展到对血流动力学稳定的孤立性腹部创伤患者的评估,成为成人或儿童创伤患者首选的检查方式。此外,对于CT诊断结果不确定的病例和保守治疗患者的随访,尤其在儿童群体,建议将CEUS作为补充检查,以减少重复CT检查的次数[22,23]。

11.3　超声造影检查

鉴于超声造影剂(UCA)微泡在实性器官中持续增强时间较长,CEUS可以便捷、准确地评价实质撕裂伤和血肿。然而,考虑到动脉期肾脏皮质快速增强,检查应始终从受伤一侧的肾脏开始,然后继续检查剩余的上腹部实质脏器。一般需要注射2次UCA,检查者首先评估右肾和肾上腺、肝脏和胰腺,在第二次注射UCA后,评估左肾和肾上腺,最后评估脾脏[22,23]。在孤立的低能量创伤中,检查要聚焦可疑受累的器官,在造影的所有时相内进行详细检查。随访期的检查也非常重要,因为需要排除受伤器官内是否存在假性动脉瘤[23]。

11.4　影像技术:适应证和局限性

11.4.1　计算机断层扫描和磁共振成像

尽管CECT被认为是所有类型创伤性病变的参考成像标准[24-26],但它有辐射暴露的风险,因此不应作为常规检查项目。此外,CECT比CEUS更昂贵,需要静脉注射碘化造影剂,患者存在暴露于潜在不良反应的风险。综上所述,CECT只能用于腹部创伤后高度怀疑有低能量钝性创伤的患者。

尽管磁共振（MR）成像没有辐射，但在急诊科也不作为常规检查项目。MR成像检查更加昂贵，检查时间长，根据患者的年龄可能需要镇静后检查。此外，钆造影剂仍然存在不良反应的风险，尽管它比CECT中使用的碘化造影剂的风险要小，但是钆沉积在体内的长期后果仍未可知[23]。

11.4.2 常规超声

常规B型超声通常是用于评估低能量钝性腹部创伤患者的首选影像学诊断方法[27]。急诊科首选超声检查的最主要原因是简便易行，可在床边操作，检查快速，并且患儿在父母的陪同下可耐受检查。超声检查重复性好，对于初始评估和后续随访来说价格相对便宜。但其也有缺点，包括高度依赖超声医师的主观经验和患者的体型。此外，常规超声对实质性创伤病变的检测敏感性较低，这些病变往往与周围实质回声差别不大[28-31]。

对创伤患者进行超声检查，其目的不仅是检测实质脏器有无受伤，同时要明确器官包膜有无破裂，并评估游离液体是否存在，在没有探及明显实质性损伤的情况下，游离液体也可能是创伤的间接征象。超声对游离液体的检测敏感度高，可达63% ~ 99%，与CECT相当[4-7,28,31,32]，对于病情不稳定患者的游离液体的检测，超声已取代腹腔灌洗。然而，游离液体检测的敏感度受超声医师的经验和游离液体量的影响；敏感度随液体量的减小而降低[29,30]。超声检测实质脏器损伤的准确率较低，据报道约为45.7%，这不仅取决于超声医师的经验，而且取决于新鲜出血的回声，新鲜出血可能与健康器官的实质回声

接近，尤其是在脾脏周围的出血[1,3-5,33,34]。

靶器官的解剖位置会影响超声检出病变的能力；位于膈肌下方的器官或主要在肋间检查的器官（如脾脏）的评估较为困难。同样地，腹膜后器官（如肾脏和胰腺）特别是体型较大的患者检查较困难，但对儿童患者可能相对较容易。在FAST中，有高达29% ~ 34%的实质性创伤由于无腹腔积血的表现而未被检测出[31,35,36]，因此，未检测出游离液体不能作为排除创伤性实体器官损伤的可靠标准。

11.4.3 超声造影

在检查腹部创伤患者时，必须考虑到影响患者预后不良的因素，包括有无游离液体（如脏器包膜和/或门区受损）、有无血管受损（包括创伤后的假性动脉瘤）和持续的病灶内或包膜外出血等。B型超声对这些预后因素的评估存在局限性，在某些情况下无法发挥作用，如活动性出血。对于局部低能量损伤的患者，通常在常规超声诊断不明确的情况下需要进一步做CEUS检查。UCA的应用使超声在检测实质器官损伤方面有了显著的提高，能够实时、重复且安全地观察损伤器官的所有血管时相。在CEUS检查中，正常实质部分在静脉期和延迟期表现为均匀、显著的强化，损伤病变的部分缺乏血供，与正常实质期比呈明显的低回声，使得病变更好地得以检测。CEUS检查可以对病变与器官包膜的关系进行准确的评估。此外，可发现病灶内或包膜外出血，以及检测血管损伤如假性动脉瘤或动静脉瘘等[1,13,37,38]。

CEUS在诊断创伤方面比B型超声更

加准确，几乎和CECT一样敏感，其敏感性和特异性高达95%。当低能量腹部钝性损伤后使用CEUS未发现损伤时，患者可以安全出院，避免住院和相关费用以及进一步的影像学检查。通过使用CEUS，避免了CECT检查，减少了辐射暴露[1,4,19,31,33,39-43]。

但CEUS与常规B型超声有着同样的局限性，它依赖于超声医师的经验、患者的体型、非全景模式，患者无法移动或不配合时探查深部区域存在困难。CEUS特有的局限性是UCA的额外费用和潜在的过敏反应（已知很少发生）。缺乏经验和意识可能是创伤患者较少使用该技术的原因。

CEUS中使用的UCA是纯血池造影，不进入组织间隙，经肺部而非经肾脏清除，因此CEUS检查不能评估肾排泄系统的异常，但UCA可以安全地用于急慢性肾功能衰竭的患者。如果CEUS显示有创伤性病变，最好同时行CECT检查，因为CECT仍然是参考标准，它可以对全腹部进行观察，这种全景模式可以排除进一步的损伤和其他不利的预后因素，如尿道撕裂、活动性出血或胃肠道损伤[39]。CEUS另一个非常重要的适应证是对高能量和低能量创伤的已知病变进行随访（包括床边随访），可以避免重复的辐射暴露。

11.5 实质性器官创伤

近期的创伤性病灶由于新鲜血液的存在，在B型超声检查表现为高回声。随着时间的延长，病灶的回声会有所不同，从高回声到等低回声，但正常的回声可能只有轻微的失真[40]。病灶可以是单个或多个，大小不一，形状不规则，边界不清[1,4,33,43]。静

脉注射UCA后，实质增强程度因受检器官血管化的差异而不同。

11.5.1 CEUS的增强模式

就强化程度而言，肾脏比肝脏和脾脏的强化更显著且快速。尤其是肾皮质，在注射UCA后迅速强化，而髓质锥体大约30秒后从周边向中心强化。肾脏评估的最佳时间段为2.5分钟。与常规超声相比，CEUS更容易在肾周间隙发现少量腹膜后积液[1,44]。与CECT一样，脾脏在动脉期呈不均匀强化，因此最好在静脉期对脾脏进行评价，给药后6～8分钟静脉期出现显著和持续强化。肝脏和胰腺的CEUS增强模式为中度增强[1]。CEUS的结果与UCA分布有关，UCA在健康的软组织中分布均匀，血管结构清晰可辨（图11-1），当在损伤后灌注不足的区域、器官血供阻断或低血容量休克的情况下，CEUS表现为强化不均匀。静脉期是判断创伤性病灶的数量、位置和范围的最佳时相[31,43]。

11.5.1.1 实质损伤：撕裂伤、血肿和包膜破裂

在CEUS检查中，创伤病灶由于没有UCA灌注而表现为低回声区或无回声区，在健康的、正常增强的实质中清晰可见。创伤病灶的边缘分界清楚，脏器包膜光整或中断也很容易分辨（图11-2）。与CECT类似，在CEUS检查中，创伤的严重程度可以根据美国创伤外科协会（AAST）分类来评估[45,46]。创伤后出现的实质损伤类型因创伤事件造成的损伤程度而异。挫伤可能仅仅出现水肿或回声减低，造影表现为灌注减少。撕裂伤可以有不同的形状和大小，它们

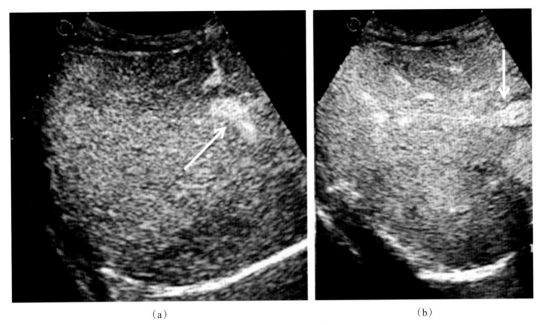

（a）　　　　　　　　　　　　　　　　　　（b）

图11-1　正常肝实质

（a,b）CEUS显示正常肝实质均匀增强。血管结构显示清晰（箭头）。

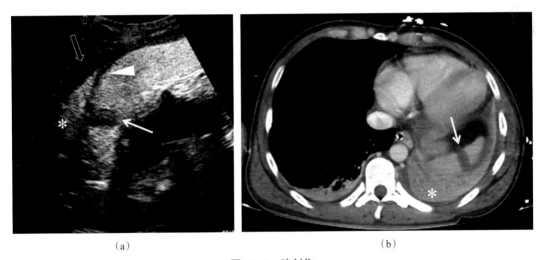

（a）　　　　　　　　　　　　　　　　　　（b）

图11-2　脾创伤

（a）CEUS显示脾脏上极撕裂伤，累及脾包膜（箭头）；少量脾脏周围血肿（箭头）。同时显示受压的肺实质（星号），伴少量胸腔积液（空心箭头）。（b）CT证实脾脏撕裂伤，累及器官包膜（箭头）和肺实质受压塌陷（星号）。

可能表现为小的、无回声的、有分支的线性缺损（图11-3），或者表现为较大的、不规则的或圆形的区域，其中可能合并活动性出血灶。撕裂伤可存在单个或多个损伤点抵达包膜或撕裂包膜（图11-4），也可能完全局限于实质内（图11-5）。包膜下血肿表现为新月形低回声或无回声区（图11-6），包绕正常增强的实质，出现占位效应（图11-7）。同样地，实质血肿在B型超声表现为稍高回声区，在CEUS表现为非增强区。

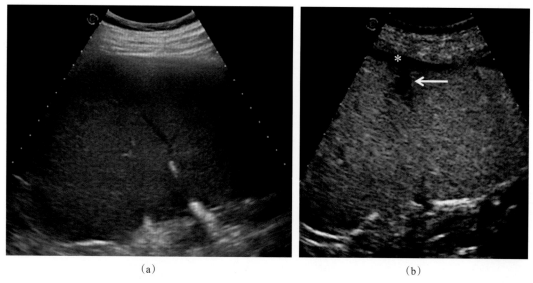

(a)

(b)

图 11-3　脾肿大患者的脾创伤

（a）超声显示脾脏实质回声均匀，无明显损伤。（b）CEUS显示脾脏线性撕裂伤，累及脾包膜（箭头），伴少量包膜下血肿（星号）。

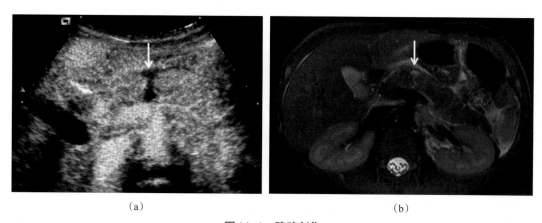

(a)

(b)

图 11-4　胰腺创伤

（a）CEUS显示胰体完全断裂，胰腺周围少量积液。（b）MR影像证实胰腺病变呈线状高信号横跨胰腺实质，伴胰腺周围少量积液（箭头）。

11.5.1.2　活动性出血

CEUS也可以检测有无病灶内或包膜外活动性出血。出血点表现为一个或多个大小不等的圆形或椭圆形高回声病灶，形状和回声在短期内会发生变化，与CECT所见相似（图11-8）。有无活动性出血是非常重要的预后标志，如存在则需要调整患者治疗方案，即从保守治疗到非保守治疗，可能需要栓塞治疗[39]。尽管CEUS能够显示UCA的持续性外渗，但病灶内和包膜外出血的首选检查仍然是CECT。有文献报道了CEUS在检测造影池方面有不同的敏感性[47-49]。最近的一项研究[50]报道了CEUS识别活动性出血部位的敏感性为72.4%，而在CECT上为81.2%[39]。腹膜或腹膜后活动性出血早期表现为高回声UCA微泡的实质外渗出[39]。

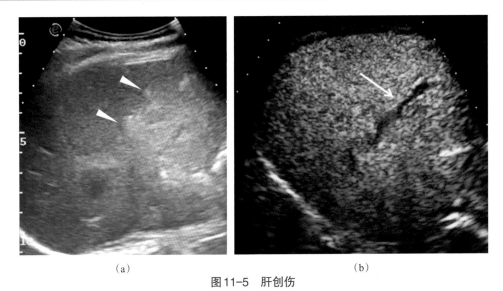

(a)　　　　　　　　　　　　　　(b)

图11-5　肝创伤

（a）超声显示肝实质内大片不均匀的高回声区（箭头）。（b）CEUS清楚地显示肝实质深部线性撕裂伤（箭头），未累及器官包膜。

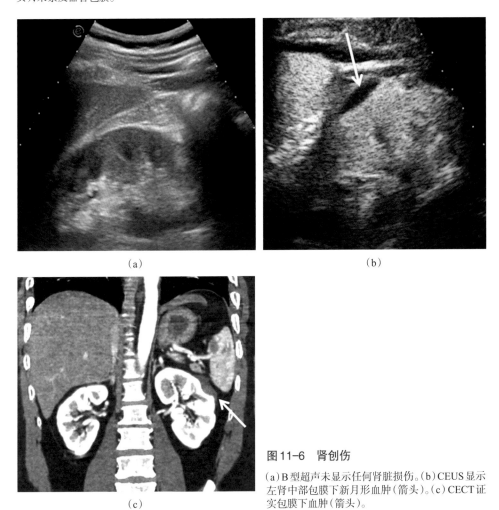

(a)　　　　　　　　　　　　　　(b)

图11-6　肾创伤

（a）B型超声未显示任何肾脏损伤。（b）CEUS显示左肾中部包膜下新月形血肿（箭头）。（c）CECT证实包膜下血肿（箭头）。

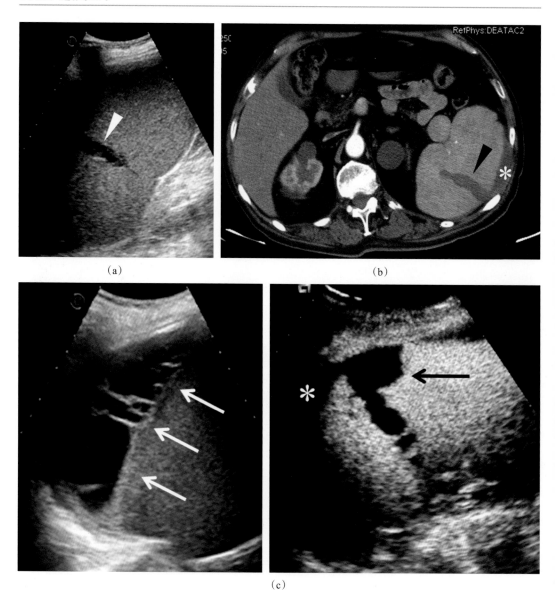

（a）　　　　　　　　　　　　　　　（b）

（c）

图11-7　脾创伤

（a）超声显示脾脏线性撕裂伤（白色箭头），累及包膜。（b）CECT证实（黑色箭头）。脾脏周围有明显的积液（星号）。1个月后，（c）超声随访显示包膜下血肿（白色箭头）和（d）CEUS清楚地显示脾脏实质的巨大撕裂伤（黑色箭头）和脾脏周围积液（星号）。

　　创伤后血管病变如假性动脉瘤在B型超声上表现为位于正常实质内的无回声区；彩色多普勒超声检查显示无回声病灶内有血流。CEUS可显示UCA分布于病变内，动态观察下呈漩涡状。器官完全无灌注提示主要血管损伤和血管蒂撕脱。由于CEUS不能对肾脏排泄系统进行评估，因此出现任何肾实质的损伤均提示肾脏排泄受损。

11.6　总结

　　CEUS是一种安全、可靠的影像学检查方法，可用于评估有低能量创伤病史的急

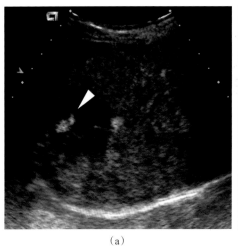
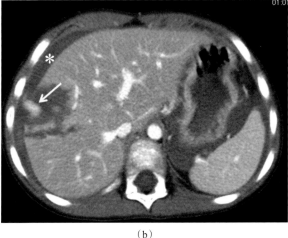

（a）　　　　　　　　　　　　　　　　　　（b）

图 11-8　肝创伤

（a）CEUS 显示右叶见一个巨大的血肿，伴活动性出血（箭头）。（b）CECT 证实肝实质内和腹腔内活动性出血（箭头），伴肝脏周围积液（星号）。

诊患儿。它在患儿选择保守治疗还是介入治疗方面也起着重要的作用，尤其是在第一次检查时可能不需要进行 CECT 检查。此外，CEUS 可用于已知实质性脏器损伤的随访，可以避免不必要的重复辐射暴露并降低成本。

（王海荣　译　许云峰　校）

参考文献

［1］MIELE V, PICCOLO C L, GALLUZZO M, et al. Contrast-enhanced ultrasound (CEUS) in blunt abdominal trauma. Br J Radiol, 2016, 89(1061): 20150823.

［2］VAN BEECK E F, VAN ROIJEN L, MACKENBACH J P. Medical costs and economic production losses due to injuries in the Netherlands. J Trauma, 1997, 42: 1116-1123. https://doi.org/10.1097/00005373-199706000-00023.

［3］POLETTI P A, WINTERMARK M, SCHNYDER P, et al. Traumatic injuries: role of imaging in the management of the polytrauma victim (conservative expectation). Eur Radiol, 2002, 12: 969-978. https://doi.org/10.1007/s00330-002-1353-y.

［4］TRINCI M, SESSA B, MENICHINI G, et al. Abdominal trauma. In: Miele V, Trinci M, editors. Imaging trauma and polytrauma in pediatric patients. Cham: Springer International Publishing, 2015: 65-100. https://doi.org/10.1007/978-3-319-08524-1_4.

［5］MCKENNEY K L, NUÑEZ D B Jr, MCKENNEY M G, et al. Sonography as primary screening technique for blunt abdominal trauma: experience with 899 patients. AJR Am J Roentgenol, 1998, 170: 979-985. https://doi.org/10.2214/ajr.170.4.9580140.

［6］BROWN M A, SIRLIN C B, HOYT D B, et al. Screening ultrasound in blunt abdominal trauma. J Intensive Care Med, 2006, 18: 253-260. https://doi.org/10.1177/0885066603256103.

［7］BRANNEY S W, WOLFE R E, MOORE E E, et al. Quantitative sensitivity of ultrasound in detecting free intraperitoneal fluid. J Trauma, 1995, 39: 375-380. https://doi.

org/10.1097/00005373-199508000-00032.

[8] PAAJNEN H, LAHTI P, NORDBACK I. Sensitivity of transabdominal ultrasonography in detection of intraperitoneal fluid in humans. Eur Radiol, 1999, 9: 1423-1425.

[9] MIELE V, ANDREOLI C, GRASSI R. The management of emergency radiology: key facts. Eur J Radiol, 2006, 59: 311-314. https://doi.org/10.1016/j.ejrad.2006.04.020.

[10] VOLPICELLI G. Sonographic diagnosis of pneumothorax. Intensive Care Med, 2011, 37: 224-232.

[11] IANNIELLO S, DI GIACOMO V, SESSA B, et al. First line sonographic diagnosis of pneumothorax in major trauma: accuracy of e-fast and comparison with multidetector computed tomography. Radiol Med, 2014, 119: 674-680.

[12] SOLDATI G, TESTA A, SHER S, et al. Occult traumatic pneumothorax: diagnostic accuracy of lung ultrasonography in the emergency department. Chest, 2008, 133: 204-211.

[13] MIELE V, PICCOLO C L, TRINCI M, et al. Diagnostic imaging of blunt abdominal trauma in pediatric patients. Radiol Med, 2016, 121: 409-430.

[14] SCHURINK G W, BODE P J, VAN LUIJT P A, et al. The value of physical examination in the diagnosis of patients with blunt abdominal trauma: a retro spective study. Injury, 1997, 28: 261-265.

[15] HOLMES J F, SOKOLOVE P E, BRANT W E, et al. Identification of children with intra-abdominal injuries after blunt trauma. Ann Emerg Med, 2002, 39: 500-509.

[16] COTTON B A, BECKERT B W, SMITH M K, et al. The utility of clinical and laboratory data for predicting intraabdominal injury among children. J Trauma, 2004, 56: 1068-1074.

[17] BROWN C K, DUNN K A, WILSON K. Diagnostic evaluation of patients with blunt abdominal trauma: a decision analysis. Acad Emerg Med, 2000, 7: 385-396.

[18] SIVIT C. Imaging children with abdominal trauma. AJR Am J Roentgenol, 2009, 192: 1179-1189.

[19] SIVIT C. Contemporary imaging in abdominal emergencies. Pediatr Radiol, 2008, 38(Suppl 4): S675-678.

[20] MIELE V, DI GIAMPIETRO I, IANNIELLO S, et al. Diagnostic imaging in pediatric polytrauma management. Radiol Med, 2015, 120: 33-49.

[21] CLAUDON M, et al. Guidelines and good practice recommendations for contrast enhanced ultrasound (CEUS)—update 2008. Ultraschall Med, 2008, 29: 28-44.

[22] PISCAGLIA F, et al. The EFSUMB guidelines and recommendations on the clinical practice of contrast enhanced ultrasound (CEUS): update 2011 on non-hepatic applications. Ultraschall Med, 2012, 33: 33-59.

[23] SIDHU P S, et al. The EFSUMB guidelines and reccomendations for the clinical practice of contrast enhanced ultrasound (CEUS) in non-hepatic applications: update 2017. Ultraschall Med, 2018, 39: 154-180.

[24] SHUMAN W P. CT of blunt abdominal trauma in adults. Radiology, 1997, 205: 297-306.

[25] WEISHAUPT D, GROZAJ A M, WILLMANN J K, et al. Traumatic injuries: imaging of abdominal and pelvic injuries. In: Baert AL, Gourtsoyannis N, editors. Categorical course ECR. Vienna: European Congress of Radiology, 2003: 123-139.

[26] ACEP Clinical Policies Committee, Clinical Policies Subcommittee on Acute Blunt Abdominal Trauma. Clinical policy: critical issues in the evaluation of adult patients presenting to the emergency department with acute blunt abdominal trauma. Ann Emerg Med, 2004, 43: 278-290.

[27] KRETSCHMER K H, BOHNDORF K, POHLENZ O. The role of sonography in abdominal trauma: the European experience. Emerg Radiol, 1997, 2: 62-67.

[28] PAAJANEN H, LAHTI P, NORDBACK I. Sensitivity of transabdominal ultrasonography

in detection of intraperitoneal fluid in humans. Eur Radiol, 1999, 9: 1423−1425.

[29] POLETTI P A, KINKEL K, VERMEULEN B, et al. Blunt abdominal trauma: should US be used to detect both free fluid and organ injuries? Radiology, 2003, 227: 95−103.

[30] ROTHLIN M A, NAF R, AMGWERD M, et al. Ultrasound in blunt abdominal and thoracic trauma. J Trauma, 1993, 34: 488−495.

[31] VALENTINO M, SERRA C, ZIRONI G, et al. Blunt abdominal trauma: emergency contrast-enhanced sonography for detection of solid organ injuries. AJR Am J Roentgenol, 2006, 186: 1361−1367.

[32] ROZYCKI G S, OCHSNER M G, JAFFIN J H. A prospective study of surgeon-performed ultrasound as the primary adjuvant modality for injured patient assessment. J Trauma, 1995, 39: 492−498.

[33] CLEVERT D A, WECKBACH S, MINAIFAR N, et al. Contrast enhanced ultrasound versus MS-CT in blunt abdominal trauma. Clin Hemorheol Microcirc, 2008, 39: 155−169.

[34] PEARL W S, TODD K H. Ultrasonography for the initial evaluation of blunt abdominal trauma: a review of prospective trials. Ann Emerg Med, 1996, 27: 353−361.

[35] CHIU W C, CUSHING B M, RODRIGUEZ A, et al. Abdominal injuries without hemoperitoneum: a potential limitation of focused abdominal sonography for trauma (FAST). J Trauma, 1997, 42: 617−625.

[36] SHANMUGANATHAN K, MIRVIS S E, SHERBOURNE C D, et al. Hemoperitoneum as the sole indicator of abdominal visceral injuries: a potential limitation of screening abdominal US for trauma. Radiology, 1999, 212: 423−430.

[37] CATALANO O, LOBIANCO R, SANDOMENICO F, et al. Splenic trauma: evaluation with contrast-specific sonography and a second-generation contrast medium. J Ultrasound Med, 2003, 22: 467−477.

[38] MIELE V, BUFFA V, STASOLLA A, et al. Contrast enhanced ultrasound with second generation contrast agent in traumatic liver lesions. Radiol Med, 2004, 107: 82−91.

[39] SESSA B, TRINCI M, IANNIELLO S, et al. Blunt abdominal trauma: role of contrastenhanced ultrasound (CEUS) in the detection and staging of abdominal traumatic lesions compared to US and CE-MDCT. Radiol Med, 2015, 120: 180−189.

[40] VALENTINO M, DE LUCA C, GALLONI S S, et al. Contrast enhanced US evaluation in patients with blunt abdominal trauma. J Ultrasound, 2010, 13: 22−27.

[41] TANG J, LI W, LV F, et al. Comparison of gray-scale contrast-enhanced ultrasonography with contrastenhanced computed tomography in different grading of blunt hepatic and splenic trauma: an animal experiment. Ultrasound Med Biol, 2009, 35: 566−575.

[42] DIETRICH C F. Comments and illustrations regarding the guidelines and good clinical practice recommendations for contrast-enhanced ultrasound (CEUS)−update 2008. Ultraschall Med, 2008, 29(Suppl 4): S188−202.

[43] PINTO F, MIELE V, SCAGLIONE M, et al. The use of contrast-enhanced ultrasound in blunt abdominal trauma: advantages and limitations. Acta Radiol, 2014, 55: 776−784. https://doi.org/10.1177/0284185113505517.

[44] CAGINI L, GRAVANTE S, MALASPINA C M, et al. Contrast enhanced ultrasound (CEUS) in blunt abdominal trauma. Crit Ultrasound J, 2013, 5(Suppl. 1): S9. https://doi.org/10.1186/2036−7902−5−S1−S9.

[45] MOORE E E, COGBILL T H, JURKOVICH G J, et al. Organ injury scaling: spleen and liver (1994 revision). J Trauma, 1995, 38: 323−324.

[46] MOORE E E, SHACKFORD S R, PACHTER H L, et al. Organ injury scaling: spleen, liver and kidney. J Trauma, 1989, 29: 1664−1666.

[47] CATALANO O, CUSATI B, NUNZIATA A, et al. Active abdominal bleeding: contrast-enhanced sonography. Abdom Imaging, 2006,

31: 9-16.

[48] MARMERY H, SHANMUGANATAN K, MIRVIS S E, et al. Correlation of multidetector CT findings with splenic arteriography and surgery: prospective study in 392 patients. J Am Coll Surg, 2008, 206: 685-693.

[49] HAMILTON J D, KUMARAVEL M, CENSULLO M L, et al. Multidetector CT evaluation of active extravasation in blunt abdominal and pelvic trauma patients. Radiographics, 2008, 28: 1603-1616.

[50] LV F, TANG J, LUO Y, et al. Contrast-enhanced ultrasound imaging of active bleeding associated with hepatic and splenic trauma. Radiol Med, 2011, 116: 1076-1082.

小儿肾脏超声造影

吉维什·卡普尔、佐尔坦·哈卡伊

缩 — 写

ultrasound (US) 超声
computerized tomography (CT) 计算机断
层扫描
contrast-enhanced computed tomography

(CECT) 增强计算机断层扫描
magnetic resonance (MR) 磁共振
contrast-enhanced ultrasound (CEUS) 超声造影
ultrasound contrast agent (UCA) 超声造影剂

12.1 导言

常规超声(US)一直是肾脏系统与腹部脏器在临床应用中主要的影像学检查方法,尤其在儿科群体中。超声具有无辐射及实时成像的优点,是儿童必不可少的影像学评估手段。然而对于肾脏,尤其评估肾脏病变的性质方面,常规超声并非最佳诊断方法。随着超声造影(CEUS)的出现,超声这一必要的影像学方法又增添了新的功能。造影模式所具有的对腹部脏器以及局灶性病变的洞察力与计算机断层扫描(CT)及磁共振(MR)成像相似甚至更佳[1-3]。在过去的10年,CEUS开始取得进展,且没有肾损伤的局限性。2003年以来,欧洲超声医学与生物学联合会(EFSUMB)召开了几次会议并达成共识,制订了一系列CEUS的使用指南和方案,使其在临床中的应用更加标准化且更具可重复性,并最终制订出一份针对儿童患者的应用指南[3]。

12.2 安全性与技术事项

超声造影剂(UCA)由微泡组成,是纯血池制剂,它不受肾滤过或肾排泄影响,本质上扮演着"血管示踪剂"的角色。对于肾功能不全患者,碘化CT造影剂存在引起肾毒性的风险,钆(Gd)会增加肾纤维化的风险,因此增强计算机断层扫描(CECT)和MR成像在该类人群中的应用受到限制。UCA以其公认的安全性和低副作用发生率,为肾脏成像提供了独特的方式[4,5]。它没有肾毒性及心脏毒性,其成分由肺排泄或通过肝脏代谢,在给药前无需进行肾功能生化检测。Riccabona等研究发现UCA可安全应用于儿童,该观点已纳入儿科CEUS应用指南[6,7]。一项大规模的回顾性研究表明声诺维SonoVue™(Bracco SpA, milan)在腹部应用中具有良好的安全性,不良事件报告率低于或类似于放射学及MR造影剂[6-8]。UCA的严重不良反应发生率很低,只有0.006% ~ 0.009%,主要为类过敏反应,可自行消退,通常无须住院治疗;尽管如此,对任何不良反应都应配备足够有效的急救措施。次严重的不良反应也很少见且持续时间短暂,包括头痛、头晕、脸色潮红、恶心、腰痛和胸痛[4,5]。

SonoVue™是评估肾脏最常用的血管内UCA。该造影剂是磷脂包裹的六氟化硫微泡,平均直径为2.5 μm。成人剂量取决于被检查的脏器,通常用量在1.2 ~ 4.8 mL,在儿童肾脏检查中,0.6 ~ 1.2 mL的剂量就已足够。UCA通过外周静脉给药(注入已留置好的20 G静脉留置针内),然后快速推注5 mL生理盐水。检查双肾时,我们最多团注2次,通常间隔10 ~ 15分钟,但检查单个病灶时,很少需要第二次用药。

在评估局灶性病变时,我们根据不同的临床要求选择合适的检查位置,对肾脏进行横断面、冠状面及矢状面检查。灰阶超声用于观察病灶大小、形态、回声强度及与邻近组织的边界,而彩色多普勒超声用于探测病灶内部及周围的血流。CEUS检查应选择合适的探头并停留在最佳切面,以最大程度获得病灶的血管信息。

随着CEUS在成人中的应用得到广泛认可,大多数现代化的高端超声设备都配备了造影显像模式。供应商特定的工作站能够处理曲线下面积和达峰时间等参数,这有助于进一步深入了解和研究肾脏造影模式。

12.3 造影影像

静脉注射UCA后,将肾内病灶与相应的正常肾皮质进行比较。UCA给药后病灶增强程度高于、低于或等于肾皮质的,分别被定义为高增强、低增强和等增强。此外,UCA充盈和廓清的时间与周边正常肾脏组织进行相应的比较。"快进"指UCA进入病灶的时间先于肾皮质,而"快出"指UCA从病灶消退的时间先于肾皮质。"同进"和"同出"指肾脏病灶与正常肾皮质相比,UCA同步增强和消退。此外,"慢进"和"慢出"指UCA在病灶内增强和消退的时间晚于正常肾皮质[9]。

CEUS在显示囊内分隔及囊内容物如出血等方面具有更高的敏感性[10],能更好地评估肾脏病变。它具有更高的时间分辨率,结合造影剂非肾脏排泄的特性以及周边静止组织的背景抑制,使其在探测任何肾脏病灶的分隔内或壁内的微血流方面更具有优势[11-13]。CEUS也有较大的误差容错率,在同一时间段内可以重复探测,但此类情况成人多见,儿童患者较少见。

12.4 肾脏局灶性病变

12.4.1 肾囊肿的Bosniak分类

复杂性肾囊肿的诊断是泌尿科医师和放射科医师共同面临的难题。这些复杂性肾囊肿往往是在常规放射检查中被偶然发现的。囊肿是否增强对于区分良性和恶性病变很重要,病变增强时癌变概率会增加到40% ~ 80%[12,14]。虽然增强CT和

MR成像被认为是诊断金标准,但CEUS也给复杂性肾囊肿的诊断提供了一个全新的视角。由于超声固有的分辨率优势,CEUS比CT或MR成像更好地显示细小分隔[11,15]。与其他断层影像方式相比,CEUS更为准确可靠,尤其是孤立性病灶的评估及随访(图12-1,图12-2,图12-3)。

所有横向研究均认为造影剂的使用对

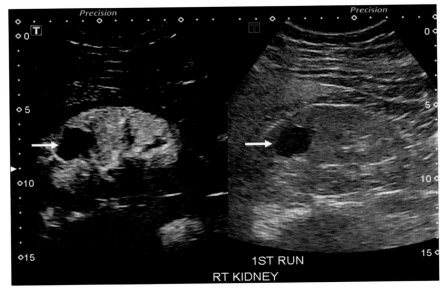

图12-1 单纯性肾囊肿分屏显示

CEUS(左)和低机械指数常规超声显像(右)。CEUS显示囊肿呈无回声,无分隔、无钙化、无实性成分(箭头)。静脉注射造影剂后无增强。这是典型的单纯性Bosniak Ⅰ级囊肿的特点,无须进一步检查。

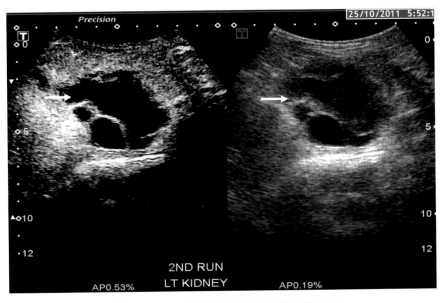

图12-2 Bosniak ⅡF级复杂肾囊肿分屏显示

CEUS(左)和低机械指数常规超声显像(右)。常规超声显示一较大肾囊肿,囊内见实性回声(箭头)。造影后显示囊内未见增强,实性回声区域未见动脉增强或消退,分隔处稍增强,无结节状增强或消退。影像学随访证实这是一枚复杂性肾囊肿合并囊内出血。

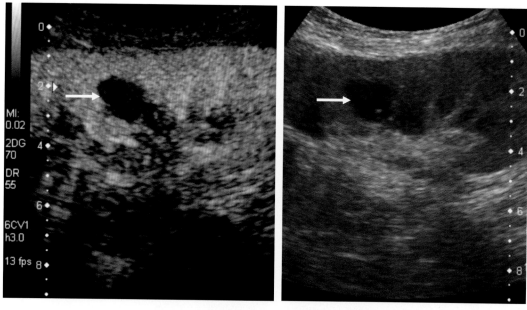

图12-3 移植肾Bosniak Ⅱ级囊肿分屏显示

CEUS（左）和低机械指数常规超声显像（右）。常规超声显示囊内见薄分隔，造影后显示分隔处未见明显增强，判定为Bosniak Ⅱ级。

于识别实性增强成分有重要意义，复杂性肾囊肿Bosniak分类在预测增强组织是否为恶性方面具有可重复性[16]，准确性很高[17,18]。该分类系统适用于CEUS检查[12,19]，最近的研究表明，在诊断肾恶性肿瘤时，CEUS和CECT这两种检查方式无统计学差异[20]。Quaia等认为与CECT相比，CEUS诊断复杂性肾囊肿的诊断效能更高。综合三位影像科医师分别读片后的诊断结果，该研究认为CECT对比CEUS：敏感性为81%～95%比86%～95%；特异性为42%～68%比63%～79%；阳性预测值（PPV）为61%～74%比74%～82%；阴性预测值（NPV）为67%～89%比83%～92%[11]。Chen等在另一项CEUS和MR成像的比较研究中发现CEUS诊断复杂性囊性肾肿块的敏感性和准确性

较高，但特异性不如MR成像（敏感性为97.2%比80.6%；特异性为71.4%比77.1%；阳性预测值为77.8%比78.4%；阴性预测值为96.2%比79.4%）[21]。最近，一系列研究报道了CEUS具有较高的灵敏度和阴性预测值。Barr等报道其灵敏度和阴性预测值均为100%[22]，而Li等的研究报道灵敏度和阴性预测值分别为93.3%和99.2%[23]。笔者团队的研究结果也类似，对于儿童患者，CEUS敏感性为95.5%，阴性预测值为98.0%[24]。

CEUS在区分恶性肿瘤、良性肿瘤和炎性病灶时会存在混淆。这是因为炎性病灶中肉芽组织内的血管增强与肿瘤非常类似。一些研究表明，大约30%的肾细胞癌（RRC）与血管平滑肌脂肪瘤（AML）在超声中表现类似，一半的肾细胞癌可以呈高回声（表12-1）[25]。

表12-1　小儿肾脏疾病CEUS常见适应证总结

小儿肾脏CEUS适应证
- 肾内局灶性实性病变，血管评估
- 复杂性肾囊性病变
- 合并肾感染
- 肾移植并发症
- 肾外伤
- 肾动脉狭窄[a]

[a]肾动脉狭窄：不常用但未来可能适用

12.5　肾血管平滑肌脂肪瘤

　　典型的肾血管平滑肌脂肪瘤表现为UCA从病灶周围开始充盈，缓慢向中心扩散，呈等增强或稍低增强。这很可能是由于血管平滑肌脂肪瘤中的大多数血管是畸形的，扭曲并排列紊乱。这些解剖特征导致该类病灶UCA难以流入并缓慢流出：UCA的流入和流出的起始时间均晚于肾皮质。典型的肾血管平滑肌脂肪瘤在所有时相（动脉期、早期静脉期和延迟期），病灶增强程度均低于邻近的正常肾实质（图12-4）。

12.6　肾实质损伤

　　UCA是纯血池造影剂，不会"渗漏"到周围组织（没有"平衡"相），也不受肾滤过影响；它们是"血管示踪剂"。相比彩色多普勒，使用CEUS来识别追踪肾动脉的走行更准确，而且检查时间短，特别适合于身体抱恙者及肾损害患者[24,26]。由于具有独特的微循环成像能力，CEUS是一种很好的评估肾脏灌注模式的方法。在注射UCA后，肾脏通常在10秒内快速增强。肾主动脉及其分支、弓动脉和段动脉随着肾周围皮质的灌注而迅速增强（图12-5）。

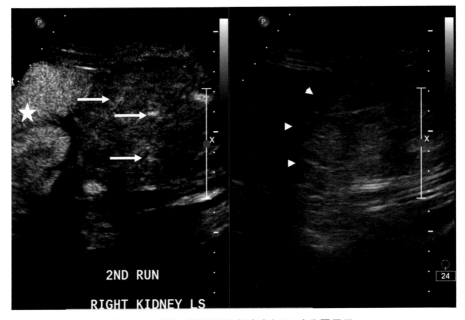

图12-4　肾血管平滑肌脂肪瘤（AML）分屏显示

CEUS（左）和低机械指数常规超声显像（右）。8岁男童，床旁超声偶然发现左肾肿块。常规超声显示较大的外生性肿块（短箭头），造影后增强，所有时相增强均低于正常肾实质（星形）。病灶内未发现显著廓清（长箭头）。

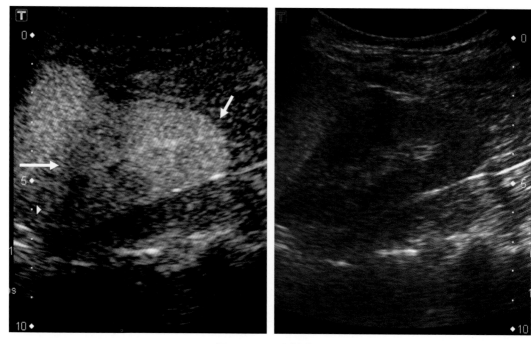

图12-5 正常肾灌注

造影后超声显示肾脏快速弥漫性均匀增强（箭头），无充盈缺损，无缺血及坏死灶。这种表现可以排除肾血栓栓塞的可能性。

这种对外周肾皮质微循环成像的能力对于任何肾移植患者的评估都是有用的。对比周围肾皮质，皮质的梗死灶在CEUS的所有时相通常显示为楔形缺损。CEUS可以有效地区分缺血与梗死，如为缺血灶可以观察到UCA缓慢流入病灶[27]。同样，在创伤中，与周围增强的肾实质相比，撕裂部位和血肿显示为非增强区。活动性出血和假性动脉瘤的形成也很容易被识别。肾移植并发症包括血管损伤、血管开放、皮质梗死和急性皮质坏死（图12-6），都可以通过CEUS来检查，床旁超声操作相对简便并准确诊断。

12.7 局灶性肾盂肾炎及脓肿形成

在适当临床情况下，CEUS可作为一种准确评估肾脏感染和炎性包块的工具。肾局灶性病变通常仅表现为一边界清晰的包块，患儿家长特别担心，对儿科医生来说面临一个临床诊断难题；CEUS可以提高肾恶性肿瘤和良性病变的鉴别能力（图12-7）。通常在CT和MR成像上的特征可以是非特异性的。由于邻近的正常肾实质可作为参照，因此任何局灶性实质增强的区域都比整体灌注损伤更容易被检测到。儿童肾盂肾炎可进一步并发肾脓肿。然而常规超声在显示和确诊早期肾脓肿方面是不够理想的，尤其是当超声表现为不确定的实质性病变时。CEUS是脓肿的理想检查方法，表现为不均质病变，其中央呈现空洞，边缘增厚，环状增强，通常伴有肾周积液。CEUS通常显示病灶有周边增强，脓液中央区无强化。延迟期未显示廓清（图12-8）。

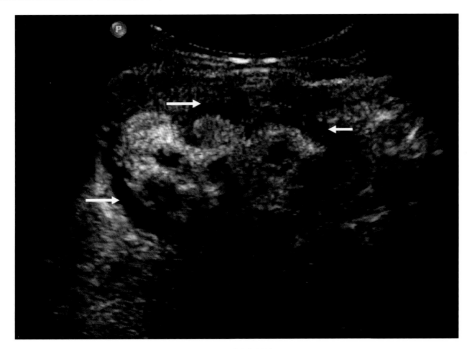

图12-6　肾皮质坏死

1名腹部钝性外伤导致左肾主动脉闭塞患者。UCA给药后，局部肾皮质（箭头）无增强，与包膜下坏死的肾皮质相一致。

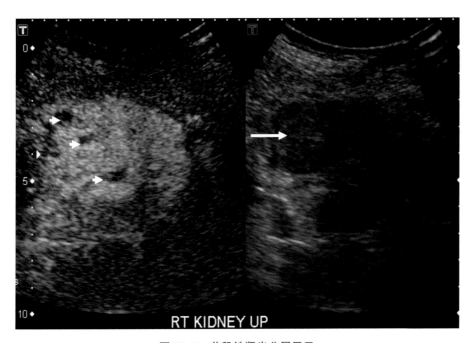

图12-7　节段性肾炎分屏显示

CEUS（左）和低机械指数常规超声显像（右）。16岁男孩正接受尿感治疗。右肾上极（长箭头）可见局灶性病变。造影后不均质病灶的增强程度与周围肾实质相似，病灶中心无增强（短箭头），未发现造影剂消退。这些特征与该疾病的CT影像特征相似。

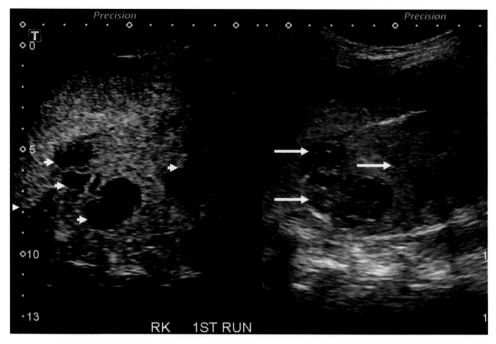

图12-8　肾脓肿分屏显示

CEUS（左）和低机械指数常规超声显像（右）。10岁男童因反复尿路感染接受治疗。因患儿持续高烧，C反应蛋白升高，行床旁超声以明确有无继发性肾病变。常规超声显示不均质低回声病灶（长箭头）。造影后，病灶边缘迅速增强，中央无增强（短箭头），无延迟消退，与周围肾实质同步增强。

12.8　假瘤

假瘤代表一类正常的肾脏解剖变异，在影像上可能被误认为肿瘤。最常见的正常变异有：胎儿分叶状肾脏，Bertin肾柱肥大，肾驼峰样隆起或脾肾融合[28]。在常规超声和彩色多普勒超声中，假瘤特征鲜明。CEUS可以识别正常的肾脏灌注模式，很容易与其他疾病相鉴别，是诊断假瘤的主要标准。虽然这方面的证据有限，但直接用超声诊断假瘤很准确，无需进一步行CT或MR成像（图12-9）。

12.9　恶性肾脏病变

成人肾脏病变往往在腹部影像中被意外发现，70岁以上人群发现肾囊肿概率高达35%。在儿童中，肾母细胞瘤是最常见的肾脏恶性肿瘤。由于肾母细胞瘤通常体积较大，发现时一般已完成CT和MR成像检查，故而CEUS的有效性尚未确定。虽然肾细胞癌（RCC）只占儿童肾脏病变的一小部分[15]，但这些肿瘤通常在患者出现临床症状之前就被影像学医师发现。肾细胞癌生长具有隐匿性，超过60%的患者无典型血尿、腹部肿块或腰部疼痛症状[29,30]，因此50%以上的肾细胞癌最初是通过影像学检查发现的。血管增生是肾细胞癌的重要特征，只有通过造影才能检测到[9,11,31,32]。虽然CT和MR成像依然是首选方法，但其受到肾功能损害、造影剂过敏、辐射、操作者技术以及时机把握错误等条件的限制。

肾细胞癌的特点是其内小血管增生，

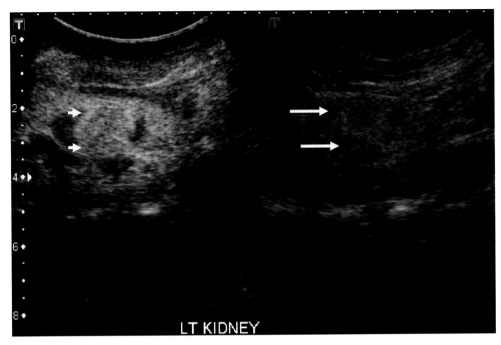

图12-9 肾假瘤分屏显示

CEUS(左)和低机械指数常规超声显像(右)。15岁女孩,床旁超声偶然发现一非特异性"肿块"。常规超声显示肾脏中极(长箭头)有明显的回声改变,疑似肾脏肿瘤。造影后显示该区域迅速均匀强化(短箭头),与周边肾脏组织强化相似,无异常增强或消退,提示为正常肾组织,可能是Bertin肾柱肥大。

血流增多,瘤内常伴有出血坏死及钙化灶[33]。因此,UCA注入后,瘤内快速出现高增强(图12-10,图12-11),且消退早于相邻的肝脾组织[10]。几乎所有肾脏恶性病变在CEUS中均表现出相似的特点,即快速增强和迅速廓清;在延迟期,其增强程度较相邻的肾实质弱[34]。尽管CEUS检测肾细胞癌的血管成像特征仍有争议,但已发表的研究表明总体符合上述特点[35]。值得注意的是,Barr等评估了1 018例肾脏病灶的CEUS表现,肾脏恶性病灶检出的敏感性高达100%、特异性为95.0%、阳性预测值为94.7%、阴性预测值为100%[22]。CEUS的主要优点是可以避免肾损害。随着急性肾损害患病率增加,增强CT和MR应用受到了限制[36]。今后,CEUS将在评价和鉴别肾良恶性病变方面发挥重要作用。

12.10 总结

CEUS在儿童中的应用优势在于可以降低CT带来的辐射伤害,其适应证与成人相似(例如实质脏器局灶性病变的鉴别诊断,评估器官灌注状况等)[2,5,37,38]。它在评估肾灌注、肾感染(脓肿)、实性和囊性肾病变(囊肿、血管平滑肌脂肪瘤、肿瘤)和假瘤等方面,已被证实为一项极佳的诊断工具[27]。在评估儿童肾脏病理方面,CEUS相对于其他检查方式的主要优势在于造影剂不具有肾毒性,可以安全应用于肾功能受损患者。这种优势加上超声无辐射的特点,让CEUS在评估肾脏疾病方面有了巨大的应用价值。根据造影剂制造商的建议,儿童使用CEUS的禁忌证为:患儿存在右向

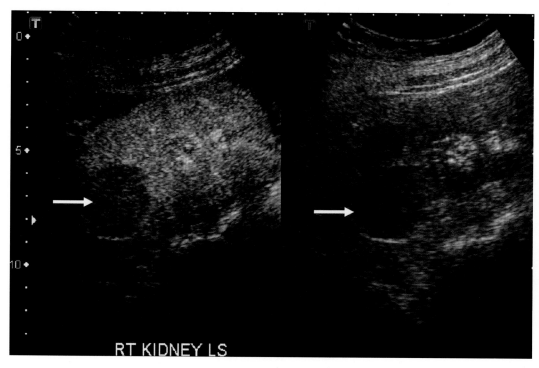

图12-10 肾细胞癌分屏显示

CEUS（左）和低机械指数常规超声显像（右）。13岁男孩，血尿待查。UCA给药后，显示病灶内均匀的中央增强（箭头），与周边肾实质相比，增强程度较低，并且在延迟期中显示消退，疑似恶性病变。

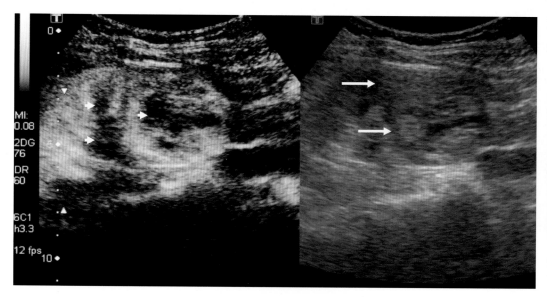

图12-11 肾细胞癌分屏显示

CEUS（左）和低机械指数常规超声显像（右）。左肾下极一复杂囊实性病变（长箭头），静脉注射造影剂后立即出现增强伴部分区域廓清（短箭头）。

左分流心脏疾病、严重心律失常或有严重呼吸衰竭(包括呼吸窘迫综合征)病史[39]。

　　CEUS也存在局限性,如诊断窗口期较短,检查双侧肾脏需要分别注射2次造影剂,甚至一侧肾脏也可能需要注射2次造影剂;同时评估多个病灶比较困难,可能需要在检查期间多次注射造影剂。一般来说,肥胖和肠道气体会干扰超声显像,从而使超声诊断相对受限。有些病变可能在某一特定体位显示欠清,所以造影检查要求患者有一定的依从性(例如屏住呼吸),但并非所有儿童都能配合检查。另外,因造影剂不经肾排泄,所以无法评估肾脏的排泄功能以及泌尿集合系统的详细解剖结构。儿童使用UCA并未得到广泛批准,往往需要超说明书使用,当然这在医疗实践中也无可厚非[40]。随着美国批准静脉内使用UCA,CEUS的应用范围有望增加。

　　总之,CEUS是一项准确性高、价廉、无辐射的检查方式,它的造影模式可以精准描绘肾局灶性病变。造影剂可安全用于肾功能不全或肾衰患儿,且不易发生过敏。在评估肾局灶性病变时,CEUS的准确性不亚于CT或MR成像,甚至更佳,可作为肾功能不全患者肾脏单一病变的常规检查方式。但CEUS在儿童中的应用价值尚未明确,需开展进一步的研究以验证其在评估肾脏疾病方面,能否成为一种既可替代CT及MR成像,同时又安全可靠的检查途径。

(何丽莉　译　孙颖华　校)

参考文献

[1] CLAUDON M, DIETRICH C F, CHOI B I, et al. Guidelines and good clinical practice recommendations for contrast enhanced ultrasound (CEUS) in the liver—update 2012. Ultraschall Med, 2013, 34: 11-29.

[2] SIDHU P S, CANTISANI V, DEGANELLO A, et al. Role of contrastenhanced ultrasound (CEUS) in paediatric practice: an EFSUMB position statement. Ultraschall Med, 2017, 38: 33-43.

[3] SIDHU P S, CANTISANI V, DIETRICH C F, et al. The EFSUMB guidelines and recommendations for the clinical practice of contrast-enhanced ultrasound (CEUS) in non-hepatic applications: update 2017 (short version). Ultraschall Med, 2018, 39(2): 154-180.

[4] PISCAGLIA F, BOLONDI L. The safety of SonoVue in abdominal applications: retrospective analysis of 23188 investigations. Ultrasound Med Biol, 2006, 32: 1369-1375.

[5] YUSUF G T, SELLARS M E, DEGANELLO A, et al. Retrospective analysis of the safety and cost implications of pediatric contrast-enhanced ultrasound at a single center. AJR Am J Roentgenol, 2016, 208: 446-452.

[6] RICCABONA M. Application of a second-generation US contrast agent in infants and children—a European questionnaire-based survey. Pediatr Radiol, 2012, 42: 1471-1480.

[7] RICCABONA M, AVNI F E, DAMASIO M B, et al. ESPR Uroradiology Task Force and ESUR Paediatric Working Group—Imaging recommendations in paediatric uroradiology, part V: childhood cystic kidney disease, childhood renal transplantation and contrastenhanced ultrasonography in children. Pediatr Radiol, 2012, 42: 1275-1283.

[8] DARGE K, PAPADOPOULU F, NTOULIA A, et al. Safety of contrastenhanced ultrasound in children for non-cardiac applications: a review by the Society for Pediatric Radiology (SPR) and the International Contrast Ultrasound Society (ICUS). Pediatr Radiol, 2013, 43: 1063-1073.

［9］WANG X H, WANG Y J, LEI C G. Evaluating the perfusion of occupying lesions of kidney and bladder with contrast-enhanced ultrasound. Clin Imaging, 2011, 35(6): 447-451.

［10］SETOLA S V, CATALANO O, SANDOMENICO F, et al. Contrast-enhanced sonography of the kidney. Abdom Imaging, 2007, 32(1): 21-28.

［11］QUAIA E, BERTOLOTTO M, CIOFFI V, et al. Comparison of contrast-enhanced sonography with unenhanced sonography and contrast-enhanced CT in the diagnosis of malignancy in complex cystic renal masses. Am J Roentgenol, 2008, 191: 1239-1249.

［12］ASCENTI G, MAZZIOTTI S, ZIMBARO G, et al. Complex cystic renal masses: characterization with contrast-enhanced US. Radiology, 2007, 243: 158-165.

［13］CLEVERT D A, MINAIFAR N, WECKBACH S, et al. Multislice computed tomography versus contrast-enhanced ultrasound in evaluation of complex cystic renal masses using the Bosniak classification system. Clin Hemorheol Microcirc, 2008, 39: 171-178.

［14］BERTOLOTTO M, DERCHI L E, CICERO C, et al. Renal masses as characterized by ultrasound contrast. Ultrasound Clin N Am, 2013, 8: 581-592.

［15］PARK B K, KIM B, KIM S H, et al. Assessment of cystic renal masses based on Bosniak classification: comparison of CT and contrast-enhanced US. Eur J Radiol, 2007, 61: 310-314.

［16］GRAUMANN O, OSTHER S S, KARSTOFT J, et al. Bosniak classification system: inter-observer and intra-observer agreement among experienced uroradiologists. Acta Radiol, 2015, 56(3): 374-383.

［17］ISRAEL G M, BOSNIAK M A. An update of the Bosniak renal cyst classification system. Urology, 2005, 66: 484-488.

［18］BOSNIAK M A. The current radiological approach to renal cysts. Radiology, 1986, 158(1): 1-10.

［19］MCARTHUR C, BAXTER G M. Current and potential renal applications of contrast-enhanced ultrasound. Clin Radiol, 2012, 67: 909-922.

［20］XUE L Y, LU Q, HUANG B J, et al. Contrast-enhanced ultrasonography for evaluation of cystic renal mass: in comparison to contrastenhanced CT and conventional ultrasound. Abdom Imaging, 2014, 39(6): 1274-1283.

［21］CHEN Y, WU N, XUE T, et al. Comparison of contrast-enhanced sonography with MRI in the diagnosis of complex cystic renal masses. J Clin Ultrasound, 2015, 43(4): 203-209.

［22］BARR R G, PETERSON C, HINDI A. Evaluation of indeterminate renal masses with contrast-enhanced US: a diagnostic performance study. Radiology, 2014, 271: 133-142.

［23］LI X, LIANG P, YU X, et al. Value of real-time contrast-enhanced ultrasound in diagnosis of renal solid renal lesions. Nan Fang Yi Ke Da Xue Xue Biao, 2014, 34: 890-895.

［24］YONG C, TEO Y M, JEEVESH K. Diagnostic performance of contrast-enhanced ultrasound in the evaluation of renal masses in patients with renal impairment. Med J Malaysia, 2016, 71: 193-198.

［25］FORMAN H P, MIDDLETON W D, MELSON G L, et al. Hyperechoic renal cell carcinomas: increase in detection at US. Radiology, 1993, 272: 757-766.

［26］PASPULATI R M, BHATT S. Sonography in benign and malignant renal masses. Radiol Clin N Am, 2006, 44(6): 787-803.

［27］HARVEY C J, ALSAFI A, KUZMICH S, et al. Role of US contrast agents in the assessment of indeterminate solid and cystic lesions in native and transplant kidneys. Radiographics, 2015, 35(5): 1419-1430.

［28］MARCHAL G, VERBEKEN E, MOERMAN F, et al. Ultrasound of the normal kidney: a sonographic, anatomic and histologic correlation. Ultrasound Med Biol, 1986, 12: 999-1009.

［29］OZEN H, COLOWICK A, FREIHA F S.

Incidentally discovered solid renal masses: what are they? Br J Urol, 1993, 72: 274-276.

[30] JAYSON M, SANDERS H. Increased incidence of seren dipitously discovered renal cell carcinoma. Urology, 1998, 51(2): 203-205.

[31] IGNEE A, STRAUB B, BRIX D, et al. The value of contrast enhanced ultrasound (CEUS) in the characterisation of patients with renal masses. Clin Hemorheol Microcirc, 2010, 46: 275-290.

[32] RAJ G V, BACH A M, IASONOS A, et al. Predicting the histology of renal masses using preoperative Doppler ultrasonography. J Urol, 2007, 177(1): 53-58.

[33] REESE J H. Renal cell carcinoma. Curr Opin Oncol, 1992, 4: 427-434.

[34] HARVEY C J, SIDHU P S. Ultrasound contrast agents in genito-urinary imaging. Ultrasound Clin N Am, 2011, 5: 489-506.

[35] HAENDL T, STROBEL D, LEGAL W, et al. Renal cell cancer does not show a typical perfusion pattern in contrast-enhanced ultrasound. Ultraschall Med, 2009, 30(01): 58-63.

[36] JAKOBSEN J, OYEN R, THOMSEN H S, et al. Safety of ultrasound contrast agents. Eur Radiol, 2005, 15(5): 941-945.

[37] FANG C, BERNARDO S, SELLARS M E, et al. Contrast-enhanced ultrasound in the diagnosis of pediatric focal nodular hyperplasia and hepatic adenoma: interobserver reliability. Pediatr Radiol, 2019, 49(1): 82-90.

[38] RAFAILIDIS V, DEGANELLO A, WATSON T, et al. Enhancing the role of paediatric ultrasound with microbubbles: a review of intravenous applications. Br J Radiol, 2016, 90(1069): 20160556.

[39] SELLARS M E, DEGANELLO A, SIDHU P S. Paediatric contrast-enhanced ultrasound (CEUS); a technique that requires co-operation for rapid implementation into clinical practice. Ultraschall Med, 2014, 35: 203-206.

[40] SIDHU P S, CHOI B I, BACHMANN N M. The EFSUMB guidelines and recommendations on the clinical practice of contrast enhanced ultrasound (CEUS): a new dawn for the escalating use of this ubiquitous technique. Ultraschall Med, 2012, 32: 5-7.

小儿脾脏超声造影 13

多丽丝·弗兰克、佐尔坦·哈卡伊

缩 写

computerized tomography (CT) 计算机断层
扫描

contrast-enhanced ultrasound (CEUS) 超声造影
ultrasound contrast agent (UCA) 超声造影剂

13.1 导言

脾脏的原发性病变较少,但继发性病变如弥漫性或局灶性病变较多见。对于所有的影像学检查来说,包括超声造影(CEUS),脾脏局灶性或弥漫性病变的诊断比肝脏更为困难。但不管如何,应用血池造影剂的实质灌注和血管化模式,脾脏病灶得以更好地呈现出来。脾脏CEUS可提高脾梗死、外伤等脾脏病灶的检出率[1,2],是儿童CEUS的理想指征且可以降低整体辐射负担[3]。

13.2 检查技术

在CEUS的动脉早期和实质晚期,脾脏表现为中高增强,增强程度低于脾脏周围组织和左肾。与其他器官相比,超声造影剂(UCA)在脾脏中的增强持续时间较长和强度较高的原因尚不完全清楚。有研究表面可能是由于UCA在血窦或脾脏靶向[4,5]聚集所导致的,但这种说法尚未定论。

在注射UCA后[4],脾脏的动脉期持续时间为5～60秒,实质期可达5分钟(甚至更长)。根据说明书所述,CEUS检查应间歇进行,以免微泡破坏。造影剂剂量取决于患儿的年龄和体重、超声设备、使用的软件和探头、病变的深度及血供情况。由于UCA在脾脏中的增强持续时间较长且强度较高,因此在脾脏病变检查的使用剂量通常小于在肝脏或肾脏病变检查的剂量。

在扫查过程中,应观察UCA强度、分布是否均匀以及局灶性病变情况。CEUS成像局限性与超声相同,在肺或结肠气体覆盖、病灶过深或病变过小(＜1 cm)的情况下,膈下和脾脏邻近区域的检查都比较困难。

许多患者的脾脏造影动脉期表现为典型的不均匀增强。这种图像被称为"虎纹或斑马纹",被认为是由于UCA在脾脏毛细血管、脾髓质以及脾血窦中的声速不同而造成的。注射后约50秒，UCA逐渐均匀增强至整个脾脏。良性病变一般表现为持续的中等增强或无增强（如囊肿）。恶性病变常表现为实质晚期廓清现象或低增强。

13.3　副脾、脾种植和多脾

副脾是非常常见的，根据Meta分析显示在22 487名患者中副脾的发生率为15%[2,6]。对于需要进行脾切除术的免疫性血小板减少症的患者，副脾的检出尤为重要，因为未被检出的副脾在脾切除术后可能会增大，并导致难治性症状的发生。副脾的位置通常位于脾门或脾脏下极，也可位于胰腺内或腹腔的任何位置。副脾具有和正常脾脏相同的超声表现和造影增强特征。这对于诊断位于胰腺尾部或腹腔其他部位的异位副脾组织非常重要，特别是创伤性脾破裂后的诊断以及脾门淋巴结的鉴别诊断。创伤后的脾脏会在腹腔自主种植，称为脾种植。CEUS可以根据持续性晚期增强的特征来识别脾组织，为脾种植的诊断提供帮助[7]。多脾往往与一些综合征相关，例如内脏异位等，通过超声即可诊断。

13.4　位置异常：游走脾

"游走脾"是具有高度移动性、解剖位置异常的脾脏，游走脾的移位可造成充血或梗死，如果患者出现剧烈疼痛怀疑游走脾扭转时，这是进行CEUS检查很好的指征[8,9]。可能是由于韧带松弛不能支撑脾脏处于正常的解剖位置，进而出现这种罕见的、先天性的解剖异常。早期正确诊断是具有挑战性的，特别是发生扭转或梗死时，儿童的临床表现可从无症状到反复腹痛甚至出现急腹痛[9,10]。CEUS的主要表现为梗死区域的无增强（图13-1）。

13.5　脾梗死

脾梗死常见于患有镰状细胞病的儿童中以及发生脓毒性栓塞的细菌性心内膜炎或骨髓增生性疾病的患者中。在脾梗死的早期阶段，梗死灶往往表现为等回声（后为低回声），在超声上很有可能被忽视。注射UCA后，通常在脾脏内显示一个无增强的三角形区域（楔形）。脾梗死后可出现受累组织的液化、出血、梗死后脾破裂或脾假性动脉瘤等并发症，这些并发症都可以用CEUS进行诊断[11,12]。脾假性动脉瘤在临床上与儿童尤其相关[13]。有研究发现，用CEUS评估左上腹疼痛合并超声显示脾脏回声不均匀、伴有局灶性病变的成年人中，有一半为脾梗死[11]。复发性脾梗死可能会导致脾脏钙化、萎缩，最终导致脾脏功能缺失或减退。在功能缺失的脾脏中，CEUS表现为实质期低增强甚至不增强[4]。

13.6　脾脏局灶性和弥漫性病变

13.6.1　脾脏良性局灶性病变

13.6.1.1　囊性病变

单纯性囊肿具有特征性的超声表现，

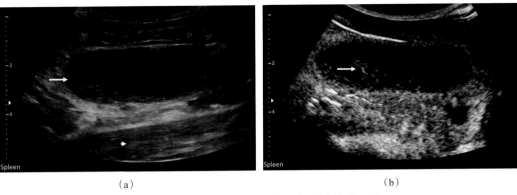

(a) (b)

图13-1 游走脾梗死。男童,9岁,反复腹痛3天

(a)脾脏(箭头)位置异常,位于左髂窝、腰大肌(箭头)上方。(b)CEUS显示,脾门血管增强(箭头)与"游走脾"的梗死相一致。(致谢 Annamaria Deganello 和 Maria Sellars)

圆形,有薄壁,后方回声增强,彩色多普勒显示无血流信号。假性或继发性囊肿可能是由于创伤或炎症引起的,早期含有血液或碎片成分,可伴有囊壁增厚或钙化。单纯性囊肿无CEUS的检查指征,只有当囊肿疑似复杂囊肿时,才有进行CEUS检查的必要(图13-2)。与肝脏相比,脾脏包虫囊肿并不常见,仅在5%的包虫病患者中被发现。注射UCA后,囊肿边缘可出现高度增强,而中央无增强。

13.6.1.2 血管瘤

海绵状血管瘤是最常见的脾脏局灶性实性病变。血管瘤通常表现为轮廓清晰的圆形高回声,有时可伴有无回声的区域,由于其血流缓慢,彩色多普勒常不显示或血流信号极少。部分血管瘤可出现钙化。CEUS特征性表现为缓慢的、向心性结节状边缘增强,与肝血管瘤类似。血管瘤可以是孤立的或多发性的(图13-3)。

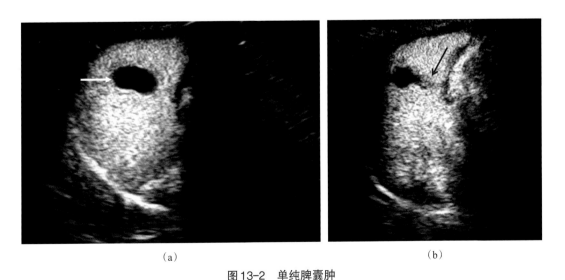

(a) (b)

图13-2 单纯脾囊肿

(a)脾脏单纯性囊肿(箭头)的CEUS,左侧腹外伤后超声偶然发现。(b)单纯性囊肿(箭头)伴有朝向囊肿的轻度增强的线性结构(箭头)。

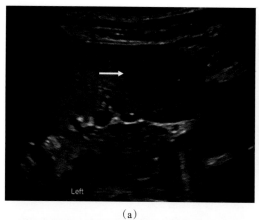

(a)

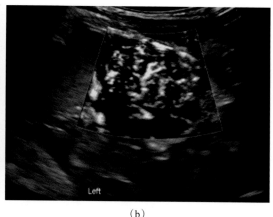

(b)

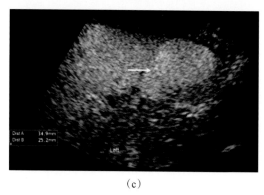

(c)

图13-3 脾血管瘤

（a）16岁男孩，脾脏内低回声实性肿块（箭头），无既往史。（b）在CEUS图像上，低回声病变比周围脾脏组织增强更为明显（箭头，光标间）。（c）CEUS微血流成像技术勾勒出肿块的轮廓。

13.6.1.3 淋巴管瘤

儿童淋巴管瘤（淋巴管畸形）是良性的，可在身体的任何部位发生。发生于脾脏的淋巴管瘤较为罕见。淋巴管瘤在超声上表现为大小不等、轮廓清晰、伴有分隔的囊肿聚集，囊内含有淋巴液或者碎片。囊肿无增强，而分隔部分由于血管的存在可以出现增强（图13-4）。

13.6.1.4 错构瘤

脾错构瘤也被称为"脾瘤""结节性脾增生"或"脾局灶性结节增生"，是罕见的先天性良性血管肿瘤，通常是无症状的，偶然被发现。并发症包括肿瘤体积的增大、破裂。超声表现为低回声、分叶状。CEUS诊断标准是病灶的持续性高增强和增强早期的轮辐状表现（图13-5）。

13.6.1.5 恶性实质性病变

转移瘤

原发性脾脏恶性肿瘤和脾转移在成人和儿童中都很少见。脾血管肉瘤和原发性淋巴瘤均有报道[14]。淋巴瘤是儿童最常见的脾脏继发性病变。CEUS在成人脾脏转移瘤的应用较为有限，目前尚无关于儿童的研究。与B超相比，CEUS特异性和敏感性提高了40%[15]。大部分转移灶的CEUS表现为动脉早期低增强（66%）或不均匀增强（25%），实质晚期低增强（75%）。

淋巴瘤

一般10%～30%的霍奇金淋巴瘤患者伴有脾脏受累。脾脏可增大，脾脏淋巴瘤的超声表现为低回声，彩色多普勒血流信号未见明显改变。注射UCA后，病灶表现为实质期渐进性低增强（图13-6）。然而，脾

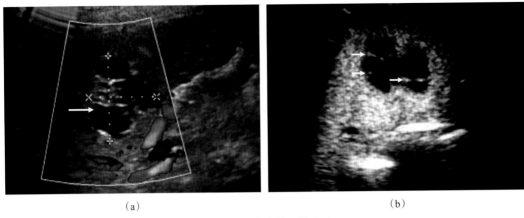

(a)   (b)

图13-4 脾脏淋巴管畸形

(a)囊性肿块(箭头,光标间)伴有多个分隔,彩色多普勒显示无血流信号。(b)在CEUS图像上,囊性部分无增强,但分隔部分有增强(箭头),这是孤立性脾脏淋巴管瘤的典型表现。

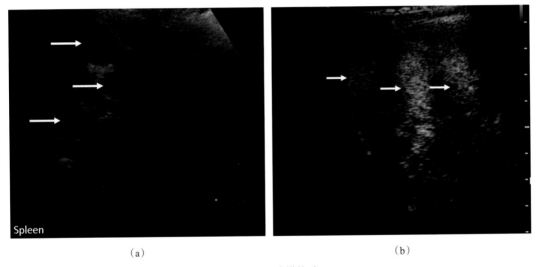

(a)   (b)

图13-5 脾错构瘤

(a)17岁患者,脾脏多发低回声团块(箭头),有镰状细胞病的病史。(b)CEUS显示病变(箭头)部分较周围脾脏组织增强更明显,并在整个检查过程中持续高增强。(致谢Maria Sellars)

脏CEUS无法检测弥漫性或较小的淋巴瘤浸润。因此,CEUS检查不能提供淋巴瘤分期的依据,据报道CEUS在诊断成人淋巴瘤脾受累方面没有明显的优势[16]。然而,有研究表明CEUS比计算机断层扫描(CT)或正电子发射断层扫描(PET-CT)在检测霍奇金淋巴瘤的脾脏受累方面具有更高的敏感性[17]。但目前还没有关于儿童的研究。

13.6.1.6 脾脏脓肿

由于脾脏具有免疫功能,脾脓肿的发生率要低于肝脏。血行传播可能由细菌性心内膜炎或白血病的真菌感染引起。超声的表现呈多样性,边界清晰或不清晰,低回声或高回声,大小不等,脓肿内可包含气体、碎片或液体,有或没有脓肿壁。CEUS检查中显示病灶周边增强明

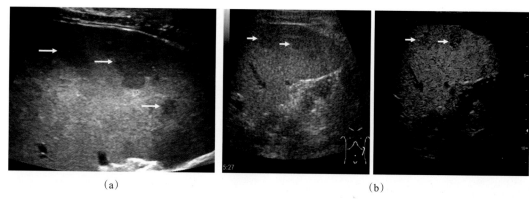

（a）　　　　　　　　　　　　　　　　　　　　　（b）

图13-6　脾淋巴瘤

（a）14岁男孩，脾脏霍奇金淋巴瘤，超声显示脾脏有数处低回声病灶（箭头）。（b）CEUS检查显示病灶（箭头）呈现持续性低增强。注意脾血管的连续性。

显而中心无增强，高度提示脾脓肿的存在（图13-7）。

13.6.1.7　脾脏外伤

在钝性或穿透性腹部创伤中，脾脏损伤是比较常见的。然而，超声对发现小挫裂伤并不敏感，特别是在创伤后的前2天。创伤初期，脾脏小挫裂伤呈现等回声或低回声，这是周围组织水肿对创伤部位的压迫所致（图13-8）。使用UCA后可提高乏血供区域的显像[19,20]，脾脏挫裂伤的灵敏度从51%提高到了92%[18]。对于低能量腹部创伤，CEUS被认为是首选的影像学检查方法，特别是儿童，可以尽量减少辐射带来的伤害[21]，同时也可用于并发症的随访。CEUS对脾假性动脉瘤的诊断和随访具有高度的敏感性和特异性[13]。Poletti等在对一组成年人的研究中发现CEUS用于检查腹部创伤的特异性和敏感性分别为100%和75%[22]，并指出CEUS可用于迟发性创伤性脾假性动脉瘤的筛查。在儿童队列中，创伤后脾假性动脉瘤的发生率可能高于原先预测，约为9%[13]。肝脾假性动脉瘤通常表现滞后，有可能发生破裂、危及生命。肝脏假性动脉瘤的发生率似乎高于脾脏。CEUS可检测假性动脉瘤的栓塞或自

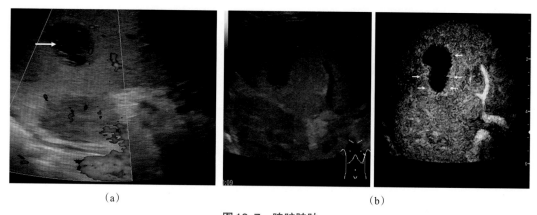

（a）　　　　　　　　　　　　　　　　　　　　　（b）

图13-7　脾脏脓肿

（a）4岁儿童伴有疼痛和发热。纵切面显示脾脏内低回声团，彩色多普勒无血流信号（箭头）。（b）CEUS显示病灶内无增强，脓肿边缘高增强（箭头）。

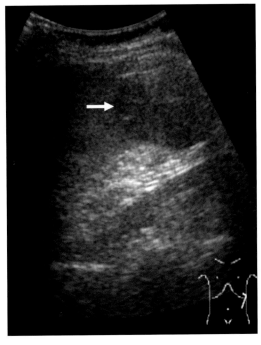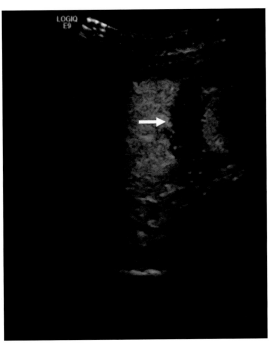

图 13-8　脾脏外伤

脾活检术后,脾脏出现条带样血肿(箭头),临床有出血症状。CEUS 显示血肿(箭头)全程无增强。

发性血栓形成,可检出小于 0.5 cm 的假性动脉瘤,降低 CT 检查的频率。使用 CEUS 代替增强 CT,可以减少辐射暴露,成本更低,并可在床边操作。创伤分级与脾脏或肝脏假性动脉瘤的发生并无关联[13]。脾脏损伤后的 CEUS 随访可以应用于重大创伤、可疑骨折或脾脏破裂、迟发性血管损伤、排除假性动脉瘤、血流动力学不稳定的儿童以及继发性活动性出血等情况(图 13-9)[23,24]。

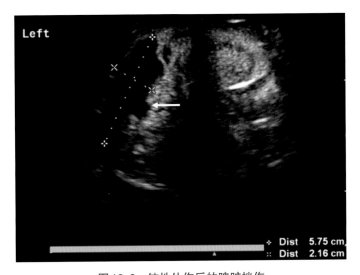

图 13-9　钝性外伤后的脾脏挫伤

10 岁女童,脾脏钝性外伤后改变,CEUS 显示膈下区域脾脏内巨大的创伤(箭头,光标间)。该患者接受保守治疗。

13.6.2　脾脏弥漫性病变

脾脏弥漫性浸润性病变可由弥漫性淋巴瘤、弥漫性或呈结节性表现的结节病引起，还可由结核病以及表现为真菌性小结节的念珠菌、曲霉菌或隐球菌和尼曼菌引起。脾脏弥漫性病变的CEUS可表现为延迟增强或持续性的早期不均匀增强。但是，这些表现并不是恒定或特有的[25]（表13-1，表13-2）。

表13-1　小儿脾脏CEUS的适应证

外伤
性质不明的脾脏局灶性病变
复杂囊肿
梗死
功能丧失或减低
脓肿

表13-2　囊性和实性局灶性脾脏病变的鉴别诊断

囊性局灶性病变
● 先天性囊肿
● 外伤后囊肿
● 脾脏脓肿（囊性或混合性）
● 感染性囊肿
● 脾脏淋巴管瘤
● 包虫病
实性局灶性病变
● 血管瘤
● 淋巴瘤
● 错构瘤
● 肉芽肿性疾病（结节病、结核）
● 转移灶

13.7　总结

CEUS无须全身麻醉且无辐射，可成为诊断儿童脾脏病变影像学检查的里程碑。

（杨乐飞　译　杜隽　校）

参考文献

［1］GÖRG C, BERT T. Second-generation sonographic contrast agent for differential diagnosis of perisplenic lesions. AJR Am J Roentgenol, 2006, 186(3): 621−626.

［2］PEDDU P, SHAH M, SIDHU P S. Splenic abnormalities: a comparative review of ultrasound, microbubble-enhanced ultrasound and computed tomography. Clin Radiol, 2004, 59: 777−792.

［3］SIDHU P S, CANTISANI V, DEGANELLO A, et al. Role of contrast-enhanced ultrasound (CEUS) in paediatric practice: an EFSUMB position statement. Ultraschall Med, 2017, 38(1): 33−43.

［4］GÖRG C S. In: WESKOTT H P. Contrast-enhanced ultrasound. 2nd ed. UNI-MED Science: Bremen, 2013: 140−151.

［5］LIM A K, PATEL N, ECKERSLEY R J, et al. Evidence for spleenspecific uptake of a microbubble contrast agent: a quantitative study in healthy volunteers. Radiology, 2004, 231(3): 785−788.

［6］VIKSE J, SANNA B, HENRY B M, et al. The prevalence and morphometry of an accessory spleen: a meta-analysis and systematic review of 22, 487 patients. Int J Surg, 2017, 45: 18−28.

［7］KRUGER R, FREEMAN S. An unusual pelvic mass: contrast-enhanced sonographic diagnosis of pelvic splenosis. J Clin Ultrasound, 2019, 47(3): 172−174.

［8］AGUIRRE PASCUAL E, FONTANILLA T, PÉREZ Í, et al. Wandering spleen torsionuse of contrast-enhanced ultrasound. BJR Case Rep, 2016, 3(1): 20150342.

［9］FRANKE D, DEEG K H. Doppler sonography of the spleen. CEUS of a wandering spleen. In: DEEG K H, RUPPRECHT T, HOFBECK M. Doppler sonography in infancy and childhood. Cham: Springer, 2015: 410.

［10］DI CROSTA I, INSERRA A, GIL C P, et al.

Ponticelli A abdominal pain and wandering spleen in young children: the importance of an early diagnosis. J Pediatr Surg, 2009, 44(7): 1446−1449.

［11］GÖRG C, GRAEF C, BERT T. Contrast-enhanced sonography for differential diagnosis of an inhomogeneous spleen of unknown cause in patients with pain in the left upper quadrant. J Ultrasound Med, 2006, 25(6): 729−734.

［12］CATALANO O, LOBIANCO R, SANDOMENICO F, et al. Real-time contrast-enhanced ultrasound of the spleen: examination technique and preliminary clinical experience. Radiol Med, 2003, 106(4): 338−356.

［13］DURKIN N, DEGANELLO A, SELLARS M E, et al. Post-traumatic liver and splenic pseudoaneurysms in children: diagnosis, management, and follow-up screening using contrast enhanced ultrasound (CEUS). J Pediatr Surg, 2016, 51(2): 289−292.

［14］THOMPSON W M, LEVY A D, AGUILERA N S, et al. Angiosarcoma of the spleen: imaging characteristics in 12 patients. Radiology, 2005, 235(1): 106−115.

［15］NEESSE A, HUTH J, KUNSCH S, et al. Contrast-enhanced ultrasound pattern of splenic metastases—a retrospective study in 32 patients. Ultraschall Med, 2010, 31(3): 264−269.

［16］GÖRG C, FAORO C, BERT T, et al. Contrast enhanced ultrasound of splenic lymphoma involvement. Eur J Radiol, 2011, 80(2): 169−174.

［17］PICARDI M, SORICELLI A, PANE F, et al. Contrastenhanced harmonic compound US of the spleen to increase staging accuracy in patients with Hodgkin lymphoma: a prospective study. Radiology, 2009, 251(2): 574−582.

［18］VALENTINO M, SERRA C, PAVLICA P, et al. Blunt abdominal trauma: disgnostic performance of contrast-enhanced ultrasonography in children-initial experience. Radiology, 2008, 246: 903−909.

［19］OLDENBURG A, HOHMANN J, SKROK J, et al. Imaging of paediatric splenic injury with contrast-enhanced ultrasonography. Pediatr Radiol, 2004, 34: 351−354.

［20］MENICHINI G, SESSA B, TRINCI M, et al. Accuracy of contrast-enhanced ultrasound (CEUS) in the identification and characterization of traumatic solid organ lesions in children: a retrospective comparison with baseline US and CE-MDCT. Radiol Med, 2015, 120(11): 989−1001.

［21］POLETTI P A, BECKER C D, ARDITI D, et al. Blunt splenic trauma: can contrast enhanced sonography be used for the screening of delayed pseudoaneurysms? Eur J Radiol, 2013, 82(11): 1846−1852.

［22］PICCOLO C L, TRINCI M, PINTO A, et al. Role of contrast-enhanced ultrasound (CEUS) in the diagnosis and management of traumatic splenic injuries. J Ultrasound, 2018, 21(4): 315−327.

［23］ROSLING M, TRENKER C, NEESSE A, et al. Spontaneous and traumatic splenic rupture: retrospective clinical, B-mode and CEUS analysis in 62 patients. Ultrasound Int Open, 2018, 4(1): E30−34.

［24］TAGLIATI C, ARGALIA G, POLONARA G, et al. Contrast-enhanced ultrasound in delayed splenic vascular injury and active extravasation diagnosis. Radiol Med, 2018, 124(3): 170−175.

［25］CATALANO O, SANDOMENICO F, VALLONE P, et al. Contrast-enhanced sonography of the spleen. Semin Ultrasound CT MR, 2006, 27(5): 426−433.

排泄性尿路超声造影（ceVUS）: 目前经验和先进技术

苏珊·J.巴克、卡萨·达吉、
艾卡特里尼·恩图利亚

14

缩　写

ultrasound (US)　超声	urinary tract infection (UTI)　尿路感染
contrast-enhanced ultrasound (CEUS)　超声造影	fluoroscopic voiding cystourethrography (VCUG)　排泄性膀胱输尿管X线造影术
ultrasound contrast agent (UCA)　超声造影剂	radionuclide cystography (RNC)　放射性核素膀胱造影术
contrast-enhanced voiding urosonography (ceVUS)　排泄性尿路超声造影	
vesicoureteral reflux (VUR)　膀胱输尿管反流	posterior urethral valves (PUV)　后尿道瓣膜

14.1　背景

14.1.1　膀胱输尿管反流

膀胱输尿管反流（VUR）是指尿液从膀胱逆流到输尿管或肾脏。VUR的发生是由于膀胱输尿管连接处输尿管口的单向瓣膜功能性或结构性发育不良而造成的[1,2]。该瓣膜是远端输尿管斜行插入膀胱壁而形成的。膀胱充盈时，输尿管膀胱段被压缩以防止尿液反流。

在原发性VUR中，其先天性缺陷是输尿管口的黏膜下通道相对于其内径过短，使瓣膜样抗反流机制失去作用[2]。继发性VUR是与下尿路功能障碍（如膀胱直肠功能障碍或神经源性膀胱）相关或由于解剖学出口梗阻（如后尿道瓣膜）而发生的获得

性疾病。

在普通儿科群体中，VUR的患病率较低，为1%～2%[3]。但是对于尿路感染（UTI）的患儿，VUR的患病率在5岁以下的人群中高达25%～40%，在1岁以下的人群中高达50%[3,4]。VUR的家族患病率在兄弟姐妹中为24%～51%，在父母患有VUR的，儿童中患病率高达66%[5]。

VUR肾病可能是由UTI反复发作和肾盂肾炎而引起，并可能导致肾脏瘢痕形成、高血压风险增加以及终末期肾脏疾病的高发病率[6-8]。

对于UTI和VUR儿童的治疗目前仍存在争议[9]。在大多数儿童中，即使是高级别的VUR也可能会随着时间的推移而自愈，而低级别的VUR可能不需要治疗。中重度的VUR可以预防性使用抗生

素，以防止UTI的复发并纠正可能存在的膀胱直肠功能障碍[10]。在膀胱输尿管连接处注射填充剂是治疗VUR的一种微创方法[11]。对于反复尿路感染并伴有高级别VUR的儿童，可能需要外科手术干预[12]。因此，对儿童进行VUR成像来明确反流严重程度及制订临床治疗计划至关重要。

14.1.2　膀胱输尿管反流的影像学检查

几十年来，排泄性膀胱输尿管X线造影术（VCUG）和放射性核素膀胱造影术（RNC）已成为诊断VUR的常规影像学方法。但是，这两种方法都会使卵巢和睾丸直接暴露于电离辐射中。

20世纪80年代初期，利用超声显像和超声造影剂建立了一种无辐射的替代方法，现称为排泄性尿路超声造影（ceVUS）。最初，第一代用于ceVUS的造影剂是由半乳糖和棕榈酸稳定于含空气的微气泡内构成[13-15]。利声显Levovist®（Schering AG）是第一个在欧洲获批的可经儿童膀胱内使用的UCA，但之后随着更好的造影剂出现，该制药公司主动将Levovist®从市场退出。

21世纪初，由充气微泡组成的第二代UCA进入市场。声诺维SonoVue®（Bracco Imaging SpA., Milan），或在美国被称为Lumason®（Bracco Diagnostics Inc.）是应用于儿童ceVUS中最常用的第二代UCA。它由磷脂包膜包裹六氟化硫气体微泡组成。SonoVue®改进的理化特性提高了微泡的稳定性并增强了回声信号[16,17]。结合不断改进的超声成像技术和超声造影软件，极少量的造影剂即可用于检查，进一步提高了

ceVUS的诊断效能。

过去20年来，ceVUS在欧洲已得到广泛开展，并被证明是用于检测和判断VUR分级的一种安全且灵敏度高的成像方法。最近，ceVUS已应用于尿道病理学。很多研究详细对比了ceVUS与VCUG和RNC的诊断效能，并有大量证据证明ceVUS诊断的高准确性[18-38]。基于这些经验，ceVUS是很多放射科作为首次也是唯一采用的影像学检查方法，完全取代了其他两项反流影像学检查[22,32,39]。

2012年，欧洲儿科放射学会（ESPR）在儿科泌尿放射学领域发表的影像学建议和指南中首次认可了ceVUS检查[40]。同时，欧洲超声医学与生物学联合会（EFSUMB）发布了一套最新指南，介绍了超声造影检查的应用，包括ceVUS在儿童中的应用，重点是检查的适应证、技术性能、安全性和诊断效能[41,42]。

2014年，SonoVue®首次以商品名Lumason®进入美国市场。2016年，Lumason®在儿童膀胱输尿管反流的影像研究和应用获得了FDA的批准，2017年SonoVue®也被欧洲药品管理局（EMA）批准用于此适应证，使得这项技术被广泛接受。Optison™（GE Healthcare Inc.）是另一种在美国上市的第二代UCA，已在一项前瞻性临床试验和一些病例报告中用于ceVUS[20,43,44]。

14.1.3　反流的影像学检查适应证

英国国家卫生医疗质量标准署（NICE）和美国儿科学会（AAP）分别于2007年和2011年修订了针对发热婴幼儿的UTI诊治指南[45,46]。更新后的指南更强调哪些儿童最易患尿路感染和发生长期后遗症，

通过研究和随访以防止未来肾脏损害的发生。

如果超声检查提示尿路扩张、瘢痕形成或其他提示高级别 VUR 以及梗阻性尿路疾病，或其他非典型的、复杂的临床情况，建议采用影像学检查来检测 VUR。基于最新的检测指南，ceVUS 的实施为 VUR 成像提供了无辐射成像的替代方案，可用于初步诊断、随访以及已知反流儿童中兄弟姐妹的筛查。

14.2 如何进行排泄性尿路超声造影

ceVUS 检查的方式类似于 VCUG[47]。使用具有低机械指数的特定造影谐波成像软件，在连续、实时超声（US）监测下，通过导尿管逆行向膀胱注入 UCA 和生理盐水。对于新生儿和婴儿，可使用 2 ~ 9 MHz 线阵或 5 ~ 8 MHz 凸阵探头，而对于较大的孩子，则可使用多频（1 ~ 5 MHz）凸阵探头[22,47]。

首先，无菌膀胱置管是使用无留置球囊的小型导管（胃管）进行的。导管的尺寸根据孩子的年龄而有所不同，通常为 5 ~ 8F。接着，根据产品说明书配制 UCA 溶液，并将其注入膀胱中。以往文献中介绍了两种用于膀胱内 UCA 给药的技术：

（1）注射技术：将 UCA 直接注射到部分充盈生理盐水的膀胱中，然后通过重力作用将生理盐水充盈膀胱，直到排尿点或预期最大膀胱容量（以 mL 为单位），膀胱容量由公式（年龄 + 2）× 30 计算[48]。据文献报道，在这项技术中，单剂量 0.5 ~ 1 mL 的 SonoVue® 溶液足以获得最佳的造影效果[32,36]。

（2）输液技术：首先将 UCA 在生理盐水袋中稀释，然后通过重力作用将溶液输注入膀胱。通常将 0.5 mL 或 1 mL 的 SonoVue® 稀释到 250 mL 或 500 mL 的生理盐水袋中，配成 0.2% 的 UCA/生理盐水的溶液，但也有报道剂量为膀胱容量的 1%[22,23]。如果使用 Optison™，0.2% 的 Optison™/生理盐水即可[20]。膀胱充盈达到最佳后，造影剂在膀胱内分布均匀，可以更好地显示膀胱后壁及位于膀胱后方的输尿管部分（图 14-1）。这种技术有利于让 UCA 更均质而不会产生强烈的声影[22]。

在膀胱充盈和排尿阶段，儿童处于仰卧或俯卧位，在纵向和横向切面上交替进行膀胱以及左右肾脏的实时扫查。可经侧腹部在冠状面单幅图像中同时显示整个泌尿道，包括膀胱、输尿管全程以及肾脏[22]（图 14-2）。

当儿童排尿后，无论是否有导尿管，男童采用经耻骨上或经会阴/阴囊切面，女童通常采用经耻骨上或经会阴/阴唇切面评估尿道情况[22,23,29,49]（图 14-3，图 14-4，图 14-5）。对于婴儿，在排尿过程中，通常先保留导尿管以进行多个充盈/排泄周期的观察[50]。对于年龄较大的儿童，一旦达到预期的膀胱容量，便可以拔除导尿管，让儿童排尿。

反流的 UCA 在尿路系统内显示为逆流的强回声微泡。依据累及尿路的解剖学水平和反流造影剂的量，ceVUS 可参照 VCUG 将 VUR 划分为五级[51]。

在连续的超声扫查过程中，可在单幅特定的造影模式下显示感兴趣区域，也可调为双幅图像模式，在灰度和造影模式下同时显示感兴趣区域。双幅图像模式

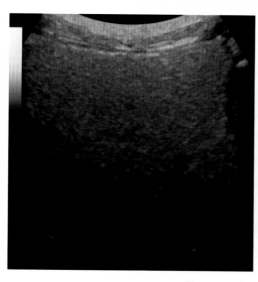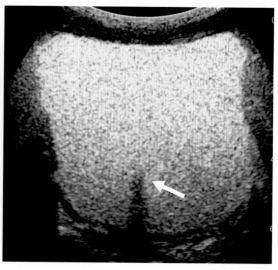

图 14-1 膀胱内 UCA 的最佳浓度

灰阶模式(左)和造影模式(右)显示膀胱内均匀分布造影剂微泡。膀胱后壁后方可见膀胱后间隙。声影与膀胱导尿管有关(箭头)。

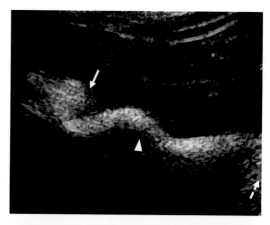

图 14-2 经侧面的冠状位图

造影模式图像。软组织背景的信号被抑制,在肾脏集合系统和输尿管内识别出反流的明亮造影剂微泡回声。从侧面冠状位扫查左肾,显示肾脏集合系统(箭头)到膀胱顶部(虚线箭头)的整个尿路,因此可以更好地评估输尿管的迂曲程度(三角)。

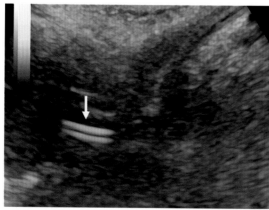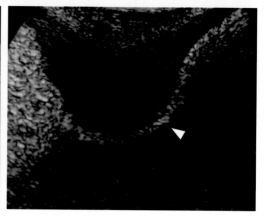

图 14-3 正常男性尿道。经耻骨上切面

灰阶模式(左)和造影模式(右)。该切面上,超声探头放置于耻骨弓上较低位置,即紧贴耻骨上方区域。靠近超声探头的结构是膀胱颈。在排尿期间可观察到强回声微泡从膀胱通过尿道(箭头),导尿管(箭头)保持在原位。

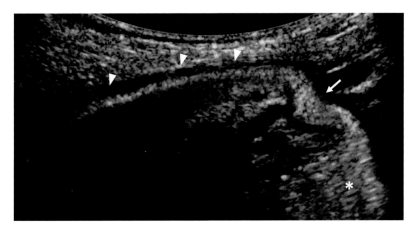

图14-4　正常男性尿道。经会阴切面

超声造影模式。该切面上，超声探头放置于会阴正中。靠近超声探头的结构是前尿道（三角）。后尿道（箭头）形态正常。在排尿期间，观察到强回声微泡从膀胱（星号）通过尿道。

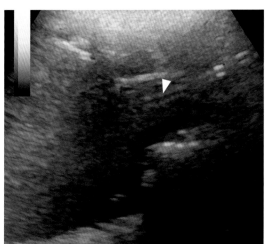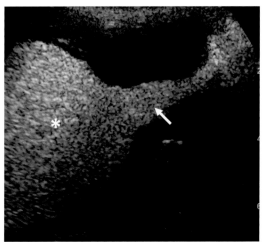

图14-5　正常女性尿道

经耻骨上切面。灰阶模式（左）和造影模式（右），排尿期间强回声微泡从膀胱（星号）通过尿道（箭头），正常女性尿道呈圆锥形。排尿期间导尿管（三角）保持在原位。

有助于图像的对比，使探头在感兴趣区域上更好地定位。造影模式下特定的设置使微泡的显示更加清晰。超声造影技术将低机械指数和间歇脉冲超声技术相结合，减少了超声声压下微泡的破裂。减影技术可有效分离背景组织和造影剂信号，从而改善诊断信息并缩短检查时间。彩色叠加模式结合造影剂和灰阶信号，可在单个图像中同时显示解剖和造影的信息。

14.3　ceVUS影像学表现

14.3.1　反流分级

　　ceVUS分级采用的是其他反流成像检查所建立的分级系统[51]。最常用的VUR分级系统最早为国际儿童反流学会（IRSC）提出，用来描述VCUG的检查结果[52]。根据造影剂反流到输尿管还是肾脏集合系统、输尿管的扩张和扭曲程度以及肾脏集合系统的扩张程度,将其分为Ⅰ(最低)～Ⅴ级(最高)。Darge和Troeger提出的超声分级是基于IRSC推测的分级系统,它建立在早期使用生理盐水和第一代UCA进行排泄性超声造影检查经验的基础上[51](图14-6,图14-7,图14-8,图14-9,图14-10)。与VCUG和RNC相比,US具有更多的优势,因为它可以在反流发生之前显示尿路的扩张。最初的ceVUS分级系统针对五个反流等级建议分别使用"a"和"b"的子类别来表示该尿路系统原先是否扩张,但是这种方法并未得到广泛应用。五个反流等级分别是:

- Ⅰ级:反流的造影剂微泡到达输尿管。
- Ⅱ级:反流的造影剂微泡到达肾脏集合系统内,但肾盂肾盏无明显扩张。
- Ⅲ级:反流的造影剂微泡到达肾脏集合系统内,集合系统轻度扩张,但肾盏轮廓无明显变化。
- Ⅳ级:反流的造影剂微泡到达肾脏

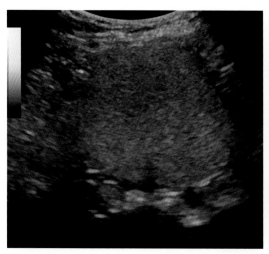
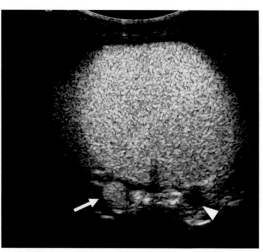

图14-6 输尿管反流

灰阶模式(左)和造影模式(右),膀胱后方右输尿管轻度扩张,并充满强回声微泡(箭头)。扩张的左输尿管远端充满清晰的无回声液体,说明左侧没有反流(三角)。

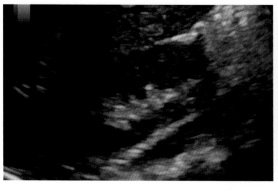
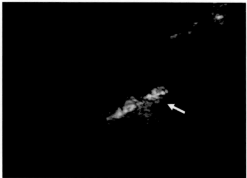

图14-7 Ⅱ级反流

右肾的灰阶模式(左)和造影模式(右)。反流微泡出现在右侧肾盂中,肾盂未见明显扩张(箭头)。

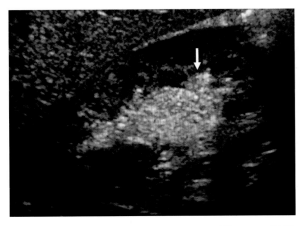
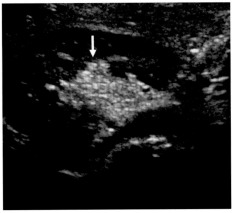

图14-8　Ⅲ级VUR

右肾纵向（左）和轴向（右）切面的造影模式图像。肾盂、肾盏中度扩张伴肾盏穹隆部轻度变钝（箭头）。

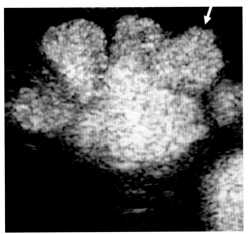

图14-9　Ⅳ级VUR

右肾的造影模式图像。强回声微泡出现在扩张的肾盂、肾盏（箭头）中，肾盏穹隆部变钝，肾乳头形态保留。

图14-10　Ⅴ级VUR

长轴切面上右肾造影模式图像。强回声微泡出现在重度扩张的肾盂、肾盏（箭头）中，肾乳头形态消失，近端输尿管（三角）迂曲扩张。

集合系统内，集合系统中度扩张，肾盏穹隆部变钝，但肾乳头形态可辨。

• Ⅴ级：反流的造影剂微泡到达肾脏集合系统内，集合系统重度扩张，肾乳头形态消失，输尿管迂曲扩张。

在ceVUS中很少使用三级分级系统，例如RNC对VUR评分的系统[15,38]。值得注意的是，一项体外试验显示，造影剂微泡不会被动地上升到上尿路系统中，因此，在肾脏集合系统中显示的

微泡回声均是由于膀胱输尿管主动反流造成的[53]。

ceVUS可以检测到较少见的肾内反流现象，在小样本的研究中可与VCUG检测相媲美[43,54]。随着超声造影技术的发展，肾内反流被检测到的频率越来越高。虽然肾内反流不属于任一反流分级，但可能有助于评估肾脏瘢痕风险大小（图14-11）。肾内反流通常与复合乳头有关，复合乳头在肾脏上极常见，而在肾脏下极则

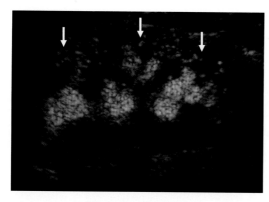

图14-11　肾内反流

造影模式图像。强回声微泡从肾盏扩散进入肾实质（箭头）。

较少[55]。

ceVUS还可以提供肾脏集合系统形态学解剖细节，可检测完全或部分重复输尿

管的反流情况（图14-12，图14-13）。

14.3.2　尿道

评估尿道是否存在后尿道瓣膜（PUV）是诊断男性婴儿以及有症状和体征患儿提示存在下尿路梗阻的重要部分。Teele、Share[56]和Cohen等[57]分别描述了经会阴超声评估儿童膀胱底部和尿道的作用，与无排尿婴儿经骨盆成像相比，这种方法是互补且有益的。以VCUG作为金标准，Good等评估了非排尿期和排尿期的梗阻性和非梗阻性男性后尿道的内径[58]。他们表示，无论是有梗阻还是无

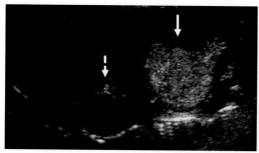
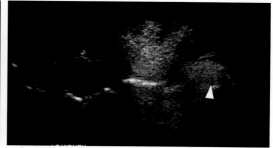

图14-12　重复肾的膀胱输尿管反流

左侧重复肾的造影模式。下半肾Ⅲ级反流（箭头），伴近端输尿管轻度扩张（三角）。上半肾无反流（虚线箭头），符合集合系统完全重复畸形。

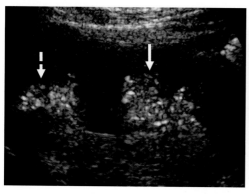
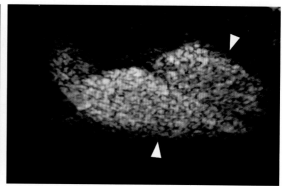

图14-13　肾脏不完全重复畸形

右肾集合系统重复畸形。可见强回声微泡反流至上半肾（虚线箭头）和下半肾（箭头）分离的集合系统中。在较低的水平上，2根分离的输尿管（三角）轻度扩张并充满强回声微泡。这些发现提示集合系统部分重复畸形，2根输尿管在远端汇合后进入膀胱。

梗阻状态下，非排尿期和排尿期之间后尿道的内径都有显著的差异。无梗阻的后尿道排尿前平均内径为1 mm，而排尿时为4 mm。梗阻的后尿道在排尿前和排尿时平均内径分别为4.5 mm和10 mm[58]。将6 mm作为梗阻性后尿道排尿过程中内径的临界值，敏感性为100%，特异性为89%[58]（图14-14，图14-15）。

Mate等使用第一代半乳糖UCA进行ceVUS检查评估PUV，以Good等提出的6 mm为阈值，发现224例男童中有4例存在尿道异常，VCUG也证实了这一发现[59]。Bosio和Manzoni利用ceVUS检查在100例男童中准确识别出了8例PUV患儿，其表现为后尿道的扩张，造影剂通过狭窄段的时间延迟，前尿道的扩张较少[60]。VCUG也证实了此发现。在最初的研究结果发表后，该小组又增加了110例男童入组，并使用与最初相似的标准发现了1例PUV。最近，

Duran等的研究表明，更新更稳定的第二代UCA可以可靠地用于尿道成像[29]。

Berrocal等[61]和Duran等[29,49]通过ceVUS测量排尿期间尿道的内径，分别得出了相似的男女尿道标准测量值。他们表明，尿道评估不再是ceVUS作为儿童尤其是男童尿道评估的主要限制。他们分别报道了排尿过程中正常的男性后尿道内径测量结果为6.3 ± 0.66 mm（范围：3.7 ～ 7.2 mm）和6.4 ± 0.78 mm（范围：4 ～ 9.2 mm）；男性前尿道内径分别为6.1 ± 0.81 mm（范围：2.8 ～ 7.1 mm）和5.8 ± 0.91 mm（范围：3.3 ～ 8.9 mm）[29,61]。对于女童来说，Berrocal等报道的排尿时尿道平均内径为4.2 ± 1.01 mm（范围：2.5 ～ 7.8 mm），Duran报道的尿道平均内径为5.9 ± 1.1 mm（范围：4 ～ 9 mm）[61]。

除了PUV之外，ceVUS还可显示尿道阴道反流、螺形尿道、前尿道瓣膜、尿道憩

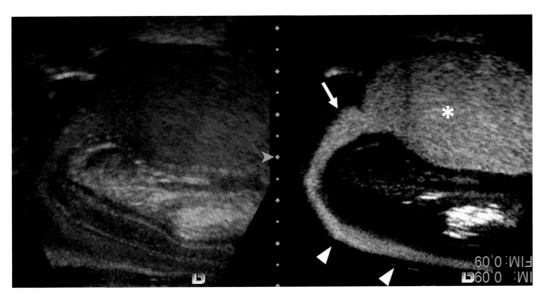

图14-14　正常男性尿道

经会阴切面。灰阶模式（左）和造影模式（右）。图像旋转180°形成类似于经典的VCUG图像。超声探头放置于会阴中线。在排尿期间，尿道腔内充满从膀胱（星号）内流出的强回声微泡。靠近超声探头的结构是前尿道（三角）。后尿道（箭头）内径和形态正常。前后尿道内径之差不应超过2 mm。（由西班牙巴塞罗那萨瓦德尔市Parc Tauli大学医学院的C. Duran博士提供）

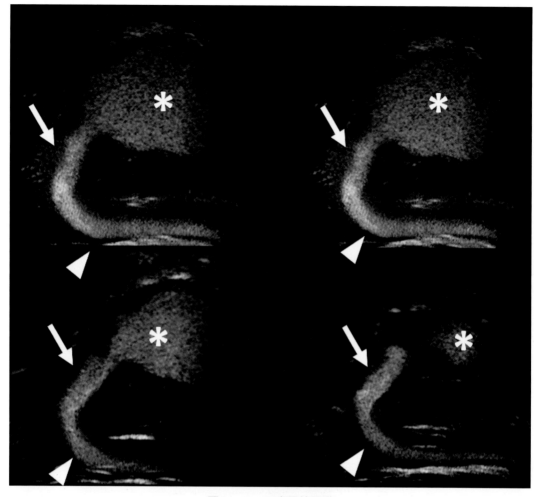

图 14-15　正常男性尿道

经会阴切面。造影模式下的一系列图像。所有图像均顺时针旋转 180° 形成类似经典的 VCUG 图像。超声探头放置于会阴中线。在排尿期间将导尿管从膀胱（星号）内拔除。尿道内充满强回声微泡。后尿道（箭头）和前尿道（三角）形态正常，直至膀胱完全排空。（由西班牙巴塞罗那萨瓦德尔市 Parc Tauli 大学医学院的 C. Duran 博士提供）

室、前列腺尿道和延髓狭窄[22, 23, 29, 49, 61]（图 14-16）。Patel 等报道过一例 ceVUS 发现尿道重复畸形的病例[62]。

图 14-16　螺形尿道伴阴道反流

经耻骨上切面。排尿时造影模式显示"顶部螺旋形"的尿道形态（箭头）以及阴道内反流（三角）。"螺形尿道"指的是后尿道非梗阻性增宽，发生在膀胱颈机能较弱且伴有远端括约肌自主收缩的女性患儿中。它提示膀胱排尿功能紊乱或不稳定，膀胱（星号）内充满强回声微泡。

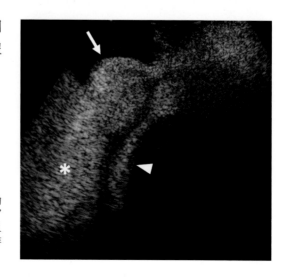

14.3.3 诊断比较：ceVUS 与 VCUG 和 RNC

多项研究表明，与 VCUG 和 RNC 相比，ceVUS 具有更高的诊断敏感性和特异性，可用于反流的检测和分级[63]。截止到2019年，已有20篇研究报道了使用第二代 UCA（大多是 SonoVue®，少数是 Optison™）对 VCUG 和 ceVUS 的诊断效能进行了比较。这些研究纳入了 2 600 多名儿童，分析了 5 200 多个肾盂-输尿管单位（PUU）。据报道，在大多数研究中，ceVUS 的诊断效能与 VCUG 和 RNC 相当，在许多研究中甚至更高[18-20, 22-29, 31-34, 36, 39, 43, 44, 64-67]。总的来说，与 VCUG 相比，我们认为 ceVUS 可多检测出 10% 的反流病例[50, 63]。更值得注意的是，70% 仅在 ceVUS 中发现的反流属于较高的分级（Ⅱ-Ⅴ），因此具有较高的临床意义[68]。ceVUS 的高灵敏度可能是因为使用先进的造影专用软件可以轻松地发现少量的反流微泡，而在 VCUG 中，特别是在已有尿路扩张的情况下，需要大量的碘造影剂反流才可观察到。此外，由于没有电离辐射，因此可以分别对每个肾脏进行较长时间、实时的检查，从而在检测间歇性或肾内反流方面更具敏感性[50, 54, 68]。

另一方面，VCUG 对Ⅰ级反流具有更高的灵敏度，因为反流的输尿管结构与周围背景很难鉴别，尤其是这些输尿管未扩张时[63]。但是，Ⅰ级反流的临床意义尚不确定，在许多情况下甚至不需要治疗。

在最近的一项 Meta 分析中，共有 12 项以 VCUG 作为参照标准的 ceVUS 研究，在 953 名儿童中，ceVUS 诊断儿童 VUR 的总体准确性参数如下：敏感性 90.43%（95%CI 90.36 ～ 90.50），特异性 92.82%（95%CI 92.76 ～ 92.87），计算出的阳性似然比为 12.59（95%CI 12.49 ～ 12.68），阴性似然比为 0.103（95%CI 0.102 ～ 0.104），推断的总体诊断 OR 值为 122.12（95%CI 120.75 ～ 123.49）[35, 37]。

14.3.4 逆行尿道造影

尿道超声造影最早于1988年由 McAninch 等提出[69]。插入导尿管并用生理盐水逆行充盈膀胱后进行。文献报道，它主要用于成人，对尿路狭窄的检测可与 X 线逆行尿道造影（RUG）相媲美[70]。据报道，与手术结果相比，尿道超声造影相较于 X 线逆行尿道造影（RUG），尿道狭窄段长度和内径测量的敏感度更高，尤其是长度较短的狭窄，这归因于检查过程中阴茎伸展的位置和程度的差异[70, 71]。一些作者发现，X 线摄片技术低估了狭窄段长度，而另一些人则认为由于 RUG 放大造成了狭窄段长度过度测量[72]。由于修复尿道狭窄的方式取决于其长度，因此准确的测量对于手术计划至关重要。尿道超声造影还可以检测海绵体纤维化并指导手术治疗，这是 RUG 做不到的[70, 71]。在对 12 名平均年龄 16.9 岁（范围 9.5 ～ 20.8 岁）的青少年患者进行的回顾性分析中，尿道超声造影在改善海绵体纤维化的检出和测量方面，具有与成年人相似的优势[73]。

在评估尿道创伤[74]、憩室、尿失禁[75, 76]以及较长的尿道狭窄[72]时，辅以超声造影剂的尿道造影可以更好地改善成人尿道的可视性。

14.3.5　复杂泌尿生殖系统解剖

与RUG和尿道超声造影相似,使用造影剂可以显示持续性的泌尿生殖瘘[22]。注入膀胱的造影剂可能反流至阴道,并显示尿道和其下方的共同通道[77,78](图14-17)。将造影剂滴入肛门闭锁患者的黏膜瘘管,还可显示直肠尿道间的异常通道[79]。

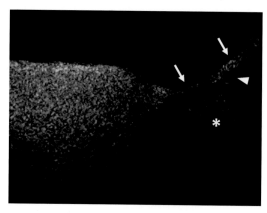

图14-17　泌尿生殖瘘

经耻骨上切面。造影模式显示该婴儿长长的尿道(箭头)以及模棱两可的生殖器。在排尿阶段,后尿道和阴道(星号)之间出现了交通(三角),造影剂进入阴道内。

14.4　新技术

14.4.1　3D/4D ceVUS

当前,ceVUS流程基于标准的二维(2D)超声技术,可提供静态图像和动态视频剪辑用于尿路解剖学成像和形态学评估。近年来,超声设备的不断创新促进三维(3D)和四维(4D)超声技术不断发展,这些技术在小儿泌尿放射学领域越来越受到欢迎[33,80]。3D/4D超声可在所有正交平面上同时进行静态和实时多平面超声成像以及离线体积绘制重建,选择性显示特定的组织成分。

这些先进的超声技术结合造影成像可以进一步扩展ceVUS的诊断能力,改善体积测量并提供集合系统内细节的可视化。Wozniak等最新的一项研究表明,3D/4D超声数据采集可提供更多的解剖学信息,有可能改进诊断尤其是VUR的分级。此外,3D/4D超声可以更真实地显示反流,从而更好地与临床医师进行全面沟通[33,80](图14-18)。

14.4.2　术中ceVUS

ceVUS已逐渐成为评估抗反流药物和外科治疗有效性的工具。尽管预防性使用抗生素仍然是VUR初始治疗的主要手段,但对于有严重反流、爆发性肾盂肾炎的儿童要尽快给予抗生素治疗,有进行性肾脏瘢痕形成和输尿管膀胱连接部异常的可能需要手术治疗。腹腔镜或开放手术重建输尿管膀胱连接部通常被认为是金标准,旨在为输尿管建立一个延长的黏膜下通道。在输尿管膀胱壁内段注射生物相容性填充剂是VUR的另一种治疗方式,由于其手术风险小且有相当的成功率,可用于持续性VUR或手术不成功的病例。在X线透视下将填充剂注入黏膜下腔实现输尿管腔的狭窄以防止VUR。术中ceVUS可直接在手术室监测填充剂的效果。单次内镜治疗期间可以重复注射填充剂[81],这对于持续性VUR病例来说至关重要。最后,ceVUS可以用于药物治疗或抗反流手术治疗患儿的影像学随访,以确保治疗有效并避免更多辐射风险。

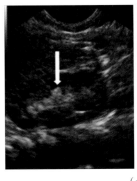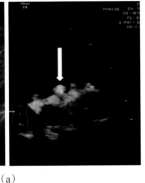

(a)

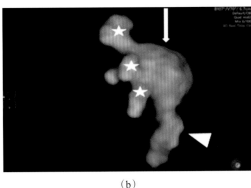

(b)

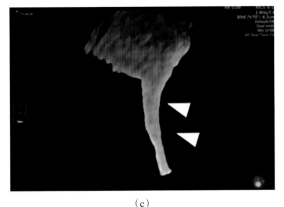

(c)

图14-18　3-D渲染

（a）经右肾矢状面的二维灰阶（左）和造影（右）图像显示造影剂填充右肾集合系统（箭头），包括肾盂和肾盏。（b）3D渲染图像显示右肾集合系统内造影剂显影，包括肾盂（箭头）、肾盏（星号）和输尿管（三角），比2D静态图像更有优势。多角度观察肾盏扩张的程度，有助于膀胱输尿管反流的分级。（c）3D渲染图像显示女性尿道排尿时的造影剂显影（三角）。（由波兰卢布林医科大学的Magdalena Wozniak博士提供）

14.5　安全性

已有大量数据证实了UCA膀胱内给药的安全性。迄今为止，已有15项经膀胱内注射SonoVue®/Lumason®[18,23-26,28,31-34,36,38,64,65,81]，3项经膀胱内注射Optison™的ceVUS研究[20,43,44]，总共包括2 300多名儿童。大多数研究对可能的不良事件进行了临床评估，收集并报道了安全性数据，均未发生严重不良事件。在一项最大样本安全性研究中，有1 010名儿童接受了ceVUS检查后，仅有37例儿童发生了一些轻微的不良事件，占研究人群的3.66%[32]。这些症状包括排尿困难、尿潴留、腹痛、排尿期间的焦虑和哭泣、血液和黏液的排出、排尿次数增加、呕吐、会阴刺激和尿路感染。这些不良事件的类型和发生频率与VCUG或RNC相似，最有可能与不可避免的膀胱导尿管插入术有关，而不是造影剂本身所引起[82]。

14.6　总结

ceVUS已经取得了长足的进步，目前被认为是可以取代VCUG和RNC的一种方式。它具有很高的诊断效能和安全性。患者舒适度也是ceVUS的优势之一。随着超声造影剂在美国和欧洲获得了用于儿童反流诊断的批准，预计ceVUS将会更广泛地开展，从而成为全世界诊断儿童VUR的主要影像学检查。

（孙佩璇　译　杜隽　校）

参考文献

［1］ GREENBAUM L A, MESROBIAN H G. Vesicoureteral reflux. Pediatr Clin N Am, 2006, 53(3): 413−427, vi.

［2］ NINO F, et al. Genetics of vesicoureteral reflux. Curr Genomics, 2016, 17(1): 70−79.

［3］ CLEPER R, et al. Prevalence of vesicoureteral reflux in neonatal urinary tract infection. Clin Pediatr (Phila), 2004, 43(7): 619−625.

［4］ CARPENTER M A, et al. The RIVUR trial: profile and baseline clinical associations of children with vesicoureteral reflux. Pediatrics, 2013, 132(1): e34−45.

［5］ CHERTIN B, PURI P. Familial vesicoureteral reflux. J Urol, 2003, 169(5): 1804−1808.

［6］ SHAIKH N, et al. Risk of renal scarring in children with a first urinary tract infection: a systematic review. Pediatrics, 2010, 126(6): 1084−1091.

［7］ SWERKERSSON S, et al. Urinary tract infection in small children: the evolution of renal damage over time. Pediatr Nephrol, 2017, 32(10): 1907−1913.

［8］ WANG H H, et al. Why does prevention of recurrent urinary tract infection not result in less renal scarring? A deeper dive into the RIVUR trial. J Urol, 2019, 202(2): 400−405.

［9］ WILLIAMS G, HODSON E M, CRAIG J C. Interventions for primary vesicoureteric reflux. Cochrane Database Syst Rev, 2019, 2: CD001532.

［10］ INVESTIGATORS R T, et al. Antimicrobial prophylaxis for children with vesicoureteral reflux. N Engl J Med, 2014, 370(25): 2367−2376.

［11］ DIAMOND D A, MATTOO T K. Endoscopic treatment of primary vesicoureteral reflux. N Engl J Med, 2012, 366(13): 1218−1226.

［12］ BOYSEN W R, et al. Multi-institutional review of outcomes and complications of robot-assisted laparoscopic extravesical ureteral reimplantation for treatment of primary vesicoureteral reflux in children. J Urol, 2017, 197(6): 1555−1561.

［13］ DARGE K, et al. Reflux in young patients: comparison of voiding US of the bladder and retrovesical space with echo enhancement versus voiding cystourethrography for diagnosis. Radiology, 1999, 210(1): 201−207.

［14］ FARINA R, et al. [Retrograde echocystography: a new ultrasonographic technique for the diagnosis and staging of vesicoureteral reflux]. Radiol Med, 1999, 97(5): 360−364.

［15］ KENDA R B, et al. Echo-enhanced ultrasound voiding cystography in children: a new approach. Pediatr Nephrol, 2000, 14(4): 297−300.

［16］ GREIS C. Technology overview: SonoVue (Bracco, Milan). Eur Radiol, 2004, 14(Suppl 8): P11−15.

［17］ SCHNEIDER M. SonoVue, a new ultrasound contrast agent. Eur Radiol, 1999, 9(Suppl 3): S347−348.

［18］ BABU R, GOPINATH V, SAI V. Voiding urosonography: contrast-enhanced ultrasound cystography to diagnose vesico-ureteric reflux: a pilot study. J Indian Assoc Pediatr Surg, 2015, 20(1): 40−41.

［19］ BATTELINO N, et al. Vesicoureteral refux detection in children: a comparison of the midline-to-orifice distance measurement by ultrasound and voiding urosonography. Pediatr Nephrol, 2016, 31(6): 957−964.

［20］ NTOULIA A, et al. Contrast-enhanced voiding urosonography (ceVUS) with the intravesical administration of the ultrasound contrast agent Optison for vesicoureteral reflux detection in children: a prospective clinical trial. Pediatr Radiol, 2018, 48(2): 216−226.

［21］ DARGE K, BACK S J. Invited commentary: prime time for contrast-enhanced voiding urosonography after approval of a US contrast agent for children. Radiographics, 2017, 37(6): 1869−1871.

［22］ DURAN C, et al. Contrast-enhanced voiding urosonography for vesicoureteral reflux diagnosis in children. Radiographics, 2017, 37(6): 1854−1869.

［23］ DURAN C, et al. Voiding urosonography including urethrosonography: high-quality examinations with an optimised procedure using a second-generation US contrast agent. Pediatr Radiol, 2012, 42(6): 660−667.

［24］ FAIZAH M Z, et al. Contrast enhanced Voiding Urosonography (ce-VUS) as a radiation-free technique in the diagnosis of vesicoureteric reflux: our early experience. Med J Malaysia, 2015, 70(5): 269−272.

［25］ KIS E, et al. Voiding urosonography with secondgeneration contrast agent versus voiding cystourethrography. Pediatr Nephrol, 2010, 25(11): 2289−2293.

［26］ KLJUCEVSEK D, et al. A comparison of echo-enhanced voiding urosonography with X-ray voiding cystourethrography in the first year of life. Acta Paediatr, 2012, 101(5): e235−239.

［27］ KLJUCEVSEK D, et al. Potential causes of insufficient bladder contrast opacification and premature microbubble destruction during contrast-enhanced voiding urosonography in children. J Clin Ultrasound, 2019, 47(1): 36−41.

［28］ KUZMANOVSKA D, et al. Voiding urosonography with second-generation ultrasound contrast agent for diagnosis of vesicoureteric reflux: first local pilot study. Open Access Maced J Med Sci, 2017, 5(2): 215−221.

［29］ DURAN C, et al. Voiding urosonography: the study of the urethra is no longer a limitation of the technique. Pediatr Radiol, 2009, 39(2): 124−131.

［30］ TSE K S, et al. Paediatric vesicoureteric reflux imaging: where are we? Novel ultrasound-based voiding urosonography. Hong Kong Med J, 2014, 20(5): 437−443.

［31］ WONG L S, et al. Voiding urosonography with secondgeneration ultrasound contrast versus micturating cystourethrography in the diagnosis of vesicoureteric reflux. Eur J Pediatr, 2014, 173(8): 1095−1101.

［32］ PAPADOPOULOU F, et al. Contrast-enhanced voiding urosonography with intravesical administration of a second-generation ultrasound contrast agent for diagnosis of vesicoureteral reflux: prospective evaluation of contrast safety in 1, 010 children. Pediatr Radiol, 2014, 44(6): 719−728.

［33］ WOZNIAK M M, et al. Two-dimensional (2D), threedimensional static (3D) and real-time (4D) contrast enhanced voiding urosonography (ceVUS) versus voiding cystourethrography (VCUG) in children with vesicoureteral reflux. Eur J Radiol, 2016, 85(6): 1238−1245.

［34］ ZHANG W, et al. Contrast-enhanced voiding urosonography with intravesical administration of ultrasound contrast agent for the diagnosis of pediatric vesicoureteral reflux. Exp Ther Med, 2018, 16(6): 4546−4552.

［35］ CHUA M E, et al. The evaluation of vesicoureteral reflux among children using contrast-enhanced ultrasound: a literature review. J Pediatr Urol, 2019, 15(1): 12−17.

［36］ PAPADOPOULOU F, et al. Harmonic voiding urosonography with a second-generation contrast agent for the diagnosis of vesicoureteral reflux. Pediatr Radiol, 2009, 39(3): 239−244.

［37］ CHUA M E, et al. Diagnostic accuracy of contrast-enhanced voiding urosonogram using second-generation contrast with harmonic imaging (CEVUS-HI) study for assessment of vesicoureteral reflux in children: a meta-analysis. World J Urol, 2019, 37(10): 2245−2255.

［38］ VELASQUEZ M, et al. The learning curve of contrastenhanced 'microbubble' voiding urosonographyvalidation study. J Pediatr Urol, 2019, 15: 385.e1−6.

［39］ GIORDANO M, et al. Voiding urosonography as first step in the diagnosis of vesicoureteral reflux in children: a clinical experience. Pediatr Radiol, 2007, 37(7): 674−677.

［40］ RICCABONA M, et al. ESPR Uroradiology Task Force and ESUR Paediatric Working Group—Imaging recommendations in paediatric uroradiology, part V: childhood cystic kidney disease, childhood renal transplantation and contrast-enhanced ultrasonography in children. Pediatr Radiol, 2012, 42(10): 1275−1283.

［41］ PISCAGLIA F, et al. The EFSUMB guidelines and recommendations on the clinical practice of contrast enhanced ultrasound (CEUS): update 2011 on non-hepatic applications. Ultraschall Med, 2012, 33(1): 33−59.

［42］ SIDHU P S, et al. Role of contrast-enhanced ultrasound (CEUS) in paediatric practice: an EFSUMB position statement. Ultraschall Med, 2017, 38(1): 33−43.

［43］ COLLERAN G C, et al. Intrarenal reflux: diagnosis at contrast-enhanced voiding urosonography. J Ultrasound Med, 2016, 35(8): 1811−1819.

［44］ COLLERAN G C, et al. Residual intravesical iodinated contrast: a potential cause of false-negative reflux study at contrast-enhanced voiding urosonography. Pediatr Radiol, 2016, 46(11): 1614−1617.

［45］ Subcommittee on Urinary Tract Infection, Steering Committee on Quality Improvement and Management, Roberts KB. Urinary tract infection: clinical practice guideline for the diagnosis and management of the initial UTI in febrile infants and children 2 to 24 months. Pediatrics, 2011, 128(3): 595−610.

［46］ National Institute for Health and Clinical Excellence. Urinary tract infection in children: diagnosis, treatment, and long-term management: NICE clinical guideline 54. London: National Institute for Health and Clinical Excellence; 2007. Available at: https://www.nice.org.uk/guidance/cg54/evidence/full-guideline-pdf−196566877. Accessed Nov 2019.

［47］ DARGE K. Voiding urosonography with ultrasound contrast agents for the diagnosis of vesicoureteric reflux in children. I. Procedure. Pediatr Radiol, 2008, 38(1): 40−53.

［48］ KOFF S. Estimating bladder capacity in children. Urology, 1983, 21(3): 248.

［49］ FELIUBADALÓ C D, et al. Poster: ECR 2015/C−1387/tips and tricks to evaluate the urethra through serial voiding urosonography (VUS): making it easy. In: ECR 2015; 2015.

［50］ PAPADOPOULOU F, et al. Cyclic voiding cystourethrography: is vesicoureteral reflux missed with standard voiding cystourethrography? Eur Radiol, 2002, 12(3): 666−670.

［51］ DARGE K, TROEGER J. Vesicoureteral reflux grading in contrast-enhanced voiding urosonography. Eur J Radiol, 2002, 43(2): 122−128.

［52］ LEBOWITZ R L, et al. International system of radiographic grading of vesicoureteric reflux. International Reflux Study in Children. Pediatr Radiol, 1985, 15(2): 105−109.

［53］ DARGE K, ROESSLING G, TROEGER J. Do microbubbles ascend passively in the ureters? Pediatr Radiol, 2003, 33(Suppl 1): S38.

［54］ DARGE K, et al. Intrarenal reflux: diagnosis with contrast-enhanced harmonic US. Pediatr Radiol, 2003, 33(10): 729−731.

［55］ FUNSTON M R, CREMIN B J. Intrarenal reflux—papillary morphology and pressure relationships in children's necropsy kidneys. Br J Radiol, 1978, 51(609): 665−670.

［56］ TEELE R L, SHARE J C. Transperineal sonography in children. AJR Am J Roentgenol, 1997, 168(5): 1263−1267.

［57］ COHEN H L, et al. Prenatal sonographic diagnosis of posterior urethral valves: identification of valves and thickening of the posterior urethral wall. J Clin Ultrasound, 1998, 26(7): 366−370.

［58］ GOOD C D, et al. Posterior urethral valves in male infants and newborns: detection with US of the urethra before and during voiding.

Radiology, 1996, 198(2): 387−391.

[59] MATE A, et al. Contrast ultrasound of the urethra in children. Eur Radiol, 2003, 13(7): 1534−1537.

[60] BOSIO M, MANZONI G A. Detection of posterior urethral valves with voiding cystourethrosonography with echo contrast. J Urol, 2002, 168(4 Pt 2): 1711−1715; discussion 1715.

[61] BERROCAL T, GAYA F, ARJONILLA A. Vesicoureteral reflux: can the urethra be adequately assessed by using contrast-enhanced voiding US of the bladder? Radiology, 2005, 234(1): 235−241.

[62] PATEL H, WATTERSON C, CHOW J S. Case of urethral duplication seen by voiding urosonography. Clin Imaging, 2018, 49: 106−110.

[63] DARGE K. Voiding urosonography with US contrast agents for the diagnosis of vesicoureteric reflux in children. II. Comparison with radiological examinations. Pediatr Radiol, 2008, 38(1): 54−63; quiz 126−127.

[64] ASCENTI G, et al. Harmonic US imaging of vesicoureteric reflux in children: usefulness of a second generation US contrast agent. Pediatr Radiol, 2004, 34(6): 481−487.

[65] DARGE K, BEER M, GORDJANI N. Contrast-enhanced voiding urosonography with the use of a 2nd generation US contrast medium: preliminary results. Pediatr Radiol, 2004, 34(S): 97.

[66] FERNANDEZ-IBIETA M, et al. Voiding urosonography with second-generation contrast as a main tool for examining the upper and lower urinary tract in children. Pilot study. Actas Urol Esp, 2016, 40(3): 183−189.

[67] PISKUNOWICZ M, et al. Premature destruction of microbubbles during voiding urosonography in children and possible underlying mechanisms: post hoc analysis from the prospective study. Biomed Res Int, 2016, 2016: 1764692.

[68] PAPADOPOULOU F, et al. Is reflux missed on fluoroscopic voiding cysteourethrography and demonstrated only by contrast-enhanced voiding urosonography clinically important? Pediatr Radiol, 2007, 37(Suppl 2): S105−118.

[69] MCANINCH J W, LAING F C, JEFFREY R B Jr. Sonourethrography in the evaluation of urethral strictures: a preliminary report. J Urol, 1988, 139(2): 294−297.

[70] CHOUDHARY S, et al. A comparison of sonourethrography and retrograde urethrography in evaluation of anterior urethral strictures. Clin Radiol, 2004, 59(8): 736−742.

[71] GUPTA N, et al. Urethral stricture assessment: a prospective study evaluating urethral ultrasonography and conventional radiological studies. BJU Int, 2006, 98(1): 149−153.

[72] BABNIK PESKAR D, PEROVIC A V. Comparison of radiographic and sonographic urethrography for assessing urethral strictures. Eur Radiol, 2004, 14(1): 137−144.

[73] GONG E M, et al. Sonourethrogram to manage adolescent anterior urethral stricture. J Urol, 2010, 184(4 Suppl): 1699−1702.

[74] CZARNECKI O, et al. Microbubble-enhanced ultrasound to demonstrate urethral transection in a case of penile fracture. BMJ Case Rep, 2017, 2017: 220073.

[75] SCHAER G N, et al. Improvement of perineal sonographic bladder neck imaging with ultrasound contrast medium. Obstet Gynecol, 1995, 86(6): 950−954.

[76] WANG X, et al. Preoperative transurethral contrastenhanced ultrasonography in the diagnosis of female urethral diverticula. J Ultrasound Med, 2018, 37(12): 2881−2889.

[77] KOPAC M, RICCABONA M, HAIM M. Contrast-enhanced voiding urosonography and genitography in a baby with ambiguous genitalia and urogenital sinus. Ultraschall Med, 2009, 30(3): 299−300.

[78] SERANIO N, et al. Contrast enhanced genitosonography (CEGS) of urogenital sinus: a case of improved conspicuity with image

inversion. Radiol Case Rep, 2018, 13(3): 652–654.

［79］CHOW J S, et al. Contrast-enhanced colosonography for the evaluation of children with an imperforate anus. J Ultrasound Med, 2019, 38(10): 2777–2783.

［80］WOZNIAK M M, et al. 3D/4D contrast-enhanced urosonography (ceVUS) in children—is it superior to the 2D technique? J Ultrason, 2018, 18(73): 120–125.

［81］WOZNIAK M M, et al. Intraoperative contrast-enhanced urosonography during endoscopic treatment of vesicoureteral reflux in children. Pediatr Radiol, 2014, 44(9): 1093–1100.

［82］ZERIN J M, SHULKIN B L. Postprocedural symptoms in children who undergo imaging studies of the urinary tract: is it the contrast material or the catheter? Radiology, 1992, 182(3): 727–730.

小儿阴囊超声造影

瓦西里奥斯·拉法利迪斯、迪安·Y.黄、
玛丽亚·E.塞拉斯、保罗·S.西德胡

15

缩　写

ultrasound (US)　超声

contrast-enhanced ultrasound (CEUS)　超声造影

ultrasound contrast agent (UCA)　超声造影剂

15.1　导言

超声（US）是小儿阴囊疾患的首选影像学评估方式。对于儿童和成人，此类疾患的症状常常都是非特异性的，不同情况选择的治疗方法也各不相同，包括保守治疗和手术治疗，影像检查则是鉴别诊断的关键。通过多种超声技术（灰阶成像、彩色和能量多普勒），能够很容易地解决临床问题并明确诊断[1]，尽管常规超声技术仍然是诊断的基础，但超声造影技术（CEUS）的引入进一步增强了常规超声的优势[2]。本章旨在讨论CEUS在精索扭转、创伤、合并感染以及其他应用中的潜在优势。目前已发表的文献主要涉及CEUS在成人中的应用，我们将讨论CEUS在儿科人群中应用的个人经验。

15.2　小儿阴囊超声和超声造影检查技巧

采用9～18 MHz高频线阵探头扫查，可以获得小儿阴囊内容物的最佳视图。如果需要检查更深的部位，可将探头频率降至9 MHz以下。双侧睾丸均需纵切面、横切面扫查，其中能同时显示双侧睾丸的横断面尤为重要，因为在此切面能比较两侧的睾丸回声和血流信号。鞘膜腔内的少量液体可视为正常的生理现象。阴囊一侧疼痛时，应先扫查健侧，调节成像设置的参数，再对比观察患侧。

由于青春期前男孩睾丸体积较小，理论上虽应有血流信号显示，但偶尔可能难以呈现，因此，仔细调节彩色多普勒设置至关重要；这也是CEUS的潜在应用价值。为求低速血流的最佳显示，需做下列调节：

(1) 选用高频探头。

(2) 降低脉冲重复频率。

(3) 降低或禁用壁滤波。

(4) 加大彩色增益，同时避免"外溢伪像"。

在CEUS检查时，微泡大小和物理性质决定了高频探头对超声造影剂(UCA)不甚敏感，故宜选用4.8 mL声诺维SonoVue™(Bracco SpA，Milan)。

15.3 小儿阴囊疾患的临床表现

急性发作的肿胀和疼痛是各种不同阴囊疾患的常见表现。通常情况下，小男孩单侧阴囊急症最常见的病因有：

(1) 精索扭转。

(2) 附件扭转。

(3) 感染，如附睾炎或睾丸炎。

小儿阴囊急症中最常见的是睾丸附件扭转，约占33%；其次是附睾炎，约占31%；最后是精索扭转，约占22%。扭转的临床诊断至关重要，患侧提睾反射消失可提示精索扭转但不敏感；相较而言，超声检查可以提供更多信息，但超声检查仍不能取代临床诊断[3]。不同队列研究结果显示炎症远较扭转常见，并已证实附件扭转较睾丸扭转更频发[4]。

精索扭转时，睾丸血供因血管蒂扭转而减少。及时确诊并行急诊手术以免睾丸实质坏死至关重要。在出现症状6小时内手术，睾丸存活率可达100%，但延误至12小时后手术，睾丸存活率则低于20%[5]。

睾丸扭转分两类：鞘外扭转见于1岁内；鞘内扭转发生于青春期[6]。"铃舌样"解剖变异被视为鞘内扭转的危险因素。正常情况下，附睾完全附着于睾丸侧后方，而壁层鞘膜附着于附睾的头尾端。当"铃舌样"解剖变异时，壁层鞘膜附着于精索，位置高于正常，导致附睾、睾丸和部分精索被围在鞘膜内。在超声检查中，可以看到壁层鞘膜不附于附睾后方，睾丸下极也与之分离。这就使得阴囊内容物游悬于鞘膜腔内。多数情况下，相较未解剖变异侧阴囊内容物的垂直位置，解剖变异侧则呈现为水平位；除非双侧均为解剖变异[7]，但大多数病例不会发生。在最新一项关于急性精索扭转研究报告中，所有病例均因"铃舌样"变异而导致鞘内扭转[8]。

阴囊炎性疾病包括附睾-睾丸炎，低龄儿主要是特发性的，而在青春期则与性传播性疾病相关。附睾-睾丸炎反复发作的儿童，可能存在潜在的解剖异常[9]。

阴囊损伤常见于儿童，但一般损伤轻微。常见原因为：体育运动、骑跨或车祸伤、坠落伤。通常仅有轻微的损伤表现，但仍须仔细检查以免漏诊合并的其他病变，如精索扭转或偶然发现的肿瘤[4,9]。

儿童阴囊肿瘤发病年龄有两个高峰期，一是3岁以下的婴幼儿期，二为14岁。青春期前肿瘤很大比例是良性的，以畸胎瘤为主。青春期阴囊无痛性肿物通常为恶性。儿童期阴囊肿瘤不常见，发病率为2/100 000[4]。生殖细胞肿瘤和非生殖细胞肿瘤在儿童中均可发生[4,9]。生殖细胞肿瘤包括精原细胞瘤、胚胎癌、成熟性和非成熟性畸胎瘤、绒毛膜癌、卵黄囊瘤。非生殖细胞肿瘤包括间质细胞瘤、滋养细胞肿瘤和成性腺细胞瘤。

15.4 常规超声表现

15.4.1 精索与附件扭转

精索扭转的灰阶超声表现无特异性，在病程的不同时期，睾丸实质回声可以表现为正常、减低或不均匀。回声不均提示睾丸坏死可能[10]。如果是节段性梗死，则仅表现为局部实质回声异常。其他还可见精

索扭转（旋涡征）、鞘膜积液、附睾移位至睾丸尾侧等表现[3,6]。

患侧睾丸内血流信号减少或消失是睾丸扭转最重要的表现。由于正常儿童睾丸内血流信号本就有限，因此，在儿童超声检查中，患侧与健侧的血流信号对比尤为重要（图15-1，图15-2）。彩色多普勒超声诊断睾丸扭转的敏感性为95%～100%，特异性为85%～95%。

造成诊断结果假阴性的情况包括不完

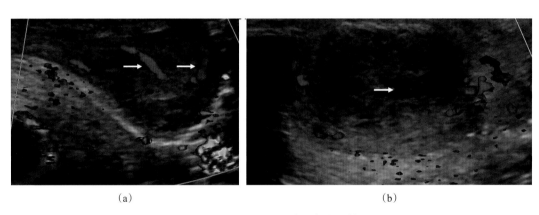

(a)　　　　(b)

图15-1　男婴,4天,鞘外睾丸扭转

(a)左睾丸表现为正常、良好的睾丸内彩色多普勒信号。(b)右睾丸回声不均,内见一可疑梗死灶(箭头),未见血流信号。

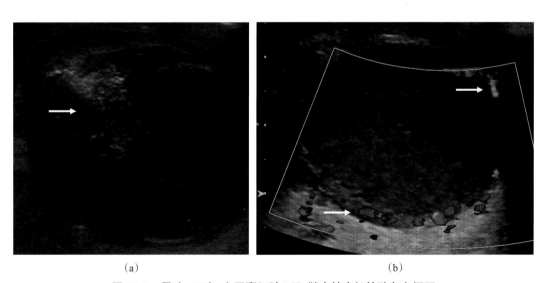

(a)　　　　(b)

图15-2　男孩,17岁,左阴囊红肿5天,鞘内精索扭转致睾丸梗死

(a)左睾丸上方见一高回声团(箭头)似为扭转的精索、"旋涡征",睾丸回声轻度斑驳不均。(b)睾丸内未见彩色多普勒血流信号,但周围组织内血流信号丰富(多箭头)。

全扭转、扭转后自动复位以及将睾丸边缘动脉误认为向心性实质中央动脉[5,11-14]。受累睾丸周缘可见源自被膜的血流信号，并不能排除睾丸扭转的诊断（图15-2）[9]。

不完全或间歇性精索扭转的诊断是较为困难的。完全扭转是指睾丸扭转不小于360°，不完全扭转则扭转程度较小一些。"间歇性"是指症状随扭转自动复位而缓解。当受累睾丸血供尚存，与健侧相比血流信号减少、对称或甚至增多时，诊断可能陷入困境（图15-3）[6]。

"精索旋涡征"是指阴囊内或腹股沟外环水平精索局部突起膨大。精索于膨大部出现扭曲，可呈冗赘状或"假块状"（图15-2a），可以想象为细长的精索束成一团，形成睾丸外圆形不均质肿块，其中向心盘绕的无回声管腔即精索血管。当精索部分扭转、血管结构未完全闭塞时，彩色多普勒超声检查仍可显示其中的动、静脉血流信号[15]。据报道，"精索漩涡征"是诊断精索扭转的特异性征象[16]。

多普勒超声频谱分析有助于疑似精索扭转的诊断。睾丸动脉阻力指数正常平均值为0.62（范围为0.48～0.75）[17]。患侧频谱的不对称减低，舒张末期血流消失或出现反向血流等表现可提示扭转。

如果附件发生扭转（包括睾丸附件及附睾附件），可观察到附件周围充血，而睾丸内血流信号正常。附件典型表现为附着于睾丸外的、卵圆形的、无血供的高回声或混合回声肿物[18]。睾丸附件扭转常见于青春期前男孩，表现为渐进式的疼痛，常可表现为"蓝点征"（特指在阴囊疼痛侧扪及结节，而其外部皮肤颜色变为浅蓝）。附件扭转的

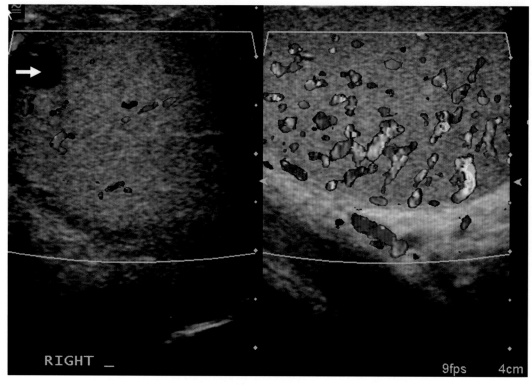

图15-3 男孩，17岁，左侧阴囊急性、自限性疼痛，考虑精索扭转自行复位

左睾丸内彩色多普勒血流信号较右侧丰富。右侧睾丸内附见一囊肿。

次要征象包括反应性鞘膜积液和阴囊皮肤增厚(图15-4)。

15.4.2 炎症和脓肿

　　附睾炎表现为附睾肿大、回声减低,彩色多普勒血流信号增多,阻力指数下降至0.5～0.7(图15-5)。附睾头部最常受累,逾40%的病例可累及睾丸。可伴有反应性鞘膜积液和阴囊壁增厚。重度炎症可合并脓肿和睾丸静脉梗死,但儿童较为少见[19]。

15.4.3 创伤

　　阴囊创伤的超声表现多样,包括睾丸破裂和血肿。血肿可位于睾丸外或睾丸实质内,通常在急性期表现为高回声,但随血液成分的代谢吸收,可逐渐转变为低回声,低回声内可伴分隔、可表现为多房结构或呈现液-液平面。睾丸裂伤表现为一条贯穿睾丸实质但未达白膜、内无血流信号的低回声线。睾丸白膜不受损则睾丸形态保持正常。一旦白膜受损(低回声线通过白

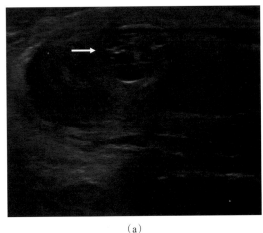
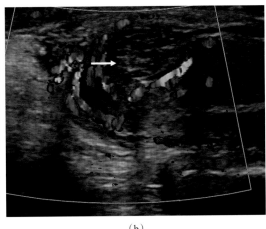

(a)　　　　　　　　　　　　　　　　(b)

图15-4　男童,9岁,左侧阴囊疼痛5天并触及结节,发现睾丸附件扭转

(a)在左睾丸上方见一与附睾关系密切的、边界清晰的混合回声区(箭头)。(b)此区域内未见彩色多普勒信号,为睾丸附件扭转表现。

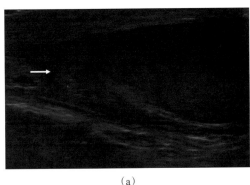
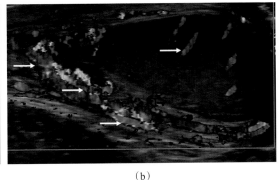

(a)　　　　　　　　　　　　　　　　(b)

图15-5　男童,13岁,患急性附睾炎

(a)灰阶超声显示附睾肿大回声不均(箭头)。(b)彩色多普勒超声显示血流信号增多,提示附睾及邻近睾丸炎症(多箭头)。

膜),睾丸则失去正常形态,这种情况称为睾丸破裂,需急诊手术。白膜断裂的超声表现为白膜边界模糊,白膜或被膜的血流信号局部中断,睾丸实质回声不均[9](图15-6)。

15.4.4 肿瘤和肿瘤样病变

卵黄囊瘤是最常发生于青春期前儿童的生殖细胞肿瘤。其表现为边界清晰的不均匀实质性肿块,偶尔表现为睾丸弥漫性增大。彩色多普勒显示内部血供丰富且紊乱(图15-7)。4岁以下男孩的畸胎瘤通常为良性,发生于青春期后则多为恶性。其典型表现为实质部分回声不均并含囊性成分和钙化[9]。

源自性腺间质的间质细胞瘤和源自性索细胞的滋养细胞瘤属于非生殖细胞肿瘤。间质细胞瘤好发于3～6岁,可因分泌雄激素而致早发育。这些肿瘤表现为边界清晰、均匀的局限性低回声病灶。儿童睾

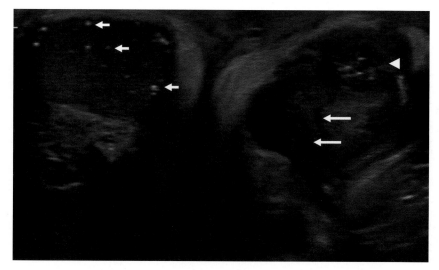

图15-6 男童,11岁,左侧阴囊直接钝伤致睾丸裂伤和附睾血肿

右侧正常睾丸内见"睾丸微石"(小箭头)。左睾丸内线状低回声为裂痕(箭头),相邻睾丸白膜受累并伴少量鞘膜积血。还可见一附睾血肿呈混合性回声(三角形)。

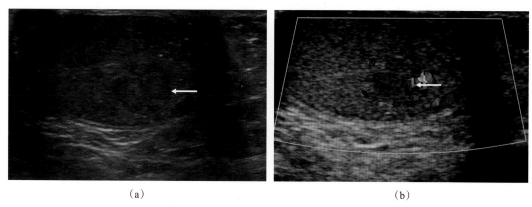

（a）　　　　　　　　　　　　　　　　　（b）

图15-7 男童,11岁,因左腹股沟疼痛就诊,意外发现左睾丸内卵黄囊瘤

（a）左睾丸中部见一局限性混合回声病灶(箭头)。(b)病灶内彩色多普勒信号显示为富血供肿瘤(箭头)。

丸外的实质性病变常见为睾丸旁横纹肌肉瘤,通常为实性,偶呈囊性伴实性结节。其他罕见良性病变有:淋巴管瘤、纤维假瘤、脂肪瘤、平滑肌瘤和血管瘤[6,9]。

表皮样囊肿边界清,圆形或卵圆形,病变典型表现为同心分层高低交替的回声,外缘呈高回声,为"洋葱征"。如病灶中央部分也呈高回声,则表现为所谓的"靶环样"。同心层的数量与表皮样囊肿的成熟度呈正相关,不成熟的病灶可呈纯囊性。囊壁钙化是常见的表现,可呈散在密集或完整的环状分布。表皮样囊肿因内部无血供所以不应见到血流信号,这点对诊断很重要[20,21]。

儿童睾丸单纯囊肿很少见,囊性病变与睾丸网或白膜有关(图15-3),睾丸网囊性发育不良是一种罕见的先天性畸形,常伴其他泌尿生殖系统异常,如同侧肾发育不全或多囊性肾发育不良。睾丸网囊性发育不良的超声表现为多发的不规则无回声囊腔样扩张区,腔径可达5 mm[9]。

原发性睾丸淋巴瘤少见报道,继发浸润可见于急性淋巴母细胞性白血病和非霍奇金B细胞淋巴瘤患儿。超声可表现为睾丸弥漫性受累(体积增大、回声减低),也可表现为多发低回声结节。彩色多普勒显示类似炎症的丰富血供[22,23]。

15.5 超声造影在小儿睾丸病变的潜在用途

CEUS在小儿睾丸病变应用的文献报道有限[21,24-27]。目前常规的超声技术已被证实非常适合睾丸病变的检查、并已达到了足够的诊断精度;因此,无论在成人还是儿童,睾丸CEUS都是超适应证的。尽管如此,CEUS在儿童阴囊病变的一些特定领域仍应有一席之地,如表15-1所示。总之,CEUS为准确评估血管形成、血管结构和任何组织(包括正常和异常的)血流动力学提供了可能。

欧洲儿科放射学会腹部影像专业组提出在睾丸这样低灌注的器官应用微泡CEUS时,理论上有加剧空化效应发生的风险。在低于0.4的机械指数下扫查可降低该风险,与误诊睾丸梗死的风险相当[26]。

15.5.1 精索扭转

虽然应用常规超声技术诊断精索扭转已很方便,但会出现假阳性。这可能是因为青春期前睾丸体积小且血供少,彩色多普勒测得的血流有限。可通过优化扫查技术(降低脉冲重复频率,调高彩色增益),与

表15-1 超声造影在儿童阴囊疾患潜在用途总结

CEUS在小儿阴囊疾患潜在用途
1. 儿童睾丸较小,常规技术对正常血供/血供减少不够敏感的情况下,能诊断睾丸(整体或部分)梗死
2. 创伤后除可清晰显示裂痕,还可鉴别有血供尚具活性的组织与缺血坏死组织
3. 明确诊断创伤后血肿,并能清晰显示边界
4. 可靠检出并显示附睾睾丸炎复杂回声内脓肿的边界
5. 明确显示含有回声的囊性病变内无血供,明确排除实性肿瘤的诊断
6. 通过其强化程度高于邻近正常实质与异常的血管结构模式,定性诊断实体瘤
7. 应用时间-强度曲线分析,实现实体瘤强化的定量分析

健侧对照检查,采用能量多普勒或其他增强彩色血流敏感度的新技术加以改善。

CEUS在血管显影方面较其他血流成像技术都更敏感。与多普勒超声诊断依据一致,CEUS显示睾丸内未见增强来明确精索扭转的诊断[7,28]。在一系列彩色多普勒超声和CEUS评估各种情况下睾丸内血供的研究中,CEUS未见明显优势;但该研究是在19～61岁的患者中进行,他们睾丸的体积要远大于青春期前男孩。然而,该研究通过CEUS证实精索扭转的所有睾丸均为灌注缺损[29]。据此推测,CEUS可提高对儿童睾丸缺血的检出能力(图15-8,图15-9)。

CEUS对继发于间歇性精索扭转和重度感染引起的睾丸部分梗死具有诊断价值并

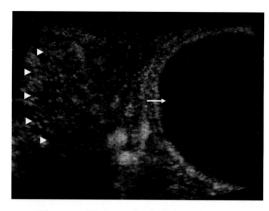

图15-9 男孩,15岁,急性睾丸疼痛5天

宽景CEUS检查显示左睾丸内未见强化(箭头)、健侧右睾丸灌注正常(箭头)。

能直观显示[30-32]。由造影勾画出的睾丸内无增强的局灶性低回声即为部分梗死区域,从而也可排除肿瘤(理论上应有血供)。根

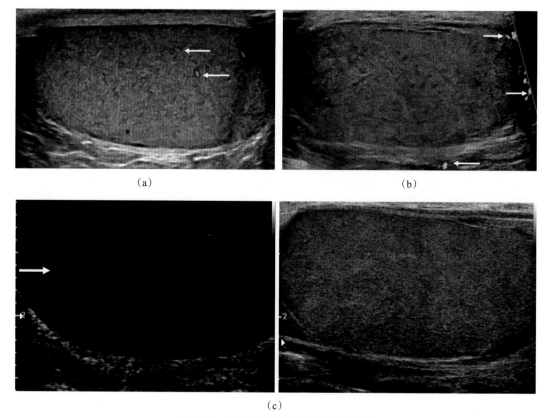

(a)

(b)

(c)

图15-8 男孩,17岁,腹股沟隐睾扭转

(a)左睾丸回声正常,彩色多普勒超声显示零星血流(箭头)。(b)右睾丸位于腹股沟内,睾丸内无彩色多普勒血流信号,而周围组织内有血流信号(箭头)。(c)在CEUS检查中,右睾丸未见强化(箭头),梗死诊断明确。

据成人患者的影像表现,在亚急性期,病灶边缘可见环形强化(图15-10)[30]。在成人急性阴囊疼痛患者中,在彩色多普勒超声基础上应用CEUS检查可提高确诊率[33]。在一篇儿童各脏器静脉CEUS的应用总结文献中,CEUS检查被用于排除睾丸灌注不足[25]。

Paltiel等使用二维矩阵相控阵探头开展了实时容积CEUS在兔睾丸扭转模型应用的实验。实验显示CEUS信号强度的改变与通过计算放射标记微泡得到的灌注值有良好相关性[34],但这种三维超声技术并没有广泛应用,常规采用横断面和纵断面对整个睾丸实质进行彻底扫查来评估灌注情况。

15.5.2 炎症

对无并发症的炎性病变不必使用UCA,但在复杂性附睾-睾丸炎中UCA则具有应用价值,尤其在提高脓肿的诊断及脓肿边界的勾画中,成人领域已有相关报道[29,33]。此外,重度感染也可并发部分梗死,采用CEUS易于检出。和所有睾丸外脓肿一样,

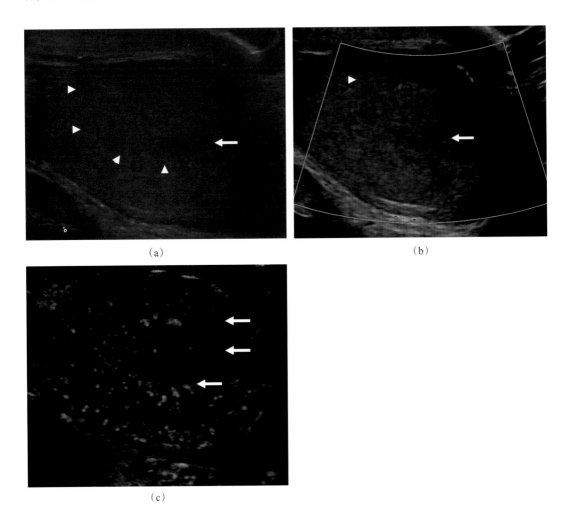

(a)

(b)

(c)

图15-10 男孩,15岁,部分性睾丸梗死

(a)B超显示局部呈混合回声(三角形),其中央呈低回声(箭头)。(b)彩色多普勒超声显示该异常回声区的上部有血流信号(三角形)而低回声区无血流信号(箭头)。(c)CEUS该区(箭头)无灌注而其余组织内灌注正常,提示其为部分梗死区。

睾丸脓肿的典型表现也是周边环形强化，内部完全无强化[16,35]。CEUS检查的价值在于能显示无血供组织，有助于梗死灶、脓肿、睾丸炎和肿瘤的诊断[29]。

丸[36]。除对损伤后睾丸组织灌注的检测，CEUS还可明确血肿和梗死的睾丸内有无血供[14]。CEUS检查显示血肿内无血供，偶见边缘和间隔强化[37]。

15.5.3 创伤

在阴囊创伤中，UCA可通过显示受创睾丸内的组织灌注以确定其可能的活性，从而为临床提供有用的信息并指导临床治疗，当睾丸局部无灌注可行保睾手术，而当睾丸整体均无灌注时行睾丸切除术（图15-11）。这在成人病例中已被证实，当损伤睾丸局部无灌注时，可保留睾

15.5.4 肿瘤

在肿瘤成像方面，超声具有良好空间分辨力，能在灰阶显示解剖结构的同时用多普勒技术进行血供生理功能评估。影响治疗的关键问题是：

（1）病变位于睾丸内还是睾丸外？
（2）病变是囊性的还是实性的？
（3）病变内是否有血供，如果有，其特

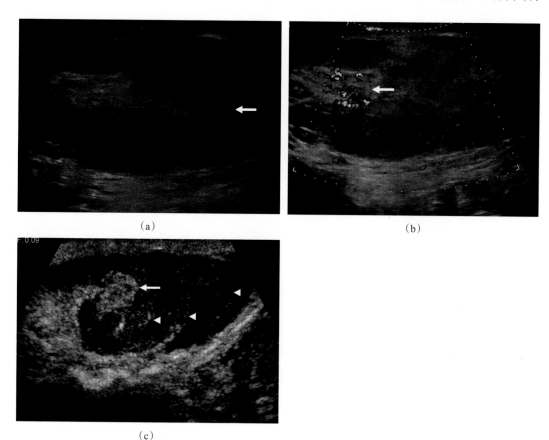

(a)

(b)

(c)

图15-11　男性，24岁，交通事故中左侧阴囊受伤
（a）左睾丸回声不均，边界不清（箭头）。（b）彩色多普勒显示仅中央（箭头）处有血流信号。（c）CEUS检查见彩色多普勒信号增多区强化良好（箭头），其他强化程度较低的斑片区（三角形），提示睾丸实质存活。

征如何？

虽然超声所见常易于理解，但有时仍会有困扰，如在复杂的囊肿内含蛋白质成分、血块或其他有回声的沉积物。确定有回声的内容物内无血供来排除实性肿瘤的可能是十分重要的。虽然多普勒技术很有用，但CEUS在识别内部血管方面优于传统的多普勒超声技术。只有存活的肿瘤才会有血液供应，存在潜在恶性可能需行手术治疗[38,39]。CEUS发现睾丸外有与其灌注模式相似的相邻占位灶，可提示多睾[27]。在一组表皮样囊肿病例中（其中有两例小于18岁的病例），CEUS确认病灶内完全没有血供。周边见环形

强化是由于相邻睾丸实质受压、血管聚集[21]。通常不论是生殖细胞肿瘤的实体瘤，还是淋巴瘤浸润或滋养细胞肿瘤（如间质细胞增生），其强化程度均超过相邻正常睾丸，且血管失去正常的线型形态。总之，CEUS因兼具定性和定量评价（借助时间-强度曲线分析）能力是很有价值的[40]（图15-12）。

对于成人睾丸外病灶，CEUS有助于勾画脓肿和囊肿；但对睾丸外占多数的良性病变，如脂肪瘤或腺瘤样异常的诊断帮助不大[35]。在儿童，睾丸外病变常为恶性，横纹肌肉瘤较常见，CEUS显示其丰富血供有助于诊断（图15-13）。

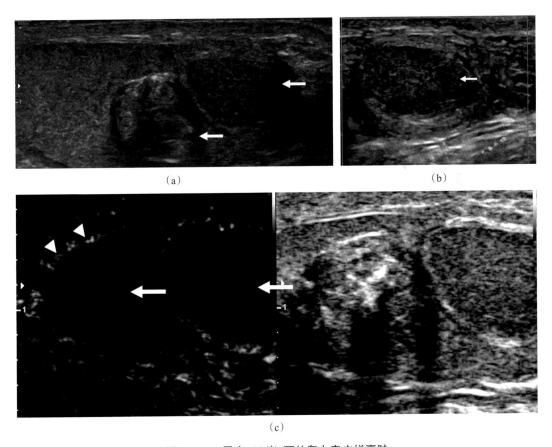

(a)

(b)

(c)

图15-12　男童，11岁，两处睾丸表皮样囊肿

(a)B超示显示两处病变分别为低回声和混合回声的实性病灶（箭头）。(b)均匀低回声病灶内未见彩色多普勒血流信号（箭头）。(c)CEUS显示其内部完全没有血供（箭头），周缘有环形强化（三角形），提示表皮样囊肿的诊断。

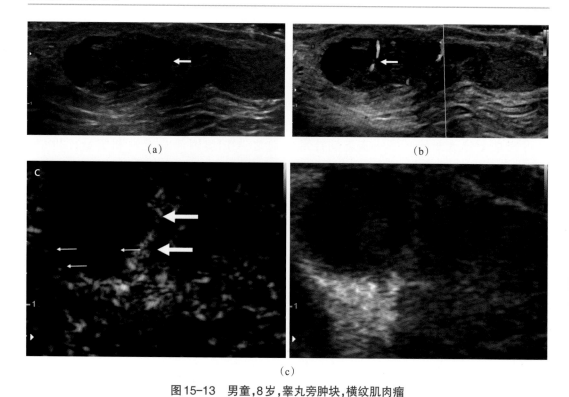

图15-13　男童,8岁,睾丸旁肿块,横纹肌肉瘤

(a)左侧阴囊上部见一以实性为主的混合回声病灶(箭头),左睾丸受压下移。(b)病变内彩色多普勒血流信号稍增多(箭头)。(c)CEUS中,上述彩色多普勒信号增多处见增强(粗箭头),此外病灶内可见移动的微泡,提示内部血管,因此很可能为恶性。

15.6　总结

用常规超声叠加彩色多普勒扫查小儿阴囊内容物常可获丰富信息。CEUS检查技术在睾丸精索扭转、肿瘤发生时,具有评价血供细节的能力,其对创伤后睾丸的评估亦很有价值。动态时间-强度曲线评估可能有助于揭示睾丸局灶性肿瘤的血管增强模式。

（吴伟　译　杜隽　审）

参考文献

[1] SIDHU P S. Multiparametric ultrasound (MPUS) imaging: terminology describing the many aspects of ultrasonography. Ultraschall Med, 2015, 36: 315-317.

[2] SIDHU P S, CANTISANI V, DIETRICH C F, et al. The EFSUMB guidelines and recommendations for the clinical practice of contrast-enhanced ultrasound (CEUS) in non-hepatic applications: update 2017 (long version). Ultraschall Med, 2018, 39: e2-e44.

[3] ALKHORI N A, BARTH R A. Pediatric scrotal ultrasound: review and update. Pediatr Radiol, 2017, 47(9): 1125-1133.

[4] ASO C, ENRIQUEZ G, FITE M, et al. Gray-scale and color Doppler sonography of scrotal disorders in children: an update. Radiographics, 2005, 25: 1197-1214.

[5] SUNG E K, SETTY B N, CASTRO-ARAGON I. Sonography of the pediatric scrotum: emphasis on the Ts— torsion, trauma, and tumors. Am J Roentgenol, 2012, 198(5):

996−1003.

[6] BANDARKAR A N, BLASK A R. Testicular torsion with preserved flow: key sonographic features and value-added approach to diagnosis. Pediatr Radiol, 2018, 48(5): 735−744.

[7] SIDHU P S. Clinical and imaging features of testicular torsion: role of ultrasound. Clin Radiol, 1999, 54: 343−352.

[8] MARTIN A D, RUSHTON H G. The prevalence of bell clapper anomaly in the solitary testis in cases of prior perinatal torsion. J Urol, 2014, 191(5S): 1573−1577.

[9] DELANEY L R, KARMAZYN B. Ultrasound of the pediatric scrotum. Semin Ultrasound CT MRI, 2013, 34(3): 248−256.

[10] LIANG T, METCALFE P, SEVCIK W, et al. Retrospective review of diagnosis and treatment in children presenting to the pediatric department with acute scrotum. AJR Am J Roentgenol, 2013, 200: W444−449.

[11] YANG C, SONG B, LIU X, et al. Acute scrotum in children: an 18−year retrospective study. Pediatr Emerg Care, 2011, 27(4): 270−274.

[12] ALTINKILIC B, PILATZ A, WEIDNER W. Detection of Normal intratesticular perfusion using color coded duplex sonography obviates need for scrotal exploration in patients with suspected testicular torsion. J Urol, 2013, 189(5): 1853−1858.

[13] BAKER L A, SIGMAN D, MATHEWS R I, et al. An analysis of clinical outcomes using color Doppler testicular ultrasound for testicular torsion. Pediatrics, 2000, 105(3): 604.

[14] YUSUF G T, SIDHU P S. A review of ultrasound imaging in scrotal emergencies. J Ultrasound, 2013, 16: 171−178.

[15] HOSOKAWA T, TAKAHASHI H, TANAMI Y, et al. Diagnostic accuracy of ultrasound for the directionality of testicular rotation and the degree of spermatic cord twist in pediatric patients with testicular torsion. J Ultrasound Med, 2020, 39(1): 119−126.

[16] KITAMI M. Ultrasonography of pediatric urogenital emergencies: review of classic and new techniques. Ultrasonography, 2017, 36(3): 222−238.

[17] AZIZ Z A, SATCHITHANANDA K, KHAN M, SIDHU P S. High-frequency color Doppler ultrasonography of the spermatic cord arteries: resistive index variation in a cohort of 51 healthy men. J Ultrasound Med, 2005, 24: 905−909.

[18] SELLARS M E K, SIDHU P S. Ultrasound appearances of the testicular appendages: pictorial review. Eur Radiol, 2003, 13: 127−135.

[19] BILAGI P, SRIPRASAD S, CLARKE J L, et al. Clinical and ultrasoundfeatures of segmental testicular infarction: six-year experience from a single centre. Eur Radiol, 2007, 17: 2810−2818.

[20] ATCHLEY J T M, DEWBURY K C. Ultrasound appearances of testicular epidermoid cysts. Clin Radiol, 2000, 55: 493−502.

[21] PATEL K, SELLARS M E, CLARKE J L, et al. Features of testicular epidermoid cysts on contrast enhanced ultrasound and real time elastography. J Ultrasound Med, 2012, 31: 1115−1122.

[22] BERTOLOTTO M, DERCHI L E, SECIL M, et al. Grayscale and color Doppler features of testicular lymphoma. J Ultrasound Med, 2015, 34: 1139−1145.

[23] KACHRAMANOGLOU C, RAFAILIDIS V, PHILIPPIDOU M, et al. Multiparametric sonography of hematologic malignancies of the testis: grayscale, color Doppler, and contrast-enhanced ultrasound and strain elastographic appearances with histologic correlation. J Ultrasound Med, 2017, 36: 409−420.

[24] AIUM. Practice parameter for the performance of contrast-enhanced ultrasound examinations. J Ultrasound Med, 2020, 39(3): 421−429.

[25] KNIELING F, STROBEL D, ROMPEL O, et al. Spectrum, applicability and diagnostic

capacity of contrast-enhanced ultrasound in pediatric patients and young adults after intravenous application—a retrospective trial. Ultraschall Med, 2016, 37: 1–8.

[26] RICCABONA M, LOBO M L, AUGDAL T A, et al. European Society of Paediatric Radiology Abdominal Imaging Task Force recommendations in paediatric uroradiology, part X: how to perform paediatric gastrointestinal ultrasonography, use gadolinium as a contrast agent in children, follow up paediatric testicular microlithiasis, and an update on paediatric contrast-enhanced ultrasound. Pediatr Radiol, 2018, 48(10): 1528–1536.

[27] RAFAILIDIS V, ARVANITI M, RAFAILIDIS D, et al. Multiparametric ultrasound findings in a patient with polyorchidism. Ultrasound, 2017, 25(3): 177–181.

[28] YUSUF T, SELLARS M E, KOOIMAN G G, et al. Global testicular infarction in the presence of epididymitis. Clinical features, appearances on grayscale, color Doppler, and contrast-enhanced sonography, and histologic correlation. J Ultrasound Med, 2013, 32: 175–180.

[29] MOSCHOURIS H, STAMATIOU K, LAMPROPOULOU E, et al. Imaging of the acute scrotum; is there a place for contrast-enhanced ultraso-nography? Int Braz J Urol, 2009, 35: 702–705.

[30] BERTOLOTTO M, DERCHI L E, SIDHU P S, et al. Acute segmental testicular infarction at contrast-enhanced ultrasound: early features and changes during follow-up. AJR Am J Roentgenol, 2011, 196: 834–841.

[31] LUNG P F, JAFFER O S, SELLARS M E, et al. Contrast enhanced ultrasound (CEUS) in the evaluation of focal testicular complications secondary to epidiymitis. AJR Am J Roentgenol, 2012, 199: W345–354.

[32] SRIPRASAD S I, KOOIMAN G G, MUIR G H, et al. Acute segmental testicular infarction:

differentiation from tumour using high frequency colour Doppler ultrasound. Br J Radiol, 2001, 74: 965–967.

[33] VALENTINO M, BERTOLOTTO M, DERCHI L, et al. Role of contrast enhanced ultrasound in acute scrotal diseases. Eur Radiol, 2011, 21: 1831–1840.

[34] PALTIEL H J, KALISH L A, SUSAETA R A, et al. Pulse-inversion US imaging of testicular ischemia: quantitative and qualitative analyses in a rabbit model. Radiology, 2006, 239: 718–729.

[35] RAFAILIDIS V, ROBBIE H, KONSTANTATOU E, et al.Sonographic imaging of extra-testicular focal lesions: comparison of grey-scale, colour Doppler and contrast-enhanced ultrasound. Ultrasound, 2016, 24: 23–33.

[36] HEDAYATI V, SELLARS M E, SHARMA D M, et al. Contrast-enhanced ultrasound in testicular trauma: role in directing exploration, debridement and organ salvage. Br J Radiol, 2012, 85: e65–68.

[37] YUSUF G T, KONSTANTATOU E, SELLARS M E, et al. Multiparametric sonography of testicular hematomas. Features on grayscale, color Doppler, and contrast-enhanced sonography and strain elastography. J Ultrasound Med, 2015, 34: 1319–1328.

[38] LOCK G, SCHMIDT C, HELMICH F, et al. Early experience with contrast enhanced ultrasound in the diagnosis of testicular masses; a feasibility study. Urology, 2011, 77: 1049–1053.

[39] HUANG D Y, SIDHU P S. Focal testicular lesions: colour Doppler ultrasound, contrast-enhanced ultrasound and tissue elastography as adjuvants to the diagnosis. Br J Radiol, 2012, 85: S41–53.

[40] ISIDORI A M, POZZA C, GIANFRILLI D, et al. Differential diagnosis of nonpalpable testicular lesions: qualitative and quantitative contrast-enhanced US of benign and malignant testicular tumors. Radiology, 2014, 273: 606–618.

小儿肺炎超声造影

16

瓦西里奥斯·拉法利迪斯、安娜玛丽亚·德加内洛、
玛丽亚·E.塞拉斯、保罗·S.西德胡

缩　写

ultrasound (US)　超声

computerized tomography (CT)　计算机断层扫描

contrast-enhanced ultrasound (CEUS)　超声造影

ultrasound contrast agent (UCA)　超声造影剂

community-acquired pneumonia (CAP)　社区获得性肺炎

necrotizing pneumonia (NP)　坏死性肺炎

16.1　导言

社区获得性肺炎（CAP）是一种常见的住院原因，通常由金黄色葡萄球菌引起，常常可通过保守治疗治愈。在严重的病例中，CAP可并发坏死性肺炎（NP）、脓肿形成和肺炎旁胸腔积液，或者是单纯的胸腔积液或者是脓胸[1]。影像学在CAP的研究中起着关键作用，通常是基于胸部X线摄片和超声（US）检查。这两种技术都能够评估肺实质和胸膜间隙，为临床提供信息并指导治疗。

尽管在儿童人群中的电离辐射暴露应受到限制，但计算机断层扫描（CT）可以用来评估胸部的病理改变。Brenner等指出，与成人患者相比，儿童时期进行的CT检查导致放射性致死性癌症的预估风险增加了10倍[2]。在1岁儿童中，腹部CT检查与癌症死亡率相关的风险为0.18%，头部CT为0.07%。在美国，据统计，在每年接受腹部和头部CT检查的大约60万名15岁以下的儿童中，有500人最终可能死于CT辐射引起的癌症[2]。另一项最近的研究表明，CT成像后儿童白血病和脑癌的发病率增加，与低于0.5 mGy的累积吸收器官剂量相比，累积吸收器官剂量约为50 mGy的儿童罹患白血病风险要高3倍[3]。基于这些风险信息，应尽可能避免CT检查来评估儿童复杂性肺炎，而应采用其他检查方法[4]。

超声造影（CEUS）使用了超声造影剂（UCA），可以提高对血管的敏感性，并能很好地区分血管化和非血管化组织。尽管UCA已在成人中得到广泛使用，但除美国FDA批准的用于儿科肝脏外，儿童静脉注射UCA仍为超说明书使用。在儿童中使用UCA与成人一样安全，静脉或腔内给药几

乎没有不良反应[5-7]。因此，CEUS可以作为减少儿童CT使用的另一种方法，不仅可以在腹部，也可以在儿童肺炎中应用。本章的目的是介绍CEUS在复杂的儿童肺炎中的应用价值。

16.2 儿童肺炎及其并发症的临床特征和定义

儿童肺炎可并发NP和脓肿形成，继而发展为类肺炎性胸腔积液或胸腔积液。据文献报道，儿童肺炎发病率为30～40/100 000儿童[8]。脓胸和肺炎旁胸腔积液的发病率为3.3/100 000儿童，男童、婴儿和年幼儿童的发病率更高，通常发生在冬季和春季[9]。脓胸发病率已有所增加，2岁以下儿童每10万人中高达7人，2～4岁儿童每10万人中高达10.3人[8]。

在过去，影响儿童健康的胸腔积液通常是由急性细菌性肺炎引起的，而不是由慢性感染（如肺结核）引起的。据报道，因肺炎并发肺炎旁胸腔积液的发生率为1%，在成人中可能高达40%。这发生率有可能被低估，因为小的胸腔积液可能无法被确诊[9]。胸腔积液的致病微生物包括细菌，如肺炎链球菌、金黄色葡萄球菌、化脓性链球菌、流感嗜血杆菌、铜绿假单胞菌和肺炎克雷伯菌。抗生素的广泛使用导致了耐甲氧西林金黄色葡萄球菌等耐药型致病菌的出现。其他类别的致病微生物包括肺炎支原体、嗜肺军团菌和病毒，如流感病毒或腺病毒。病毒与胸腔积液可能没有直接联系，但往往先于细菌感染发生[8,9]。就临床表现而言，儿童肺炎的典型症状包括咳嗽、发热、呼吸困难、食欲不振和身体不适。如果

肺炎并发类肺炎性胸腔积液，症状会更明显，可能与胸膜炎性胸痛有关。在出现胸腔积液的情况下，临床检查可发现呼吸音减弱或消失、叩诊实音和脊柱侧凸。在已经诊断为肺炎的儿童中，由于常规治疗效果欠佳的原因，肺炎旁胸腔积液的临床表现较为明显[8,9]。

胸腔积液是指胸腔内存在液体，而肺炎旁胸腔积液是指与潜在的肺实变相关的胸腔积液。由纤维性胸膜粘连所包含的胸膜集合物，不能随着身体姿势的改变而在胸膜空间内自由移动[10]。含脓的胸腔积液称为脓胸。实质上，胸膜腔感染是不同成分物质形成的连续的过程，需要明确区分[8-10]：

（1）渗出液（或渗出物）指含有少量白细胞的透明液体，是潜在肺炎的反应产物。这种类型的胸腔积液也可以称为单纯类肺炎性胸腔积液。

（2）纤维脓性积液伴随着渗出物的形成，其特征是纤维蛋白在胸膜腔内沉积，形成多房分隔，白细胞数量增加。复杂的肺炎旁胸腔积液可作为纤维脓性积液的同义词，而脓胸描述的是明显的脓液积聚。在某些情况下，纤维分隔会阻止液体在整个胸膜腔内自由流动。

（3）机化阶段是指以前较薄的胸膜变得较厚且无弹性。由于失去弹性，这些分隔阻碍了压缩肺（所谓的萎陷肺）的再膨胀。这种情况容易形成慢性脓胸。

更严重的感染可能会并发支气管胸膜瘘、肺脓肿形成或脓液穿透胸壁，以及脓胸形成，尽管这些情况在儿科中并不常见[9]。在病变严重到呼吸功能受损前，可采取保守治疗包括静脉注射抗生素和简单的导管引流积液。需定期检查肋下引流管

的通畅性,症状缓解后可移除。复杂的肺炎旁胸腔积液(含局部积液)或脓胸(包含脓液),建议使用胸膜腔内纤溶药物(如尿激酶)缩短住院时间。如果胸腔导管引流、抗生素和纤维蛋白溶解剂都无法解决,可能需要开胸手术和胸膜剥脱术。合并脓胸的肺脓肿通常不能进行手术引流[9]。应根据临床和影像学表现慎重选择外科手术治疗方案,因为它们与住院率的增加密切相关[11]。对于单纯无回声的胸腔积液而言,超声可用于指导导管的放置,这比复杂的分隔性胸腔积液的置管成功率更高[12]。

16.3 儿童肺炎的超声和CT影像表现

根据英国胸科学会小儿胸膜感染诊疗指南,胸腔积液需要做胸部正位X线检查,胸腔积液的典型表现包括肋膈角消失,在仰卧位胸部正位片上可见由液体边缘形成的半月征或者表现为一侧肺野的透亮度降低。在一侧胸腔完全为模糊影时,很难将胸膜积液与可能存在的肺实变和肺不张区分开来,因此超声检查很有必要(图16-1)[8-10]。

单纯性肺炎的超声表现为肺实质回声与肝脏相似。支气管树在充满空气时表现为线状分支回声结构(超声支气管充气征),而当支气管内充满液体或黏液时则为无回声。应用彩色多普勒超声对于鉴别血管和充满液体的支气管至关重要,并可发现实变肺实质内的血管结构。实变肺内可见的血管分支图像被称为"血管支气管图"。坏死性肺炎的常规超声图像表现

为实变肺实质内的低回声区,即认为是坏死区域[13,14]。根据Meta分析,肺部超声诊断儿童肺炎的敏感性为96%,特异性为93%[15]。在另一项研究中,临床医师经过1小时床边超声集中培训,应用超声诊断儿童和年轻人肺炎的灵敏度为86%,特异性为89%[16]。对236例儿童社区获得性肺炎的超声检查进行的回顾性分析表明肺实质灌注受损程度和低回声区的出现是坏死性肺炎的重要特征,超声诊断具有与CT相似的高准确率。超声发现的灌注缺损和低回声区与肺大泡形成、住院时间更长以及后续手术治疗风险更高之间存在相关性[1]。

仔细评估实变肺实质内的血供非常重要,它可以主观地分为三类:

(1)血流灌注正常:血管呈树枝状均匀分布。

(2)血流灌注减少:血管面积减少50%,呈正常树枝状分布。

(3)血流灌注不良:实变区内没有可辨认的彩色多普勒超声血流信号[1]。

在一项对23名NP儿童的研究中,在实变肺的周围发现低回声区的敏感度为35%、特异性为100%,阳性预测值为100%,而气胸在这些儿童中更常见[17]。基于这些诊断准确性的衡量标准,如果存在低回声区,彩色多普勒超声可以很容易地诊断NP,但如果没有发现低回声区,也不能排除这一诊断。

超声可用于诊断胸膜积液并指导导管放置,能够对肺实质和胸膜异常进行鉴别,并优于胸部X线摄片[8,9,18]。肺炎旁胸腔积液的超声评估包括:

(1)确定积液的大小。

(2)积液分为游离或局限性。

(3)描述液体回声的特征。

超声波对于检测少量甚至只有3~

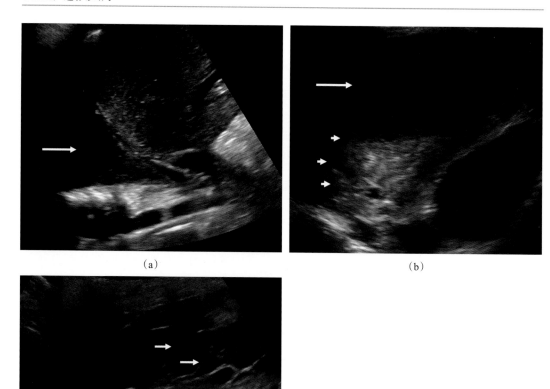

（a）

（b）

（c）

图16-1 常规B超检查胸腔积液

（a）占据肋膈角并含有一些碎屑回声的少量胸腔积液（长箭头）。（b）较大的无回声积液（长箭头），向头部方向延伸，并伴有肺实变（短箭头）。（c）有分隔（箭头）的肺炎旁胸腔积液。

5 mL的胸腔积液非常敏感。尽管超声无法明确胸腔积液的阶段，但确实可以提供有关积液性质的信息[9,13,19]。单纯性的胸腔积液（或漏出液）表现为均匀的无回声或低回声，可自由移动，形状随着呼吸或体位改变而改变。积液中如果含有任何类型的蛋白质，包括血液（血胸）或渗出物中的炎性碎屑，都可以表现为碎屑样的回声。复杂性积液呈多房性，内含分隔，这种外观被称为"蜂窝状"，表示内含渗出物。然而，呈无回声的胸腔积液可以是漏出液也可以是渗出液，因为超声并不能明确积液的性质[19]。研究表明，超声在显示肺炎旁胸腔积液中碎屑或分隔方面优于CT成像[10,20]。当儿童仰卧时，超声可以通过测量腋后部肋膈角处液体的厚度来量化胸腔积液。超声量化胸腔积液较为主观，胸腔积液厚度 < 1 cm，为少量；厚度为1 ～ 2 cm，为中量；厚度 > 2 cm，为大量[1]。临床可以根据胸腔积液的性质选择适当的治疗方案，包括胸腔镜检查或置管引流。超声同样适用于胸腔积液的随访，用于监测分隔的吸收或消退，提示治疗成功或需要进一步治疗[13]。

尽管CT成像比胸片能提供更多的诊断信息（包括检测脓肿和坏死性肺炎），但胸部CT检查应只用于有问题的病例或术前计划[8,21]。然而，CT成像不会改变治疗方案也不能预测住院时间[21]。增强CT可发现多房积液和胸膜增厚，是鉴别肺实质和胸膜疾病的必要手段[20]。在CT检查中，NP表现为无体积减小的实变肺（不包括肺不张）伴有中央无强化低密度影。根据坏死实变的相对面积可以评估坏死性肺炎的严重程度，轻度坏死 < 30%，中度坏死30% ~ 80%，大面积坏死 > 80%[1]。脓胸的CT表现包括胸膜增厚强化、胸壁水肿和邻近胸外脂肪密度增加[10,22]。有研究评估了CT诊断儿童脓胸的价值，这些CT图像都不能准确鉴别漏出液和脓胸，而强调超声在这方面具有一定优势[22]。

肺气肿在CT上表现为肺炎消退过程中边界清晰的含气囊肿，出现气胸或持续的胸管漏气时要怀疑存在支气管胸膜瘘[1]。CT检查可用于鉴别肺内脓肿和脓胸，这一应用的临床意义重大，因为脓肿需要内科治疗（导管引流有形成支气管胸膜瘘的风险）。在CT图像上，脓肿壁厚，并与胸壁形成锐角，而脓胸则表现为胸膜撕裂征（伴有胸膜强化）和邻近肺实质受压[10]。

16.4　儿童肺炎的超声造影

目前CEUS应用于胸腔的研究有限[23-33]，特别是在儿童年龄组[27,32,33]。胸部疾病的CEUS检查，无论是成人还是儿童，仍然是超说明书使用。尽管如此，CEUS在儿童肺炎领域仍有一定的应用价值。与传统的超声技术一样，肺实质内气体的声衰减和肋骨的声反射可能会阻碍充分显像。

根据病灶的位置，可以使用线阵高频探头（9 ~ 17 MHz）经锁骨上、胸骨上、肋间或经膈-经腹的路径进行胸膜病变的肺部超声检查。由于微泡与高频超声波相互作用，使用高频探头的CEUS检查会受到一定限制。当肋膈角出现积液时，可以使用较低频率的凸阵探头，并且可以很容易地发现其下方的肺实变[13]。

UCA静脉给药的建议剂量与任何其他儿科静脉给药（如肝脏）相似，并随年龄而变化，但仅适用于使用较低频率的探头；较高频率的线阵探头需要更高的剂量。UCA可以通过插入肘前静脉的20号套管针进行给药，然后用10 mL 0.9%的生理盐水进行冲管。腔内CEUS即通过导管将UCA注入胸腔，单滴声诺维™（Bracco SpA，Milan）可根据患者的身材大小稀释成20 ~ 50 mL 0.9%生理盐水溶液，然后通过导管给药。

由肺动脉供血的病变在体循环供血的肝和脾之前出现强化，而由支气管或肋间动脉供血的病变将与肝和脾同时强化。出现强化的时间是CEUS检查肺部的一个重要参数，同时，与肝脏或脾脏比较强化的程度及均匀性也是一个重要的参数。更重要的是，CEUS更易于准确地区分血管化组织和非血管化组织。无论内部有无回声，胸腔积液均无强化表现。主要来自肺动脉供血的单纯性压缩性肺不张和肺炎表现为均匀强化，肺脓肿的壁强化明显，但内部没有强化[23,28,30]。在一项小动物实验研究中，这些肺脓肿的特征表现得到证实，该研究还发现CEUS能够根据造影剂到达的时间区分良恶性病变[34]。

16.4.1 经静脉超声造影

UCA可通过静脉注射检查肺组织灌注，也可通过胸导管检查胸膜腔。经静脉CEUS易于准确地区分含有血管的组织和缺血组织，并勾勒出胸腔积液，而经腔内CEUS检查可以发现胸膜积液的位置及游离液体。应与儿科医师共同决定是否需要实施CEUS，当肺炎患儿出现临床症状恶化、怀疑坏死性肺炎时需要静脉CEUS，胸导管故障时则要行腔内CEUS。在一项对10名1～12岁患儿的研究中，总结了经静脉和经腔内CEUS治疗小儿复杂性肺炎的经验[33]。研究中没有发生不良反应，不需要镇静，CEUS过程耐受性良好。

彩色多普勒超声检查对NP的诊断描述很详细，但敏感性低，有可能会遗漏[17]。使用CEUS增强了组织血流灌注的显示能力。根据实变的肺实质内出现非强化灶来识别NP，而常规超声技术则不能明确（图16-2，图16-3，图16-4，图16-5）。

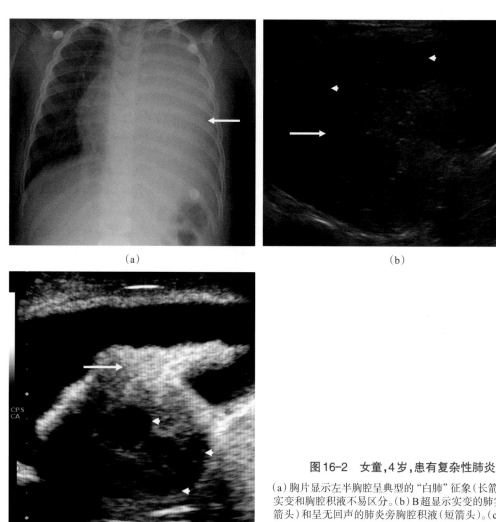

（a）

（b）

（c）

图16-2 女童，4岁，患有复杂性肺炎

（a）胸片显示左半胸腔呈典型的"白肺"征象（长箭头），肺实变和胸腔积液不易区分。（b）B超显示实变的肺实质（长箭头）和呈无回声的肺炎旁胸腔积液（短箭头）。（c）CEUS显示实变肺出现强化（长箭头），胸腔积液为无回声，但重要的是实变肺内存在未强化的区域，表明存在坏死性肺炎或有脓肿形成（短箭头）。

此外,静脉注射UCA有助于排除任何残余的积脓。当临床表现出现恶化,胸片显示整个肺部阴影时,常规超声不能显示胸腔引流的尖端,此时行腔内超声检查,能发现引流尖端周围的积液。经导管进行尿激酶给药后腔内CEUS随访,可发现小腔消失,造影剂在胸腔内自由流动。

在明确肺的边界和诊断NP方面,CEUS优于传统超声并增强了诊断的可信度[33]。CEUS还能很好地鉴别NP和胸腔积液,清晰显示胸腔积液的边界和肺实质的血管,有助于避免将导管放置在肺实质的坏死部分,从而防止复杂支气管胸膜瘘的发生(图16-6,图16-7)。表16-1总结了CEUS在儿童肺炎中的潜在用途。

肺部CEUS在鉴别成人肿瘤性和非肿瘤性胸膜-肺部病变方面有潜在的应用价值,当病变出现增强延迟或高影像学评分时提示肿瘤可能[23]。在对肺不张的研究中,CEUS显示了阻塞性肺不张和压缩性肺不张不同的灌注特征,前者表现为强化延迟[25]。在对肺泡性肺炎的研究中,以脾脏为体内参照物,大多数显示肺动脉强化,并呈均匀等回声强化。支气管动脉供血、强化不均匀或强化程度降低等对住院时间、合并症、并发症和有无胸腔积液无明显预测价值[31]。

此外,CEUS已被用来研究多种胸膜病变,包括恶性病变、肺炎、肺不张和压迫性肺不张,并以强化时间、强化程度和均匀性

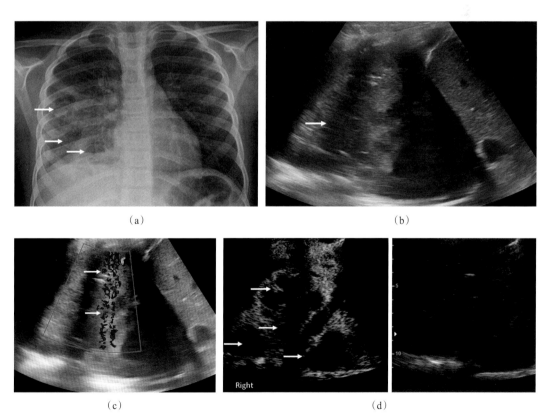

(a)   (b)

(c)   (d)

图16-3 男童,8岁,患有坏死性肺炎

(a)胸片显示胸腔积液含一些气腔,提示坏死(箭头)。(b)B超显示肺实质的回声实变(箭头)。(c)运动伪影(箭头)影响图像质量,彩色多普勒超声无法评估血管分布。(d)CEUS(双屏)显示实变的肺实质出现强化,但内部区域未见强化(箭头),与坏死性肺炎的表现一致。

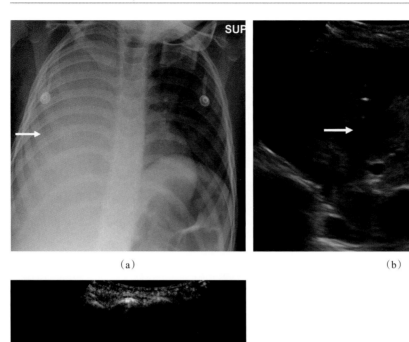

(a)

(b)

(c)

图16-4 女童,3岁,坏死性肺炎和肺炎旁胸腔积液

(a)胸部X线显示右半胸"白肺"征(箭头)。(b)B超显示无回声积液和不均质的肺实变,内含低回声区(箭头),疑似为坏死灶。(c)CEUS在坏死区未见明显强化,诊断为坏死性肺炎,并延伸至肺表面。需要注意的是积液表现为完全的无回声。

为指标。尽管已发现一些特征性的模式,但是CEUS不能准确地鉴别良性肿瘤和恶性肿瘤。压缩性肺不张往往表现为短时间的明显强化,肺栓塞的特征是强化的延迟和减弱。恶性或良性病变则没有特异性的强化模式[26]。在一项针对成年人胸膜来源病变的研究中,CAP和肺癌增强时间、持续时长或强化程度方面没有差异[29]。

尽管CEUS精确诊断的价值有限,但仍可通过胸膜病变中是肺动脉还是支气管动脉供血进行鉴别,从而提供更多的信息[28]。有病例报道了1例膈下肝细胞癌伴胸膜腔活动性出血的患者,在接受射频消融术时应用CEUS鉴别活动性出血[24]。另有肺脓肿的应用报道,CEUS可对脓肿坏死的内部和血运丰富的边缘进行引导活检[30]。

16.4.2 腔内超声造影

如前所述,在儿童肺部超声中,CEUS的腔内应用已有很详细的描述。该技术有潜力对任何生理性或非生理性空腔的内部结构进行实时评估,类似于传统的透视检查。此外,它还提供有关UCA注射导管通畅度及位置的有价值的信息(图16-8,图16-9)。在儿科的其他应用领域还包括腹腔内积液、胆道、尿路、胃肠道和血管[35]。

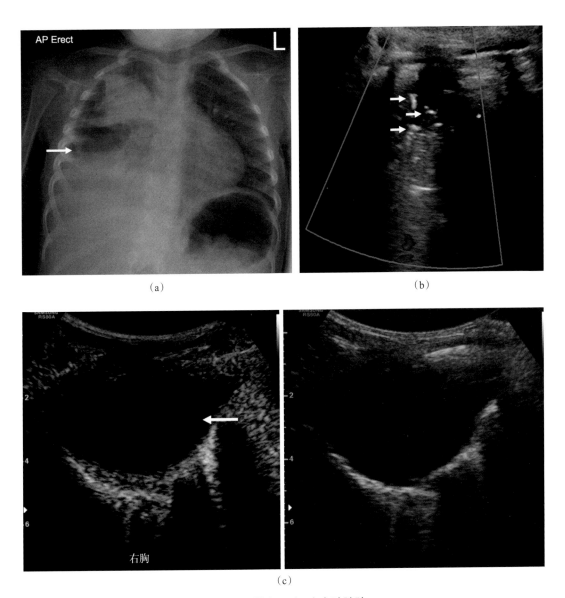

（a）　　　　　　　　　　　　　（b）

（c）

图 16-5　男童,3岁,患有肺脓肿

（a）胸片显示右肺广泛的实变,气液水平处为肺脓肿（箭头）。（b）彩色多普勒超声显示实变肺内无血管分布,而混响伪影的明亮回声反射提示为气泡可能（箭头）。（c）CEUS显示无回声的脓肿周围肺实质强化（箭头）。

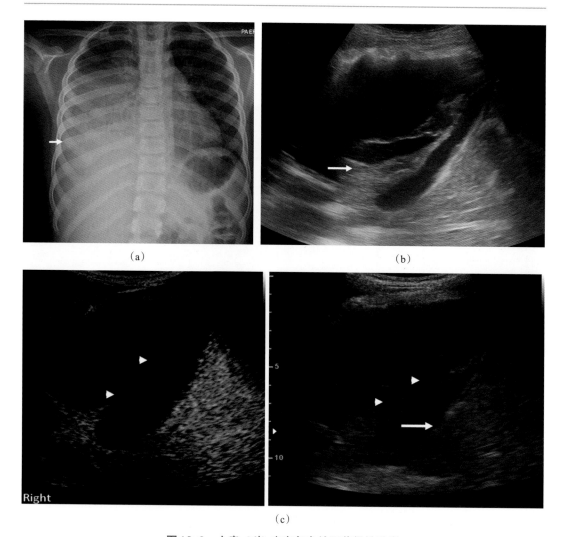

图16-6　女童,8岁,患有复杂社区获得性肺炎

(a)胸片显示右侧中、下肺野阴影,提示有胸腔积液(箭头)。(b)B超显示肋膈角内为无回声的液体,伴有分隔(箭头)和肺实质不张。(c)CEUS能更好地显示无回声,分隔未见强化(三角形),塌陷的实质相呈均匀强化(长箭头)。

表16-1　CEUS在儿童肺炎中的潜在用途

静　脉　内	腔　　　内
● 肺炎与脓胸:更好地显示胸腔积液的边界,显示坏死的肺和胸腔积液(脓胸或清澈的胸腔积液) ● 确定坏死性肺炎的区域:为实变灶内的无强化区 ● 残余脓胸与单纯性肺实变(引流后):强化的血管延伸至肺周围表明没有残留积液,可去除引流管	● 检测导管的位置 ● 确认导管的通畅性 ● 提供有效胸腔排液量的定量信息,这些积液可能与周围结构(例如,瘘管)相通 ● 胸腔积液内纤维分隔形成的多个腔室,可阻碍胸腔积液的完全引流。推荐静脉滴注纤溶剂 ● 纤溶后,由于分隔溶解,可显示更大充满微泡的空腔

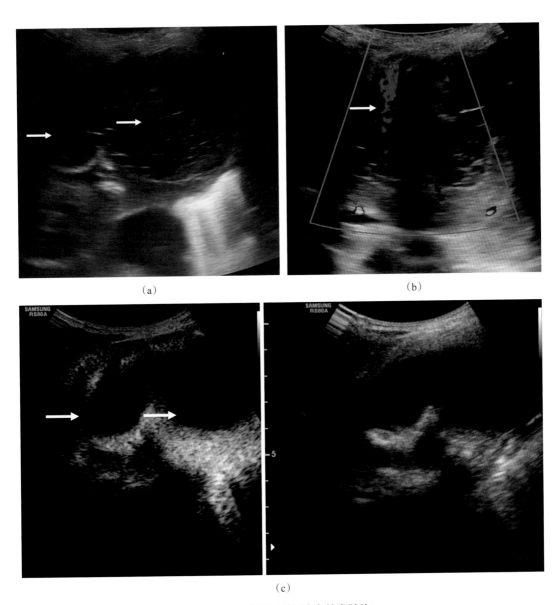

（a）

（b）

（c）

图16-7　女童,3岁,肺炎并发脓胸

（a）B超显示肺炎旁胸腔积液,表面可见两个凸面（箭头）,内部可见回声反射。（b）彩色多普勒超声显示内部无血流信号,只有伪影（箭头）。（c）CEUS检查,邻近的肺实质强化,但肺炎旁胸腔积液内没有强化,提示为脓胸。

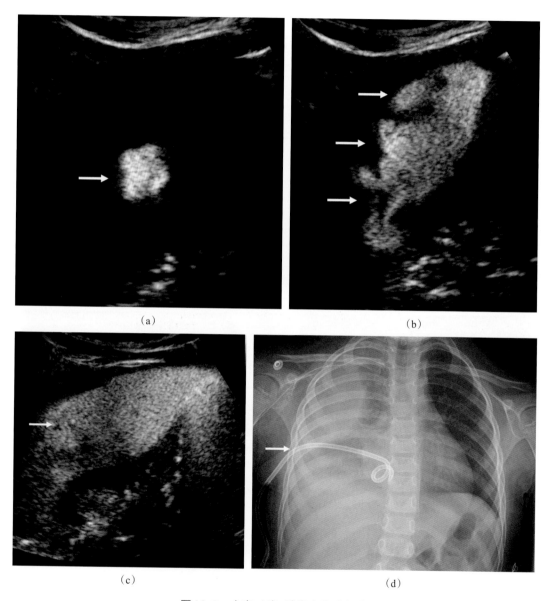

(a)　　　　　　　　　　　　　　　　　（b）

(c)　　　　　　　　　　　　　　　　　（d）

图16-8　女童,4岁,肺炎旁胸腔积液

(a)腔内CEUS评估导管的通畅性、位置和积液的内部结构。注意最初出现的微泡,可提示导管尖端在积液中的位置(箭头)。(b)几秒钟后,微泡勾画出胸膜腔,显示没有分隔(箭头)。(c)图像进一步显示积液的确切范围和萎陷的肺实质(箭头)。(d)胸片确认导管的位置(箭头)。

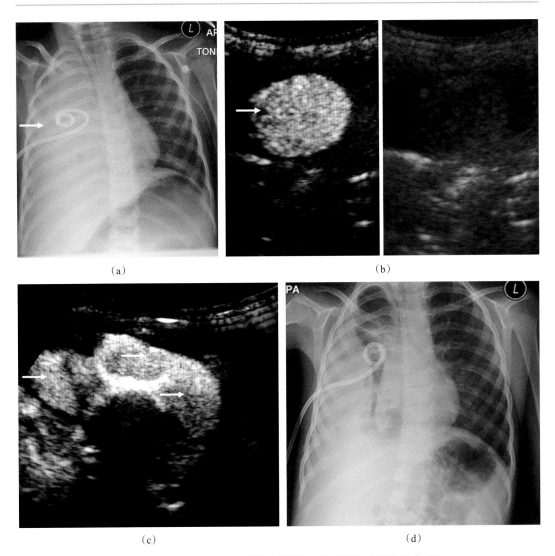

图16-9　男童,3岁,经胸腔引流置管后,肺炎旁胸腔积液仍未消退

(a)胸片显示导管(箭头)位置合适,但不能有效地排出胸腔积液。(b)腔内CEUS检测到小房内的导管尖端,微泡勾画出局部积液呈圆形(箭头)。(c)腔内植入纤溶药后,再次进行腔内CEUS,显示胸腔内微泡自由移动(箭头)。(d)第二天的胸片显示胸腔积液减少,最终完全消失。

16.5　总结

　　CEUS目前已成为复杂肺炎影像检查中的一种新方法。通过CEUS,可以清楚地从胸腔积液中辨认出实变肺的边界,从而有助于确定引流导管的位置;辅助坏死性肺炎的治疗;通过腔内注射UCA来识别导管的位置。最重要的是,CEUS作为一种对儿童友好的、便携且安全的成像技术是非常具有吸引力的。

（孙颖华　译　杜　隽　审）

参考文献

［ 1 ］ LAI S H, WONG K S, LIAO S L. Value of lung ultrasonography in the diagnosis and outcome prediction of pediatric community-acquired pneumonia with necrotizing change. PLoS One, 2015, 10（6: e0130082. https://doi. org/10.1371/journal.pone.0130082.

［ 2 ］ BRENNER D, ELLISTON C, HALL E, et al. Estimated risks of radiation-induced fatal cancer from pediatric CT. AJR Am J Roentgenol, 2001, 176（2）: 289-296. https:// doi.org/10.2214/ajr.176.2.1760289.

［ 3 ］ PEARCE M S, SALOTTI J A, LITTLE M P, et al. Radiation exposure from CT scans in childhood and subsequent risk of leukaemia and brain tumours: a retrospective cohort study. Lancet（London, England）, 2012, 380（9840）: 499-505. https://doi.org/10.1016/ S0140-6736（12）60815-0.

［ 4 ］ KUTANZI K R, LUMEN A, KOTURBASH I, et al. Pediatric exposures to ionizing radiation: carcinogenic considerations. Int J Environ Res Public Health, 2016, 13（11）: 1057. https:// doi.org/10.3390/ijerph13111057.

［ 5 ］ ROSADO E, RICCABONA M. Off-label use of ultrasound contrast agents for intravenous applications in children: analysis of the existing literature. J Ultrasound Med, 2016, 35（3）: 487-496. https://doi.org/10.7863/ ultra.15.02030.

［ 6 ］ DARGE K, PAPADOPOULOU F, NTOULIA A, et al. Safety of contrast-enhanced ultrasound in children for non-cardiac applications: a review by the Society for Pediatric Radiology（SPR）and the International Contrast Ultrasound Society（ICUS）. Pediatr Radiol, 2013, 43（9）: 1063-1073. https://doi. org/10.1007/s00247-013-2746-6.

［ 7 ］ PISKUNOWICZ M, KOSIAK W, BATKO T, et al. Safety of intravenous application of second-generation ultrasound contrast agent in children: prospective analysis. Ultrasound Med Biol, 2015, 41（4）: 1095-1099. https://doi. org/10.1016/j.ultrasmedbio.2014.11.003.

［ 8 ］ ISLAM S, CALKINS C M, GOLDIN A B, et al. The diagnosis and management of empyema in children: a comprehensive review from the APSA Outcomes and Clinical Trials Committee. J Pediatr Surg, 2012, 47（11）: 2101-2110. https://doi. org/10.1016/j.jpedsurg.2012.07.047.

［ 9 ］ BALFOUR-LYNN I M, ABRAHAMSON E, COHEN G, et al. BTS guidelines for the management of pleural infection in children. Thorax, 2005, 60（Suppl 1）: i1-i21. https:// doi.org/10.1136/thx.2004.030676.

［10］ CALDER A, OWENS C M. Imaging of parapneumonic pleural effusions and empyema in children. Pediatr Radiol, 2009, 39（6）: 527-537. https://doi.org/10.1007/s00247-008-1133-1.

［11］ GATES R L, HOGAN M, WEINSTEIN S, et al. Drainage, fibrinolytics, or surgery: a comparison of treatment options in pediatric empyema. J Pediatr Surg, 2004, 39（11）: 1638-1642.

［12］ CHIU C Y, WONG K S, HUANG Y C, et al. Echoguided management of complicated parapneumonic effusion in children. Pediatr Pulmonol, 2006, 41（12）: 1226-1232. https:// doi.org/10.1002/ppul.20528.

［13］ GOH Y, KAPUR J. Sonography of the pediatric chest. J Ultrasound Med, 2016, 35（5）: 1067-1080. https://doi.org/10.7863/ ultra.15.06006.

［14］ STADLER J A M, ANDRONIKOU S, ZAR H J. Lung ultrasound for the diagnosis of community-acquired pneumonia in children. Pediatr Radiol, 2017, 47（11）: 1412-1419. https://doi.org/10.1007/s00247-017-3910-1.

［15］ PEREDA M A, CHAVEZ M A, HOOPER-MIELE C C, et al. Lung ultrasound for the diagnosis of pneumonia in children: a metaanalysis. Pediatrics, 2015, 135（4）: 714-722. https://doi.org/10.1542/peds.2014-2833.

［16］ SHAH V P, TUNIK M G, TSUNG J W. Prospective evaluation of point-ofcare ultrasonography for the diagnosis of pneumonia in children and young adults. JAMA Pediatr, 2013, 167（2）: 119–125. https://doi.org/10.1001/2013.jamapediatrics.107.

[17] CHIU C Y, WONG K S, LAI S H, et al. Peripheral hypoechoic spaces in consolidated lung: a specific diagnostic sonographic finding for necrotizing pneumonia in children. Turk J Pediatr, 2008, 50（1）: 58–62.

[18] LURI D, DE CANDIA A, BAZZOCCHI M. Evaluation of the lung in children with suspected pneumonia: usefulness of ultrasonography. Radiol Med, 2009, 114（2）: 321–330. https://doi.org/10.1007/s11547–008–0336–8.

[19] YANG P C, LUH K T, CHANG D B, et al. Value of sonography in determining the nature of pleural effusion: analysis of 320 cases. AJR Am J Roentgenol, 1992, 159（1）: 29–33. https://doi.org/10.2214/ajr.159.1.1609716.

[20] KURIAN J, LEVIN T L, HAN B K, et al. Comparison of ultrasound and CT in the evaluation of pneumonia complicated by parapneumonic effusion in children. AJR Am J Roentgenol, 2009, 193（6）: 1648–1654. https://doi.org/10.2214/ajr.09.2791.

[21] JAFFE A, CALDER A D, OWENS C M, et al. Role of routine computed tomography in paediatric pleural empyema. Thorax, 2008, 63（10）: 897–902. https://doi.org/10.1136/thx.2007.094250.

[22] DONNELLY L F, KLOSTERMAN L A. CT appearance of parapneumonic effusions in children: findings are not specific for empyema. AJR Am J Roentgenol, 1997, 169（1）: 179–182. https://doi.org/10.2214/ajr.169.1.9207521.

[23] SARTORI S, POSTORIVO S, VECE F D, et al. Contrast-enhanced ultrasonography in peripheral lung consolidations: What's its actual role? World J Radiol, 2013, 5（10）: 372–380. https://doi.org/10.4329/wjr.v5.i10.372.

[24] SUGIHARA T, KODA M, TOKUNAGA S, et al. Contrastenhanced ultrasonography revealed active thoracic bleeding. J Med Ultrason, 2010, 37（3）: 143–145. https://doi.org/10.1007/s10396–010–0257–8.

[25] GORG C, BERT T, KRING R. Contrast-enhanced sonography of the lung for differential diagnosis of atelectasis. J Ultrasound Med, 2006, 25（1）: 35–39.

[26] GORG C, BERT T, KRING R, et al. Transcutaneous contrast enhanced sonography of the chest for evaluation of pleural based pulmonary lesions: experience in 137 patients. Ultraschall Med, 2006, 27（5）: 437–444. https://doi.org/10.1055/s–2006–927021.

[27] RAFAILIDIS V, DEGANELLO A, WATSON T, et al. Enhancing the role of paediatric ultrasound with microbubbles: a review of intravenous applications. Br J Radiol, 2017, 90（1069）: 20160556. https://doi.org/10.1259/bjr.20160556.

[28] GÖRG C. Transcutaneous contrast-enhanced sonography of pleural-based pulmonary lesions. Eur J Radiol, 2007, 64（2）: 213–221. https://doi.org/10.1016/j.ejrad.2007.06.037.

[29] SPERANDEO M, REA G, GRIMALDI M A, et al. Contrast-enhanced ultrasound does not discriminate between community acquired pneumonia and lung cancer. Thorax, 2017, 72（2）: 178–180. https://doi.org/10.1136/thoraxjnl–2016–208913.

[30] DI VECE F, TOMBESI P, ERMILI F, et al. Contrastenhanced ultrasound（CEUS）and CEUS-guided biopsy in the diagnosis of lung abscess in a patient with achalasia: case report. Interv Med Appl Sci, 2013, 5（1）: 31–33. https://doi.org/10.1556/imas.5.2013.1.6.

[31] LINDE H N, HOLLAND A, GREENE B H, et al. [Contrastenhanced sonography（CEUS）in pneumonia: typical patterns and clinical value—a retrospective study on n = 50 patients]. Ultraschall Med, 2012, 33（2）: 146–151. https://doi.org/10.1055/s-0031-1273280.

[32] MCCARVILLE M B, COLEMAN J L, GUO J, et al. Use of quantitative dynamic contrast-enhanced ultrasound to assess

response to antiangiogenic therapy in children and adolescents with solid malignancies: a pilot study. AJR Am J Roentgenol, 2016, 206（5）: 933-939. https://doi.org/10.2214/AJR.15.15789.

［33］ DEGANELLO A, RAFAILIDIS V, SELLARS M E, et al. Intravenous and intracavitary use of contrast enhanced ultrasound in the evaluation and management of complicated pediatric pneumonia. J Ultrasound Med, 2017, 36（9）: 1943-1954. https://doi.org/10.1002/jum.14269.

［34］ LINTA N, BARON TOALDO M, BETTINI G, et al. The feasibility of contrast enhanced ultrasonography（CEUS）in the diagnosis of non-cardiac thoracic disorders of dogs and cats. BMC Vet Res, 2017, 13（1）: 141. https://doi.org/10.1186/s12917-017-1061-0.

［35］ YUSUF G T, FANG C, HUANG D Y, et al. Endocavitary contrast enhanced ultrasound（CEUS）: a novel problem solving technique. Insights Imaging, 2018, 9（3）: 303-311. https://doi.org/10.1007/s13244-018-0601-x.

炎症性肠病超声造影

17

达姆亚娜·克柳切夫舍克

17.1　导言和背景

炎症性肠病(inflammatory bowel disease, IBD)是一种终身的胃肠道慢性炎症性疾病。由于炎症的自然波动过程,炎症期与缓解期交替,需要经常评估和监测炎症活动,以便制订合理的治疗方案并评估治疗反应。影像监测必须是安全、便捷、对儿童友好、有效和便宜的。儿童IBD发病率呈上升趋势;发病高峰期在青春期,但18%的IBD患者 < 10岁,4%的IBD患者年龄 < 5岁[1]。

评估克罗恩病严重程度的金标准是 上 下 消 化 道(gastrointestinal, GI)内镜检查(内镜严重程度评分)加活检,但这是一种侵入性检查,儿科患者还需要麻醉或深度镇静。临床医师习惯使用的疾病活动替代标志物,包括临床儿童克罗恩病活动指数(PCDAI)、C反应蛋白(CRP),粪便标志物如粪便钙卫蛋白。各种影像方法在评价疾病活动性方面发挥着重要作用,如彩色和脉冲多普勒超声(US)、磁共振(MR)小肠造影,很少用到计算机断层扫描(CT)小肠造影[2-4]。胶囊内镜(WCE)是鉴别疑似克罗恩病儿童小肠病变的一种有用的方法,而传统的内窥镜和影像工具无法对其进行诊断[5]。每一种评估方法都有其自身的许多局限性[6]。

儿童IBD表型与成人不同。Paris分类法认为,在 < 10岁和10 ~ 17岁的患者中,小儿IBD的表达是不同的[7]。此外,已证实患有严重IBD样疾病的幼童(< 2岁)存在单基因疾病。Assa等提示儿童IBD的

Paris 分类具有明确的预测性能[8]。

欧洲儿科胃肠病学协会、肝病和营养学协会（ESPGHAN）重新评估了儿童和青少年 IBD Porto 诊断标准，修订该标准以应对目前小儿 IBD 的挑战和发展[9]。在疑似 IBD 的儿科患者的初步诊断中，超声是一种有价值的筛查工具，但超声应辅以更灵敏的小肠影像尤其是 MR 小肠造影。口服无回声造影剂（等渗聚乙二醇）进行小肠超声造影（SICUS）是一种选择，但目前尚无肠道超声造影（CEUS）的数据。在日常临床实践中，确定疾病是否处于活动期取决于各种辅助标记物及局部活动病灶的影像学检查结果。

IBD 管理和随访指南建议进行更长期的疾病评估和监测，以指导治疗方案的调整并提供更加个性化的护理。一般来说，儿科 IBD 影像学检查的主要目的是寻找一种准确、客观、无创的方法来评估疾病的活动性，该方法简单、快速、应用范围广、患者耐受性好、安全（避免辐射或内镜检查的风险）。超声是最接近这些要求的影像学技术，因此在评估 IBD 儿童肠壁方面发挥着重要作用[2, 10-15]。高分辨率 B 型超声可评价病变肠段的位置和长度，并可鉴别腹腔内并发症。多普勒超声技术可以显示肠壁血管并进行半定量。然而，彩色多普勒超声（CDUS）反映的是血流速度快的大血管（大血管化），但对显示毛细血管水平的低速血流（微血管化）不够敏感，这对于确定疾病是否处于活动期很重要。有时彩色多普勒超声由于技术原因不能显示多普勒信号。鉴于微泡特性（比红细胞小，真血池试剂），超声造影剂（UCA）的使用提高了肠壁微血管的评估能力。众所周知，活动性克罗恩病患者的早期病理改变是肠壁异常丰富的

新生血管和血管生成，其特征是固有层和黏膜下层出现新生毛细血管，导致局部灌注增加[16]。此外，这些患者肠壁血供的自动调节功能失调[17]。超声具有操作者依赖性，因此减少超声诊断疾病活动性的主观性，使用更客观的参数来评估 IBD 活动性是很重要的。超声弹性成像是另一种很有前途的评估肠道纤维化的超声方法[18]。然而，新的超声检查方法肠道 CEUS 和超声弹性成像，尚未对 IBD 患儿进行系统的研究。

在 21 世纪初，首次使用第一代 UCA 对 CEUS 评价肠壁灌注进行了初步研究[19]，随后使用第二代 UCA；SonoVue®（Bracco, Milan）、Deinity®（Lantheus Medical Imaging, Bellerica MA） 和 Optison®（GE Healthcare, St. Louis, MO）进行了研究。目的是通过不同的肠壁强化模式量化肠壁强化程度来确定炎症活动。Serra 等描述了肠道 CEUS 动脉期的 4 种不同增强模式，并将其与临床疾病活动相关联[20]。肠壁完全强化或内层强化的患者更易患活动性疾病。采用 CEUS 肠壁增强定量技术评估疾病活动性不一定准确，因为对比增强的程度取决于几个混杂因素，如造影剂的类型、使用的设备、肠段的解剖位置（肠段的深度，肠段的位置在上腹部还是下腹部）、身体成分（尤其是脂肪含量）和肠道气体的声影或有造影剂的动脉。增强程度的绝对数即"临界点"无法确定。

动态 CEUS 在量化肠壁强化和灌注方面又向前迈进了一步。它可以实时检查肠壁毛细血管水平的（微血管化）灌注，并通过分析时间-强度曲线（TIC）实现对增强效果的客观定量检测[21]。Medellin 将 CEUS 作为疾病活动性的附加客观参数纳入总体评估[22]。量化分析可以减少操作者的依赖

性,并体现更可靠的患者内部和患者之间的相关性。

17.2 肠壁动态超声造影方案及时间-强度曲线分析

动态CEUS技术应规范化,选择合适的UCA剂量、设备和探头。目前有许多不同的TIC分析系统,很难进行比较。一般来说,儿童肠道CEUS的多步骤方案几乎与成人相同[23,24]。

17.2.1 患儿准备工作

向父母和患儿说明检查目的和检查过程的基本情况。患者做动态CEUS检查必须禁食。禁食的主要目的是减少肠壁血流和肠腔内容物。应提前开放静脉通道,左臂静脉最为合适。训练孩子浅呼吸,检查期间不能移动或说话。对不合作的孩子可轻度镇静。

17.2.2 采集前超声检查、超声仪器和超声造影剂准备

采用高频线阵探头对肠道进行常规超声和彩色多普勒超声检查,以检测IBD的病变部位和范围。选择病变最为严重的节段应用彩色多普勒超声检查可发现肠壁增厚、充血,存在炎性脂肪及数量、肠系膜淋巴结病。在不到10%的成年人中,需要使用抗蠕动药物来减少肠蠕动[22]。儿童可使用与MR肠造影相同剂量的抗蠕动药物[25]。

选定肠段,启动CEUS程序。采用同时显示CEUS和B型超声的双屏图像来查看肠道异常区域。两幅图像都应优化:机械指数(0.04～0.08,根据设备的不同而变化)、帧频(应保持在10帧/秒左右)、聚焦深度(在目标肠段下方)和动态范围/压缩(55～65,动态范围的减少会产生更高的信号强度,增加过饱和的风险)[24]。

探头方向也很重要。首选探头朝向肠壁的长轴方向,这样可以扩大感兴趣区域(ROI)的检查范围。尽量减少因呼吸运动而导致的肠段过度运动,探头应尽量与运动平面(探头的矢状方向)对齐。

UCA应按照制造商的说明书配制。使用剂量取决于儿童的体重、探头频率、CEUS专用软件的质量以及第二代UCA的类型。高频线阵探头提供了更好的图像分辨率,但造影图像的背向散射信号强度较小,会造成更多的微泡破坏以及更多的信号衰减。笔者医院使用高频线阵探头,剂量为0.04～0.05 mL/kg的声诺维SonoVue®。应用UCA后,用10 mL生理盐水冲洗。凸阵探头很少使用(UCA剂量为线阵探头的一半,最高1.2 mL)。此外,我们需要注意,UCA的给药方式会影响UCA的增强效果;套管针应至少为22 G,UCA应垂直于套管注入,并且应避免使用平衡压接头[26]。

17.2.3 图像采集

患儿舒适仰卧,家属坐在床边,在指令下平静呼吸,身体不动。在连续采集数据期间,探头应保持位置固定。从UCA注射时开始记录,持续至少90秒。检查结果存储在数字化视频文件中。可以在采集过程中和采集后对增强模式进行主观评价(透壁增强模式、肠系膜血管化-增强和梳状征)。数据的初始定量分析可以在许多超声机器

上直接进行。

17.2.4 时间-强度曲线的后处理

检查数据送至工作站后，进行TIC分析。笔者医院采用的是佳能公司的CHI-Q™软件（之前是东芝）（图17-1）。该系统为供应商指定专用。另一个供应商专用系统是Q-laboratory™（飞利浦医疗超声）。VueBox®是更通用和中立的数据分析平台（Bracco，软件，Genova，CH），使用DICOM信息。

在增厚肠壁最明显的增强部位手动绘制ROI。肠腔和内脏周围组织不应包括在内。最好使用较大的ROI，可以最大程度地接近整体病变活动性的显示。但

是，较大的ROI可能覆盖受累较小的肠层或肠段，这可能导致较低的峰值增强（图17-2）[24]。手动绘制ROI推荐范围约为1.5 cm²。建议通过观看视频剪辑控制ROI的位置和移动，来估计ROI的位置和可能的运动伪像。

通过计算平均ROI强度随时间的变化来得到TIC。时间在X轴上以秒为单位显示，Y轴上显示对比度强度（任意单位）。CHI-Q™软件使用原始线性化数据生成TIC。ROI的观察间隔由原始线性化或DICOM数据生成，这取决于用于分析的软件类型[24]。根据线性数据拟合出的曲线，实现了TIC参数的自动计算[21]。峰值强度/增强（PE）可由大多数软件程序进行对数转换。

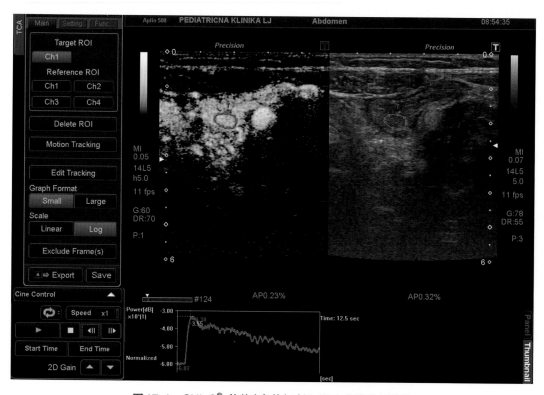

图17-1 CHI-Q®,佳能（东芝）时间-强度曲线分析软件

感兴趣区域（ROI）被放置在增强肠管段上，并自动生成时间强度曲线。

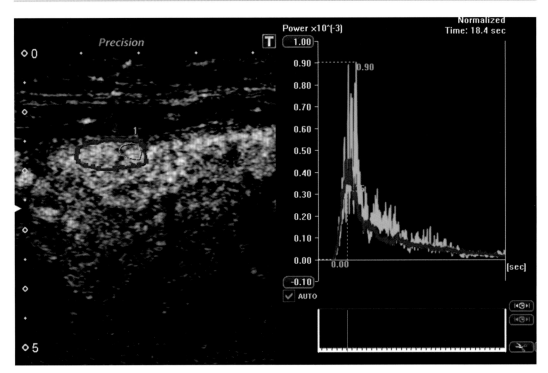

图17-2　跟踪运动校正后感兴趣区域（ROI）的大小对时间-强度曲线（线性数据）的影响
较大的感兴趣区（紫色）相较小的感兴趣区（蓝色）峰值强度更低，信号波动更小。

17.2.5　解读

解读可以是半定量的（主观的）或定量的（客观的）。主观评价包括肠壁的强化模式和内脏周围组织的形态（增强程度、部分肠壁强化和强化的均匀性）。TIC的客观解读有许多困难。根据我们以及其他开展肠道CEUS医院的临床经验，TIC的形状和高度提供了有关疾病活动性的最重要信息。然而，目前任何给定的参数都不能客观地评价TIC的形状。

肠壁动态CEUS的客观评价涉及许多潜在的问题；首先是流程的标准化。许多内部因素（身体成分、肠袢位置、肠蠕动等）和外部因素（剂量、静脉注射设备设置、患者呼吸和腹壁运动）会影响检查质量。第二是用于TIC分析的不同软件程序完全没有可比性。此外，根据软件程序和拟合曲线模型，参数的定义也有所不同。例如，某个软件分析的达峰时间（TTP）是从肠壁出现第一个微泡开始到其最大强度，或者定义TTP为从注射至峰值增强（PE）的时间。此外，对平均渡越时间（mTT）也有不同的定义。第三是因为没有一个参数可以描述灌注模式，因此可以用不同的曲线类型来表示。目前还没有被广泛接受的临界值，每个医院都主观认定自己的测量数据是可靠的，因此降低了灌注定量的客观性。因此，需要更多的研究或广泛的多中心研究，对所有检查步骤进行标准优化，包括使用统一或更具可比性的后处理软件。未来的验证应该包括两个或更多参数的组合，以及以TIC的高度和形状为代表的主观增强模式。

17.3 肠道动态超声造影研究现状

在成年人中，动态CEUS是肠道超声检查的一种有价值的补充，可以更客观地评价肠灌注，并且是疾病活动的潜在生物标志物。在最新欧洲超声医学与生物学联合会（EFSUMB）关于肝脏外CEUS应用指南中，阐述了EFSUMB目前在成人领域研究的现状[27]。EFSUMB关于儿童肠道中使用CEUS的研究现状几乎是相同的[28]，尽管现有的研究是基于成人领域的，尚没有专门应用于评估儿童IBD，但CEUS仍然可以作为已确诊IBD儿童随访的另一种影像学方式，用以区分活动期和静止期疾病并评估治疗效果。

欧洲胃肠和腹部放射学学会（ESGAR）和欧洲儿科放射学学会（ESPR）的第一份共识就对小肠和结肠横断面成像表现达成了一致[25]。这些组织目前不建议在儿童中常规使用肠道CEUS，当研究证据增加时再进一步开放包括CEUS检查。

17.4 肠道超声造影的适应证、优势和局限性

本节将介绍肠道CEUS的现状（适应证）、优势和局限性[6,27,28]。

17.4.1 疾病活动性评价

EFSUMB第35条建议指出，CEUS可用于评估成人IBD的疾病活动情况[27]。使用UCA有助于评估增强的程度、方向和特性（图17-3，图17-4，图17-5）。

Serafin等最近发表了大样本的有关肠道CEUS在检测成人克罗恩病急性期中作用的综述和Mate分析[29]。CEUS的综合敏感性和特异性分别为0.94（95%CI 0.87～0.97）和0.79（96%CI 0.67～0.88）。尽管多个研究者使用的方法不同，但CEUS始终显示出与疾病活动性有良好的相关性。目前关于活动性克罗恩病CEUS的最大问题是研究技术和方法质量。此外，现有的证据表明，从TIC分析得到的参数准确性有限。

最常见的与肠壁灌注相关的TIC评价参数有总体曲线下面积（AUC）、AUC平均强度（IMA）、最大峰值强度（MPI-反映肠灌注强度）、斜率β系数（与TTP增强相关）。尚没有一个单一的参数可以描述灌注模式，可以用不同的曲线类型来表示。高活性与高PE、快速充盈、缓慢廓清、AUC增加相一致[24]。相对而言肠壁增强诊断价值最高。该研究尚未确定活动性克罗恩病的诊断阈值，如能确认该阈值则可以支撑CEUS作为一种客观诊断方法。

Medellin-Kowalewski等提出，CEUS定量参数可纳入炎症评估，以提高疾病活动度的判断，减少结果的不确定性[30]。通过前瞻性研究可以制订一个结合超声总体评估和CEUS参数的克罗恩病活动性指数。Ripollés等发表的一项研究探讨了基于IBD患者的超声和超声多普勒检查结果，何时进行CEUS检测疾病活动的合理性[31]。他们得出结论，使用UCA来评估CEUS 2/3级患者的疾病活动性是不太合理的。

17.4.2 纤维化性狭窄和炎症性狭窄的鉴别诊断，以便患者选择药物治疗或手术治疗

第35条建议指出，CEUS可用于区分克

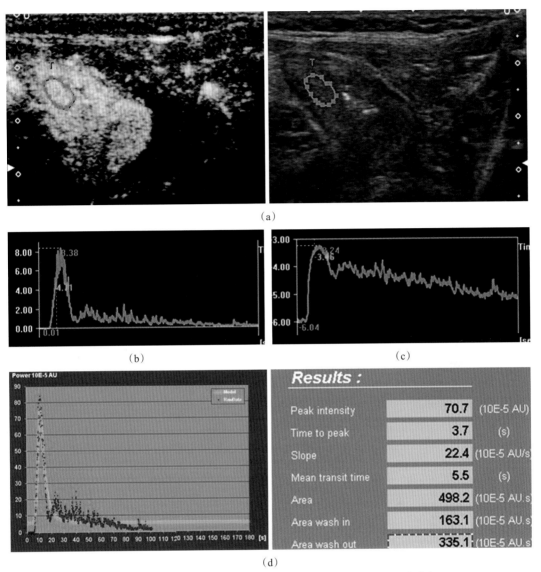

图17-3　女童,10岁,克罗恩病和严重肠壁炎症(组织学证实),肠壁动态CEUS

(a)肠壁强化明显,感兴趣区域放置适当。(b)线性时间-强度曲线(TIC)。(c)对数TIC。(d)校正TIC和参数计算。

罗恩病的纤维化性狭窄和炎症性狭窄[30]。一些研究结果显示,存在活动性炎症的肠壁在使用UCA后出现强化,而纤维化性狭窄则不会[32,33]。另一方面,在克罗恩病动物模型中,CEUS定量灌注参数未能可靠地检测出叠加炎症情况下的肠壁纤维化[34]。克罗恩病狭窄通常包含大量的炎症和纤维化。这些发现对CEUS检测和量化人类克罗恩病狭窄肠壁纤维化的能力表示了质疑,但还需要进一步的前瞻性研究来证实。

17.4.3　克罗恩病的肠外并发症

克罗恩病的肠外并发症包括瘘管形成、炎性肿块或蜂窝织炎或脓肿。根据EFSUMB第37条建议,CEUS可用于检测脓肿、确定和追踪瘘管[27]。在B型超声检查中很难鉴别蜂窝炎肿块和脓肿。然

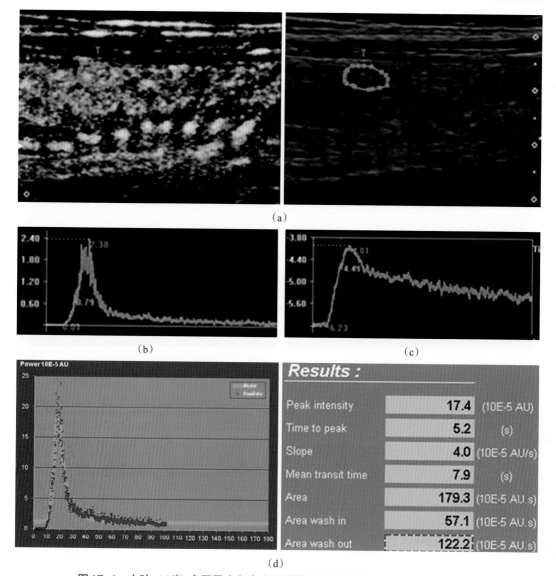

图 17-4　女孩，14岁，克罗恩病和中度肠壁炎症（组织学证实），肠壁动态 CEUS
（a）肠壁中度强化及感兴趣区域放置。（b）线性时间-强度曲线（TIC）。（c）对数 TIC。（d）校正 TIC 及参数计算。

而，因为疾病的预后和治疗方法各不相同，两者的区别非常重要。在这种情况下，可用 CEUS 进行鉴别；在 CEUS 检查中，蜂窝炎肿块显示弥漫性高增强，而脓肿显示周围强化区域包围的无血管区域（坏死和脓腔）。

17.4.4　炎症性肠病患者的随访

EFSUMB 第 36 条建议，CEUS 可用于监测克罗恩病的治疗效果[27]。不管 IBD 的治疗类型和程度如何，对治疗反应的评估都非常重要[35-39]。最有价值的定量参数是 PE 和 AUC。研究表明预处理值和 PE、AUC、充盈 AUC 和廓清 AUC 百分比变化是远期疗效的预测指标（$P < 0.05$）[38]。造影参数的变化会先于基线显示的肠大体形态的变化和其他超声活动参数的变化（彩色多普勒图像显示血管信号强度和大血管血

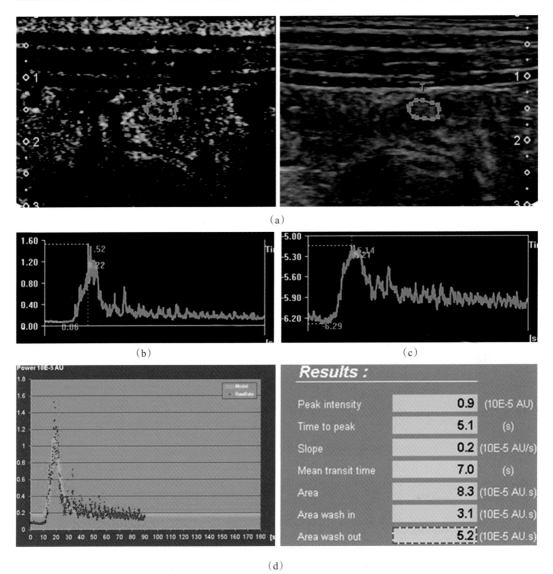

（a）

（b）   （c）

（d）

图17-5　男童，13岁，克罗恩病伴轻度肠壁炎症（组织学证实），肠壁动态CEUS
（a）肠壁轻度强化，感兴趣区域放置。（b）线性时间-强度曲线（TIC）。（c）对数TIC。（d）校正TIC及参数计算。

流变化）[39]。CEUS的随访结果很重要，尤其是在使用昂贵的生物制剂时，因为约30%的患者对生物治疗效果不佳甚至无效。因此，在增加剂量、更换生物制剂或需要其他治疗的情况下，CEUS能够对治疗反应给出快速回应（图17-6）。

CEUS对临床怀疑疾病复发和轻度（交界性）肠壁增厚的儿童也非常有用（图17-7），在活动性炎症的情况下，肠壁会出现增强。

17.4.5　优势和局限性

肠道CEUS有许多优势。该方法具有很高的安全性。无创、无肾毒性、无辐射、患者耐受性好、易于使用（超声设备的广泛应用和便携性）[40]。整个检查需要10～15分钟，这与耗时的MR小肠造影

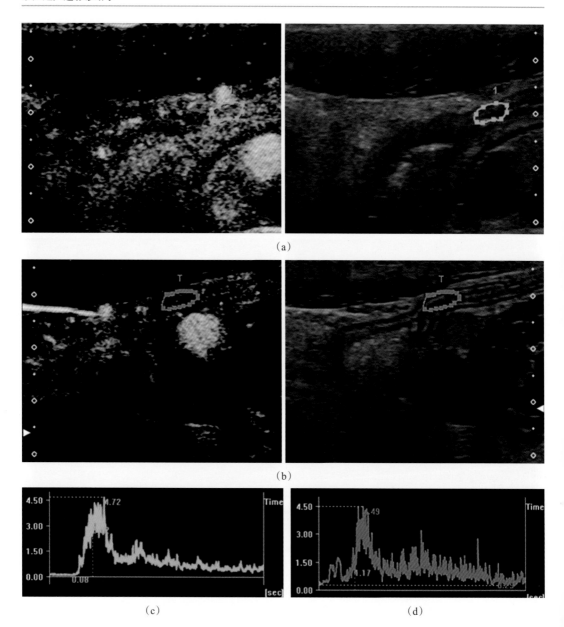

(a)

(b)

(c)　　　　　　　　　　　　　　　　(d)

图17-6　男孩，14岁，超声检查及结肠镜检查中发现早期克罗恩病及乙状结肠狭窄。对该肠段进行肠道 CEUS以评估炎症的活动性，以优化英夫利昔单抗的治疗

（a）CEUS显示狭窄段中度增强。英夫利昔单抗（抗-TNFα）剂量增加。（b）3周后随访的CEUS显示狭窄段增强减弱，治疗反应良好，疾病活动性减弱。结肠镜对狭窄部位进行球囊扩张。从（c）第一次肠道CEUS获得PE值和（d）肠道CEUS随访显示PE值降低。

相比明显减少了时间，且无需镇静。儿童的体型和身体成分比成人更适合做CEUS检查[40]。CEUS可重复性好，可以在短时间间隔内进行重复检查（对于治疗无效的随访患者很重要）。此外，CEUS检查费用低。

主要缺点是动态CEUS的技术性能不足，以及上文所述的检查后处理评估的差异（17.2.5）。无法通过一次检查评估整个肠道，每个肠段评估都需要注射UCA。

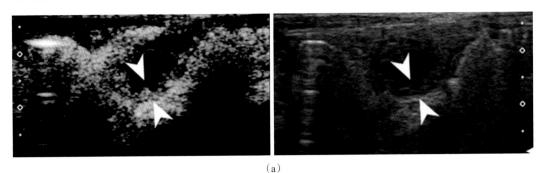

（a）

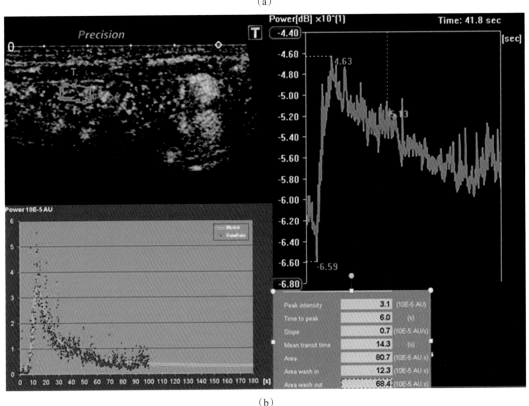

（b）

图17-7　男童,3岁8个月,疑似克罗恩病行肠道CEUS

（a）升结肠肠壁强化。由于呼吸运动剧烈,无法进行时间–强度曲线（TIC）分析。在CEUS增强模式和粪便钙卫蛋白升高（179.8 mg/kg）的基础上进行结肠镜检查,结肠黏膜未见异常。然而,升结肠肠壁的组织学分析报告了轻度炎症与不确定炎症性肠病的一致性。通过饮食调整来进行治疗。（b）同一男童5个月后进行肠CEUS随访;粪便钙卫蛋白含量较前更高（451.8 mg/kg）;升结肠中度透壁肠壁增强,TIC分析提示轻度炎症,组织学分析证实为轻度至中度炎症。行完全肠内营养。

17.4.6　儿童什么时候可以做肠道超声造影?

　　根据我们的经验,当儿童首次诊断为克罗恩病时,应进行肠道CEUS。可以了解最受累肠段的疾病活动度情况和基线TIC曲线（高度和形状）及计算参数。这些基线信息对疾病活动的随访非常重要。如疗效良好（临床、实验室和US改善）,则不需要CEUS随访。与常规检查相比,CEUS可以提供有价值并客观的炎症动力学数据,在疗效不确定的病例中,有助于做出进一步治疗的决定。我们应该考虑把肠壁CEUS

作为评价克罗恩病活动度和疗效的补充方法。

对于儿童来说，目前没有理想的影像学诊断方法，任何能解决这个问题的影像技术都是受欢迎的。很多关于成人肠道CEUS的研究应该推广到儿童。此外，我们对CEUS检查的优势和局限性有了充分的了解，为更标准化、更具可比性的研究奠定了良好、坚实的基础。对于这个潜在终身患病的年轻人群来说，检查方法必须对儿童友好、安全性高、可用性强[41]。

总之，肠道CEUS很有潜力成为儿童IBD更客观的评估疾病活动度的一种补充方法。精准化解决一些技术和解读疾病问题之后，可能对患者管理和疾病活动的监测具有积极的意义。

（胡慧勇　译　许云峰　校）

参考文献

［1］ ROSEN M J, DHAWAN A, SAEED S A. Inflammatory bowel disease in children and adolescents. JAMA Pediatr, 2015, 169(11): 1053−1060.

［2］ DUIGENAN S, GEE M S. Imaging of pediatric patients with inflammatory bowel disease. AJR Am J Roentgenol, 2012, 199: 907−915.

［3］ ANUPINDI S A, PODBERESKY D J, TOWBIN A J, et al. Pediatric inflammatory bowel disease: imaging issues with targeted solutions. Abdom Imaging, 2015, 40(5): 975−992.

［4］ MALTZ R, PODBERESKY D J, SAEED S A. Imaging modalities in pediatric inflammatory bowel disease. Curr Opin Pediatr, 2014, 26(5): 590−596.

［5］ KOPYLOVA U, YUNGB D E, ENGELA T, et al. Diagnostic yield of capsule endoscopy versus magnetic resonance enterography and small bowel contrast ultrasound in the evaluation of small bowel Crohn's disease: systematic review and meta-analysis. Dig Liver Dis, 2017, 49: 854−863.

［6］ PECERE S, HOLLERAN G, AINORA M E, et al. Usefulness of contrast-enhanced ultrasound (CEUS) in inflammatory bowel disease (IBD). Dig Liver Dis, 2018, 50(8): 761−767.

［7］ LEVINE A, GRIFFITHS A, MARKOWITZ J, et al. Pediatric modification of the Montreal classification for inflammatory bowel disease: the Paris classification. Inflamm Bowel Dis, 2011, 17(6): 1314−1321.

［8］ ASSA A, RINAWI F, SHAMIR R. The long-term predictive properties of the Paris classification in pediatric inflammatory bowel disease patients. J Crohns Colitis, 2018, 12(1): 39−47.

［9］ LEVINE A, KOLETZKO S, TURNER D, et al. ESPGHAN revised Porto criteria for the diagnosis of inflammatory bowel disease in children and adolescents. J Pediatr Gastroenterol Nutr, 2014, 58: 795−806.

［10］ FRANCAVILLA M L, ANUPINDI S A, KAPLAN S L, et al. Ultrasound assessment of the bowel: inflammatory bowel disease and conditions beyond. Pediatr Radiol, 2017, 47(9): 1082−1090.

［11］ CHIOREAN L, SCHREIBER-DIETRICH D, BRADEN B, et al. Ultrasonographic imaging of inflammatory bowel disease in pediatric patients. World J Gastroenterol, 2015, 21(17): 5231−5241.

［12］ CHIOREAN L, SCHREIBER-DIETRICH D, BRADEN B, et al. Transabdominal ultrasound for standardized measurement of bowel wall thickness in normal children and those with Crohn's disease. Med Ultrason, 2014, 16(4): 319−324.

［13］ MAFFÈ G C, BRUNETTI P E, CORAZZA G R. Ultrasonographic findings in Crohn's disease. J Ultrasound, 2015, 18: 37−49.

［14］ BIKO D M, ROSENBAUM D G, ANUPINDI

S A. Ultrasound features of pediatric Crohn disease: a guide for case interpretation. Pediatr Radiol, 2015, 45(10): 1557−1566.

[15] MACONI G, NYLUND K, RIPOLLES T, et al. EFSUMB recommendations and clinical guidelines for intestinal ultrasound (GIUS) in inflammatory bowel disease. Ultraschall Med, 2018, 39: 304−317.

[16] DANESE S, SANS M, DE LA MOTTE C, et al. Angiogenesis as a novel component of inflammatory bowel disease pathogenesis. Gastroenterology, 2006, 130: 2060−2073.

[17] HATOUM O A, BINION D G, OTTERSON M F, et al. Acquired microvascular dysfunction in inflammatory bowel disease: loss of nitric oxidemediated vasodilation. Gastroenterology, 2003, 125: 58−69.

[18] COELHO R, RIBEIRO H, MACONI G. Bowel thickening in Crohn's disease: fibrosis or inflammation? Diagnostic ultrasound imaging tools. Inflamm Bowel Dis, 2017, 23(1): 23−34.

[19] DI SABATION A, FULLE I, CICCOCIOPPO R, et al. Doppler enhancement after intravenous Levovist injection in Crohn's disease. Inflamm Bowel Dis, 2002, 8: 251−257.

[20] SERRA C, MENZZI G, LABATE A M, et al. Ultrasound assessment of vascularization of the thickened terminal ileum wall in Crohn's disease patients using a lowmechanical index real-time scanning technique with a second-generation ultrasound contrast agent. Eur J Radiol, 2007, 62: 114−121.

[21] DIETRICH C F, AVERKIOU M A, CORREAS J M, et al. An EFSUMB introduction into dynamic contrastenhanced ultrasound (DCE-US) for quantification of tumour perfusion. Ultraschall Med, 2012, 33: 344−351.

[22] MEDELLIN A, MERRILL C, WILSON S R. Role of contrastenhanced ultrasound in evaluation of the bowel. Abdom Radiol, 2018, 43: 918−933.

[23] KLJUČEVŠEK D, VIDMAR D, URLEP D, et al. Dynamic contrast-enhanced ultrasound of the bowel wall with quantitative assessment of Crohn's disease activity in childhood. Radiol Oncol, 2016, 50(4): 347−354.

[24] WILKENS R, POURNAZARI P, WILSON R S. CEUS of the bowel in inflammatory bowel disease. In: WESKOTT H P. Contrast-enhanced ultrasound. 2nd ed. Bremen: UNI-MED Verlag AG, 2013: 222−236.

[25] TAYLOR S A, AVNI F, CRONIN C G, et al. The first joint ESGAR/ESPR consensus statement on the technical performance of cross-sectional small bowel and colonic imaging. Eur Radiol, 2017, 27: 2570−2582.

[26] KRAMER M R, BHAGAT N, BACK S J, et al. Influence of contrast-enhanced ultrasound administration setups on microbubble enhancement: a focus on pediatric applications. Pediatr Radiol, 2018, 48(1): 101−108.

[27] SIDHU P S, CANTISANI V, DIETRICH C F, et al. The EFSUMB guidelines and recommendations for the clinical practice of contrast-enhanced ultrasound (CEUS) in non-hepatic applications: update 2017 (short version). Ultraschall Med, 2018, 39(2): 154−180.

[28] SIDHU P S, CANTISANI V, DEGANELLO A, et al. Role of contrast-enhanced ultrasound (CEUS) in pediatric practice: an EFSUMB position statement. Ultraschall Med, 2017, 38: 33−43.

[29] SERAFIN Z, BIAŁECKI M, BIAŁECKA A, et al. Contrastenhanced ultrasound for detection of Crohn's disease activity: systematic review and meta-analysis. J Crohns Colitis, 2016, 10(3): 354−362.

[30] MEDELLIN-KOWALEWSKI A, WILKENS R, WILSON A, et al. Quantitative contrast-enhanced ultrasound parameters in Crohn disease: their roe in disease activity determination with ultrasound. AJR, 2016, 206: 64−73.

[31] RIPOLLÉS T, MARTÍNEZ-PÉREZ M J, PAREDES J M, et al. The role of intravenous contrast agent in the sonographic assessment of Crohn's disease activity: is contrast agent

injection necessary? J Crohns Colitis, 2018, 13: 585. https://doi.org/10.1093/ecco-jcc/jjy204. [Epub ahead of print].

[32] NYLUND K, SÆVIK F, LEH S, et al. Interobserver analysis of CEUS-derived perfusion in fibrotic and inflammatory Crohn's disease. Ultraschall Med, 2018, 40: 76. https://doi.org/10.1055/s-0044−100492. [Epub ahead of print].

[33] QUAIA E, GENNARI A G, VAN BEEK E J R. Differentiation of inflammatory from fibrotic ileal strictures among patients with Crohn's disease through analysis of time-intensity curves obtained after microbubble contrast agent injection. Ultrasound Med Biol, 2017, 43(6): 1171−1178.

[34] DILLMAN J R, RUBIN J M, JOHANSON L A, et al. Can contrast-enhanced sonography detect bowel wall fibrosis in mixed inflammatory and fibrotic Crohn disease lesions in an animal model? J Ultrasound Med, 2017, 36: 523−530.

[35] SOCACIU M, CIOBANU L, DIACONU B, et al. Noninvasive assessment of inflammation and treatment response in patients with Crohn's disease and ulcerative colitis using contrast-enhanced ultrasonography quantification. J Gastrointestin Liver Dis, 2015, 24(4): 457−465.

[36] SAEVIK F, NYLUND K, HAUSKEN T, et al. Bowel perfusion measured with dynamic contrast-enhanced ultrasound predicts treatment outcome in patients with Crohn's disease. Inflamm Bowel Dis, 2014, 20(11): 2029−2037.

[37] ROMANINI L, PASSAMONTI M, NAVARRIA M, et al. Quantitative analysis of contrast-enhanced ultrasonography of the bowel wall can predict disease activity in inflammatory bowel disease. Eur J Radiol, 2014, 83(8): 1317−1323.

[38] QUAIA E, GENNARI A G, COVA M A. Early predictors of the long-term response to therapy in patients with Crohn disease derived from a time-intensity curve analysis after microbubble contrast agent injection. J Ultrasound Med, 2018, 38: 947. https://doi.org/10.1002/jum.14778. [Epub ahead of print].

[39] QUAIA E, CABIBBO B, DE PAOLI L, et al. The value of time-intensity curves obtained after microbubble contrast agent injection to discriminate responders from non-responders to anti-inflammatory medication among patients with Crohn's disease. Eur Radiol, 2013, 23(6): 1650−1659.

[40] DARGE K, PAPADOPOULOU F, NTOULIA A, et al. Safety of contrast enhanced ultrasound in children for non-cardiac applications. Pediatr Radiol, 2013, 43: 1063−1073.

[41] SIDHU P S, CANTISANI V, DEGANELLO A, et al. Authors' reply to letter: role of contrast-enhanced ultrasound (CEUS) in pediatric practice: an EFSUMB position statement. Ultraschall Med, 2017, 38(4): 447.

小儿肿瘤超声造影

18

朱迪·斯奎尔斯、阿拜·斯里尼瓦桑、
M.贝丝·麦卡维尔

缩　写

ultrasound (US)　超声
computerized tomography (CT)　计算机断层扫描
contrast-enhanced computed tomography (CECT)　增强计算机断层扫描
magnetic resonance (MR)　磁共振

contrast-enhanced ultrasound (CEUS)　超声造影
ultrasound contrast agent (UCA)　超声造影剂
hepatocellular carcinoma (HCC)　肝细胞癌
focal nodular hyperplasia (FNH)　局灶性结节增生

18.1　导言

超声(US)在小儿影像学检查中具有许多优势,包括无创、操作便捷、彩色多普勒功能可评估血管且无需镇静,最重要的是不会使儿童暴露于电离辐射中而造成潜在的危害。在疾病的诊断、分期、疗效监测、评估急慢性治疗相关并发症以及在治疗完成后评估肿瘤复发的过程中需要接受多次的影像学检查,超声因其无辐射和无需镇静的优点在儿科肿瘤学领域中引起了高度关注。最近一项研究表明,计算机断层扫描(CT)的辐射暴露会增加儿童罹患脑肿瘤和白血病的风险[1]。对日本核泄漏幸存者的研究报告显示,童年时受到的辐射暴露与脑瘤的患病风险具有相关性。这些发现都强调了尽可能减少儿童辐射暴露的重要性。

在癌症患儿群体中,超声是对腹部、盆腔以及四肢病变进行诊断及病理定位的一种常用的影像学检查方式。然而,由于B型超声的局限性,通常会进一步采用CT、磁共振(MR)成像以及核医学成像进行诊断和分期。UCA的使用使病变显示更清晰、更具有特征性,能对良恶性病变进行鉴别并提高诊断信心。当前,超声造影(CEUS)在儿科肿瘤学中用于指导介入手术,并在诊断、治疗以及治疗后出现并发症时发挥作用。在有些情况下,CEUS可以替代CT或MR成像,使患者免于辐射伤害和镇静麻醉。CEUS的另一个优势是超声造影剂(UCA)不经过肾脏代谢,可以安全地用于肾功能不全的患者。此外,UCA不良反应的发生率很低,与MR的造影剂钆剂类似。

最近FDA批准了UCA应用于儿童,随着对于医疗成本控制、辐射及麻醉减少的日益重视,CEUS作为一种重要的替代成像方法在儿科的临床实践作用正在逐步扩大。在这一章节中,我们阐述CEUS在儿科肿瘤学中的应用价值,特别是在儿科恶性肿瘤的诊断、治疗、评估治疗后并发症以及指导介入手术方面。此外,还介绍了CEUS对肿瘤治疗疗效的评估和作为治疗方式的潜在用途。

18.2　小儿实体肿瘤的超声造影

对儿童肿瘤患者来说,与同样需要使用造影剂的CT和MR成像相比,CEUS具有极好的安全性以及低成本的特性,并且CT和MR成像的造影剂需经肾脏代谢,肾功能不全患者禁止使用。与CT相比,CEUS的主要优点是无电离辐射并具有良好的时间分辨率,在增强的所有时相都能实时成像。与MR成像相比,CEUS的主要优点是可检性高,检查速度更快、成本更低,可在非镇静的状态下进行检查。在小年龄患者中(通常在6个月至7岁),为了取得较好的MR图像质量,镇静几乎是必须的,并且需要全身麻醉才能获取需要屏气的序列。CEUS则可以避免麻醉或镇静药物在此类患者群体中不良事件的发生。

使用CT或MR造影剂对儿童肿瘤的患者存在潜在的风险,由于同时使用化疗药物,造影剂的肾排泄会受到影响,这可能会增加肾远期损伤和肾源性系统性纤维化的风险。还有研究表明会造成钆在体内的沉积,尽管目前还没有已知的临床意义。通常,肿瘤患者在诊断、治疗和疾病监测过程中需要接受多次影像学评估,多次重复的CT和MR成像检查可能会增加上述风险[2,3]。

在儿科肿瘤领域中,CEUS成像存在一定的局限性。其中最重要的是CEUS无法对肿瘤进行分期。虽然CEUS可以明确诊断恶性肿瘤,但一旦明确恶性肿瘤后,CT和(或)MR成像检查对恶性肿瘤须进行分期评估。对于同时存在多个不相邻病灶(可能同时存在几种不同类型的病灶)的患者,应考虑进行多期的CT和(或)MR成像检查,更容易区分各个病灶不同特征。特别需要指出的是,CEUS在动脉期最多只能对两个病灶进行评估,但在造影剂的延迟相可对整个器官进行扫查,这使得对其他病变的评估受限。

在儿科肿瘤学中,CEUS可能最有助于确定新检测到的肝脏病变是良性还是恶性[4]。具体来说,虽然不同恶性肿瘤的动脉期表现各异,但在延迟期,与肝实质的强化程度相比,造影剂的廓清具有较高的特异性,可明确诊断为恶性肿瘤[5,6]。同样的,在CEUS的延迟期中病灶强化较肝实质未见减退的可诊断为良性病变,此表现在儿童中的敏感性可达98%,阴性预测值为100%[4]。下面列举几个不同类型的儿童肝脏肿瘤的病例,以及CEUS在病灶中以及在其他器官病变中的特征表现。

18.3　肝脏恶性病变

18.3.1　肝母细胞瘤

肝母细胞瘤是最常见的原发性小儿肝脏肿瘤,通常在3岁以前确诊[7]。尽管有报道贝维综合征、极低出生体重和早产儿等因素与该疾病相关,但大多数肝母细胞瘤是散发性的[8-10]。组织学上,肝母细胞瘤完全由上皮细胞组成或由上皮细胞和间充质细胞混合而成。肝母细胞瘤有几种亚型,包括胎儿型、胚胎型、上皮多形型、小细胞未分化型、胆管母细胞型。组织学上成熟细胞较多的肿瘤通常比具有未分化或未成熟细胞的肿瘤有更好的预后[11]。肝母细胞瘤分期依赖于肿瘤治疗前分期系统(PRETEXT),通过规范的影像学评估,对可手术切除和不可切除的肿瘤进行区分。PRETEXT分期(Ⅰ、Ⅱ、Ⅲ或Ⅳ)基于邻近无肿瘤的肝段数量进行分期。最新更新的几个影响因素定义了肝外受累的区域,包括下腔静脉、肝静脉和门静脉的浸润情况[12,13]。

CEUS可用于区分肝脏病变的良恶性。

尽管肝母细胞瘤在CEUS上并没有特征性的表现[14],就像其他非肝细胞性原发性肝肿瘤一样,强化后出现的廓清对恶性肿瘤的诊断有较大帮助(图18-1)。肝母细胞瘤的动脉期和门脉期无特征性表现故未有报道。当怀疑或明确肝母细胞瘤的诊断,需要进一步行CT或MR成像评估,以便对肿瘤的肝外情况进行适当的PRETEXT分期。胸部CT用于评估肺部情况,这是肝母细胞瘤最常见的转移部位[13]。当CT或MR成像后仍不能明确时,CEUS可有助于评估肿瘤的血管受累情况,因为它具有良好的时间和空间分辨率能显示肿瘤血栓的强化。

18.3.2　肝细胞癌

肝细胞癌(HCC)是继肝母细胞瘤后第二位常见的原发性儿童肝肿瘤,通常发

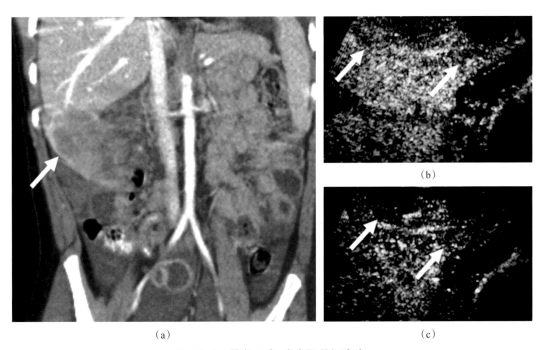

（a）　　　　　　　　　　　　　　（b）

（c）

图18-1　男童,2岁,患有肝母细胞瘤

(a)冠状位增强CT显示肝右下叶(箭头)原发性肿瘤。(b)CEUS 11秒时显示动脉期肿块出现低强化。(c)病灶在28秒门脉早期出现廓清。

生于10~14岁的儿童。与肝母细胞瘤不同，HCC在5岁以下儿童中很少见到[15]。与成人不同的是，大多数（几乎70%）的HCC发生在没有潜在肝病的患者中[16]。然而，肝硬化增加了发生HCC的患病风险。儿童肝硬化的原因包括Alagille综合征、糖原贮积症、乙型肝炎和丙型肝炎、进行性家族性肝内胆汁淤积症（PFIC）2型和3型、Wilson病、胆道闭锁、Fanconi综合征和酪氨酸血症[17]。有别于成人，儿童HCC通常表现为肿瘤的体积更大、病情更为严重，局部和远处转移的发生率更高[18]。然而，与成人相比，儿童HCC通常对化疗敏感。此外，成人通常必须符合特定的标准才能进行肝移植，而对儿童来说，无法手术切除的肝癌患儿可直接通过肝移植进行治疗，无须考虑肿瘤的大小或肝脏中肿瘤病变的数量，只需无血管侵犯或肝外疾病即可[17,19]。

纤维板层型HCC被认为是一种独特的HCC。在20岁以下所有类型的HCC中，纤维板层型占比近30%[20,21]。患者的血清甲胎蛋白水平几乎正常，通常没有原发性肝细胞疾病。无法切除的纤维板层型HCC预后很差。另一种HCC的变异肿瘤，最近被描述为无明确定义的肝细胞恶性肿瘤（NOS），因其组织学成分为肝细胞和肝母细胞的混合体，以前被称为间变性肝细胞肿瘤[22]。该肿瘤患儿的血清甲胎蛋白水平较高，预后较传统的肝母细胞瘤差[22,23]。

儿童HCC的CEUS表现未曾报道，可能与成人相似。在成人中，HCC的典型表现为动脉早期强化，晚期出现轻微廓清[24]。与之相比，转移性肝肿瘤和非HCC原发性肝肿瘤的廓清表现更为明显。

18.3.3　肝转移瘤

肝转移瘤是最常见的儿童肝脏肿瘤，最常转移至肝脏的儿科肿瘤包括神经母细胞瘤、Wilms肿瘤和淋巴瘤[15]。特别在诊断初期，要鉴别肝脏局灶性病变是原发性恶性肿瘤还是转移瘤。然而，需要引起注意的是，约20%接受恶性肿瘤治疗的患儿在治疗后出现局灶性肝脏病变，这些病变常在常规影像学检查中被发现，需考虑到肿瘤复发的可能[25]。这种情况下，CEUS提供了一种快速、低风险、低成本和高准确度的方法来鉴别良恶性。该方法可以及时反馈医师和父母/护理者，从而减轻他们的焦虑，避免额外的影像检查和治疗的延误。肝转移瘤的CEUS特征表现为通常在注射后1分钟，早期出现明显的造影剂廓清现象（图18-2）[24]。

18.4　肝脏良性病变

18.4.1　血管瘤

婴儿型肝血管瘤是儿童最常见的良性肝脏肿瘤[26-28]，它是真正的血管肿瘤，在几周至几个月内生长而成，出生时并不存在。病变在病理上表现为GLUT1染色。婴儿型肝血管瘤的CEUS特征性表现尚无明确报道，但CEUS的强化方式可参考其他增强检查的模式，包括动脉早期的边缘强化，整个门脉期的持续强化，以及延迟期的中等强化，可有轻度廓清（图18-3）[5,29]。婴儿型肝血管瘤主要与转移瘤和多灶性肝母细胞瘤鉴别，后两者表现为早期（<1分钟）明显

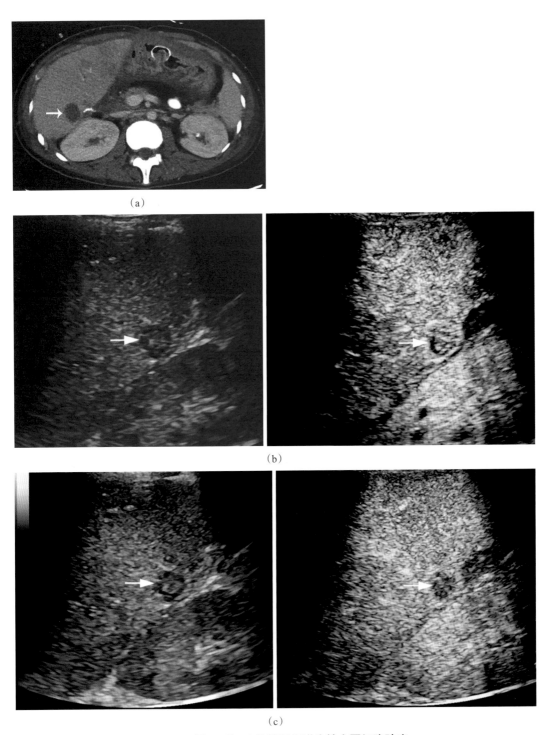

（a）

（b）

（c）

图18-2　男,20岁,患结缔组织增生性小圆细胞肿瘤

（a）横断面增强CT显示肝脏病变（箭头），怀疑为转移灶。（b）CEUS分屏影像显示肝脏病变（箭头）在动脉早期与周围正常肝实质相比表现出不均匀的等增强。（c）门脉早期,病变（箭头）出现廓清。（d）门脉晚期,病变（箭头）与周围正常肝脏相比表现出明显廓清。该病例所示的早期廓清现象是典型的肝转移瘤表现。

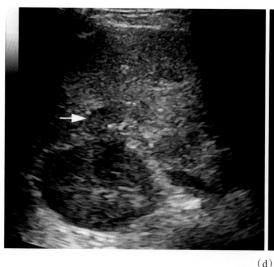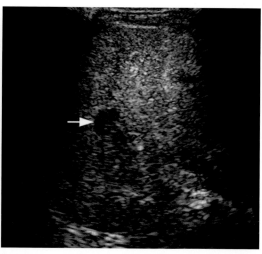

(d)

图18-2续

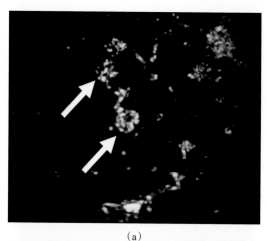

(a)

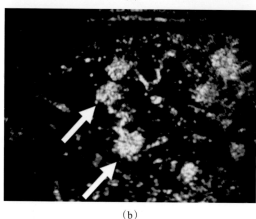

(b)

图18-3 女童,4个月,多发的皮肤婴儿血管瘤

(a)动脉早期10秒超声增强图像显示两个(箭头)向心性快速强化病变(箭头)。(b)动脉晚期CEUS显示完全向心性充盈(箭头),与婴儿型肝血管瘤相符。

廓清。在CEUS检查中,婴儿型肝血管瘤尚未有明显廓清的报道。

先天性肝血管瘤通常是孤立性病变。与婴儿型肝血管瘤不同的是,先天性肝血管瘤在出生时存在并激增。该病变病理GLUT1阴性,1岁以内常会自行消失[30]。与婴儿型肝血管瘤一样,先天性血管瘤的CEUS表现尚无明确报道。有限的报道显示该病变在动脉期不均匀强化,在延迟期完全填充或不完全填充。在延迟期,造影剂出现持续性强化[5]。先天性血管瘤主要与肝母细胞瘤相鉴别,该病变表现为早期廓清,而在先天性血管瘤中无此表现。

18.4.2 局灶性结节增生

局灶性结节增生(FNH)是一种再生性结节,通常无明显症状。局灶性结节增生是大龄儿童和青壮年中第二位常见的良性肝脏病变,在幼儿中非常少见。FNH经常在癌症幸存患儿中发生[25]。超声常用于已知原发性恶性肿瘤的筛查和随访,由于FNH

表现为非特异性的等回声,因此往往需要进一步的影像学检查。与CT和MR成像相比,CEUS的主要优势在于可在同一天对新发现的肝脏病变进行检查和诊断[31]。CEUS可快速和明确FNH诊断,减少患者和父母对于新发现的肝脏病变无法明确是否为转移灶的焦虑[25,32]。

在CEUS上,FNH表现为富血供病变,动脉早期呈现星芒状强化(图18-4),同时可见扭曲的滋养动脉。FNH常呈现为门脉期完全或不完全的离心性强化方式,可出现

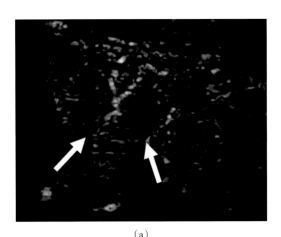

(a)

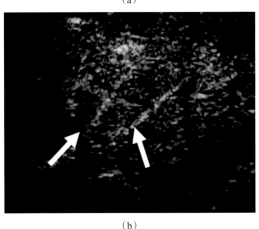

(b)

图18-4 女童,10岁,患有非酒精性脂肪肝

(a)在12秒获得的CEUS动脉早期图像上显示滋养动脉从病变中央呈轮辐辐状强化(箭头)。(b)在15秒获得的CEUS动脉晚期图像上显示基于辐轮状强化的病灶开始弥漫性增强(箭头),诊断为局灶性结节增生。该病变在所有的血管时相中强化程度均高于肝实质。

中央瘢痕。FNH持续强化时长约占90%,与转移瘤的早期廓清有显著区别[33-36]。

18.5 肾脏的良恶性病变

超声静脉造影对肾脏病变的描述远不如对肝脏病变的描述。然而,CEUS可有助于某些肾脏病变的诊断。

18.5.1 肾脏复杂囊肿

单纯性肾囊肿的超声表现包括薄壁、后方回声增强、无分隔,通过这些灰阶的图像特征即可诊断。因为儿童体型较小,通常图像分辨率较成年人更高,因而在儿科患者中更容易分辨。然而,当单纯性或复杂性肾囊肿无法很好区分时,CEUS可有助于进一步评估。具体来说,CEUS可以显示内部分隔,比CT更敏感,更容易显示较薄的分隔或结节(图18-5)[37]。对于增厚有结节状分隔的囊肿应高度怀疑恶性的可能,必要时需进一步的影像学检查。

18.5.2 肾脏肿瘤

儿童的原发性肾脏肿瘤包括Wilms肿瘤、横纹肌样瘤和透明细胞肉瘤,目前尚未有CEUS影像学特征的相关报道。肾脏肿瘤的CEUS目前通常被用于解决临床问题和制订手术计划,包括评估血管受累的情况。

18.5.3 肾脏假瘤

肾脏假瘤,包括肾柱肥大或驼峰肾,通常很容易通过灰阶和彩色多普勒超声进行

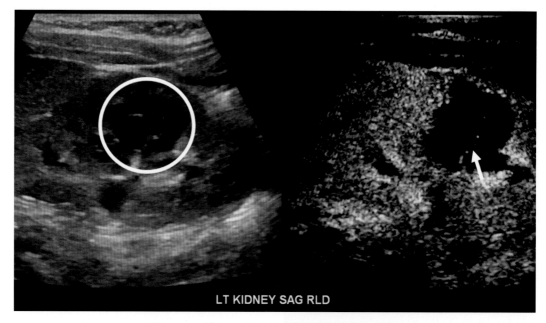

图18-5　男童,5岁,常染色体显性遗传型多囊肾

CEUS分屏图像显示复杂性囊肿(圆形),内部存在回声和线性强化的分隔(箭头),与良性囊肿相符,Bosniak 2型。

诊断。CEUS可为诊断结果提供进一步的依据以增加诊断的信心,明确只是肾脏形态的异常而不是肿瘤。CEUS表现为整个时相与肾实质的强化相似,而并非真正的肾脏肿瘤[38]。

18.6　超声造影在儿童肿瘤治疗中的应用

肿瘤介入学涉及介入影像学技术在癌症诊断和治疗中的应用,并依靠影像引导来提高靶向微创治疗的疗效和精度。介入影像学在癌症治疗中的作用可分为三类:

(1)介入性诊断:活检(软组织、骨骼和骨髓的肿瘤),腰椎穿刺。

(2)介入性支持治疗:静脉通路(临时和长期),引流(胸腔和腹腔的积液、脓肿),对较不常见的并发症如静脉血栓形成的

介入。

(3)对原发性肿瘤或转移灶的姑息介入治疗:肿瘤消融、肿瘤栓塞。

前两类介入通常适用于儿科,第三类在成人癌症治疗中已得到成熟应用,但在儿科领域中直到最近才得到认可。

超声是儿科影像学检查的核心方式,与本章节介绍的其他成像方式相比具有许多优势(多平面成像,良好的时间和空间分辨率,便携,无电离辐射)。相比CT和MR成像,灰阶超声成像对比分辨率较低,而CEUS可提高分辨率,在儿科肿瘤学中起指导作用,尤其是活检和肿瘤消融,这是CEUS在介入影像学中的最佳适应证[39]。CEUS的操作流程包括血管内注射UCA使微血管显影来进行肿瘤血管的评估。在介入影像学中,CEUS的技术以及上述支持治疗中的应用将在第20章中进行探讨。

18.6.1 活检

UCA有时可有助于增加肝脏微小病变的显影。在儿童中常用于检测有无转移灶，因为原发性肝脏肿瘤在儿童中并不常见，且往往体积较大，容易被检测。CEUS常用于确定肿瘤活检的最佳部位，通过显示完整的微血管区，提示肿瘤存活能力最强区域和坏死区域(图18-6)。非坏死区域的活检可以提高病理准确率，如需要二代测序来表征信号转导缺陷，就需要在肿瘤存活能力最强的区域进行活检。CEUS可提高样本质量，缩短检测流程，减少取样次数及过程中对冰冻切片分析的需要。如果怀疑有术后出血，可用CEUS对活检区域进行评估，相较CT能更快地明确检查结果[39]。CEUS对脉管系统的完美勾勒更容易发现假性动脉瘤及其外渗出血[40]。

CEUS也可用于手术引导，这与CEUS的诊断原则相关，特别是肝脏病变，在本书第8章及本章的前一节已有叙述。因此，在介入影像学中应用CEUS技术必须与诊断应用的技术相一致。由于接受介入手术的儿童已经建立了静脉通路，并且处于镇静或麻醉的状态，因此可更便捷有效地对病变进行诊断。在造影过程中，病变如被诊断为良性的，无需进一步活检和镇静(图18-7)。

18.6.2 肿瘤消融

肿瘤消融术包括使用探针诱导热损伤(射频消融术、微波消融术、冷冻消融术、高强度聚焦超声)或在肿瘤中注射化学物质(乙醇消融术)。消融术是否成功在于必须精确地分辨肿瘤组织与周围正常组织间的边界，同时，避免对周围器官的损伤也很重要。CEUS在肿瘤消融中最常见的应用是对手术过程进行反馈：评估消融前后肿瘤血管的情况。若病灶区域无灌注说明已得到充分治疗(图18-8，图18-9)，而残余病灶有灌注则表明需要进一步消融。CEUS对组织灌注情况可在小视野内实时显示，空间和时间分辨率优于CT和MR成像。在接受肝细胞癌消融治疗的成人中，消融后无灌注被认为治疗是高度成功的，对残余病灶的检测已被证实与其他成像方式结果相

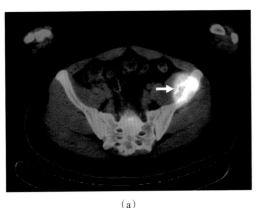
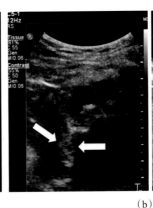
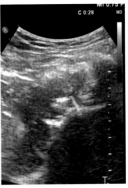

(a)　　　　　　　　　　　　　　(b)

图18-6　男孩，19岁，左侧髂窝占位

(a)18 FDG-PET-CT扫描，左侧髂窝的浓聚灶(箭头)。浅表组织活检只检测到了坏死组织。(b)CEUS检查中显示病变仅在紧邻骨骼的深部出现强化(箭头)。根据CEUS结果进行活检，组织学显示霍奇金淋巴瘤。

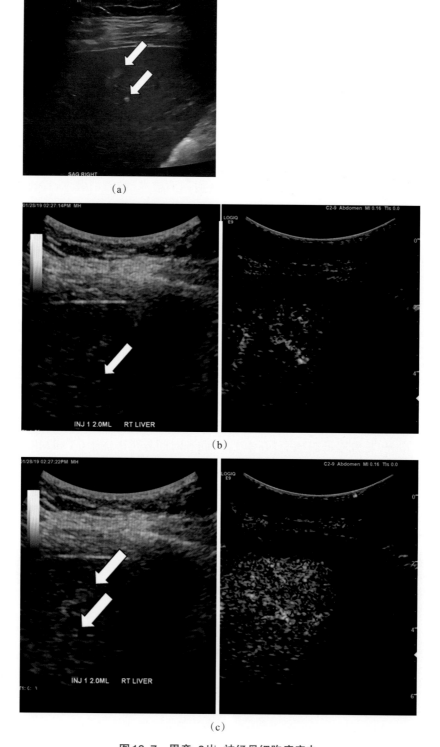

图 18-7　男童,6岁,神经母细胞瘤病史

（a）灰阶超声显示肝脏内多个异常回声病变（箭头），安排该患儿进行活检。（b）在活检前进行肝脏 CEUS 检查，动脉期未见明显异常强化的病灶（箭头）。（c）门静脉期，病变（箭头）与肝脏其余实质部分强化程度相同，与局灶性脂肪浸润相符，遂未进行活检。

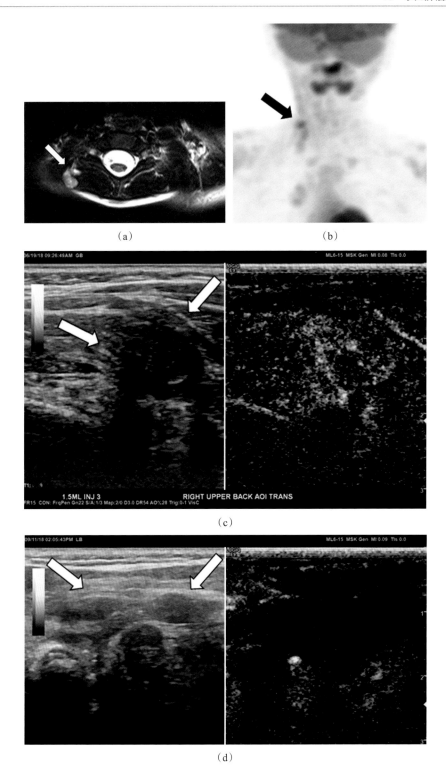

(a)　　　　　　　　　　(b)

(c)

(d)

图 18-8　男童, 8岁, 右侧椎管旁横纹肌肉瘤病史

(a) 横断位 T2 加权 MR 图像显示右侧锁骨上方软组织内分叶状复发病灶 (箭头)。(b) 18FDG-PET 显示浓聚灶 (箭头)。
(c) CEUS 横切面显示, 对应病灶区域动脉期强化 (箭头)。(d) 经冷冻消融 3 个月后, CEUS 纵切面显示对应病灶区域
(箭头) 无强化。

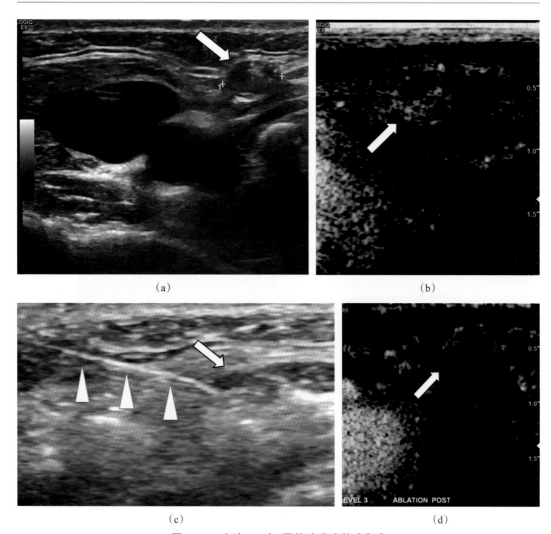

（a）　　　　　　　　　　　　　　　　　　（b）

（c）　　　　　　　　　　　　　　　　　　（d）

图18-9　女孩，16岁，甲状腺乳头状癌复发

（a）灰阶超声显示淋巴结转移（箭头）。（b）CEUS动脉期相应病灶部位（箭头）显示动脉强化，伴有片状区域无强化，后出现早期廓清。（c）超声引导下乙醇消融转移灶的灰阶图像（箭头）；箭头指示为穿刺针。（d）术后立即行CEUS检查，显示无残留病灶（箭头）强化，证实完全消融（病例由Dr. Fernando Escobar提供）。

一致[39]。值得注意的是，消融术后即刻的组织灌注成像评估最适用于冷冻消融，因为射频或微波消融后的区域组织气化会阻碍超声影像评估[39]。对于后一种情况，CEUS评估可在行消融术后一段时间内进行。选择性肿瘤动脉栓塞最常应用于肝脏，这是介入肿瘤学的一种常规方法，具体包括"温和"颗粒栓塞、化疗栓塞、药物提取颗粒栓塞和β放射粒子放射性栓塞。肿瘤栓塞在儿童中的应用频率要低许多，这在很大程度上是因

为儿童癌症种类的不同以及常规治疗的效果较为显著，但偶尔也会应用。在肝肿瘤动脉栓塞的过程中，术中CEUS已被用来指导经动脉给药（确认合适的栓塞血管）和评估治疗的充分性，类似于肿瘤消融[41]。

18.7　超声造影在肿瘤学领域中的展望

在肿瘤学领域中，CEUS的作用正在迅

速发展,在成人和儿科肿瘤患者中存在广泛的应用潜力。由于儿童恶性肿瘤相对罕见,这一领域的临床研究大多在成人人群中开展。然而,这些原则同样可以适用于儿童,这是超声应用的理想人群。有关成年人群体的临床研究显示CEUS可用于鉴别良恶性甲状腺结节、子宫内膜增生与肿瘤、软组织良恶性肿块、低到高级别膀胱癌、良性与恶性淋巴结、良性前列腺增生与前列腺癌,监测乳腺癌、肝转移、肝肿瘤经动脉化疗栓塞和射频消融的治疗效果[42-64]。显然,在肿瘤学研究领域中应用CEUS诊断恶性肿瘤和评估治疗方面感兴趣的大有人在。

血管生成(新生血管的发展)是肿瘤发展、生长和转移所必需的,因此肿瘤血管分布的准确成像和定量是重要的研究领域[65,66]。CEUS的独特性使其对肿瘤血管血流的检测比其他影像学方法更有优势,正逐渐成为一种定量肿瘤血管和评估成人恶性肿瘤疗效的可靠方法[67-76]。UCA可存在于血管间隙,它的药效学相对于CT和MR造影剂可自由扩散于血管管壁上要简单许多。此外,CEUS比增强CT和MR成像便宜、无需镇静,可在床边进行,最重要的是对于儿童来说,不会使其受到电离辐射的危害。使用增强-特定软件,可对几个灌注参数进行定量,包括峰值增强强度、上升时间、平均渡越时间和曲线下面积。这些参数可以在基线时(开始治疗前)定量,在治疗期间的特定时间点重新进行测量,以评估其变化。基线值或基线和随访时间点之间的变化,可为肿瘤的生物学行为提供独特的见解,最终可预测患者的预后。

CEUS在肿瘤学中的作用正扩展到诊断和治疗之外的领域中去,那就是对分子成像和靶向治疗效果的评估。几种UCA介导的给药方式正在进行临床前期和临床试验,包括直接和间接给药以及纳米级UCA的开发。通过施加超声脉冲,UCA受到破坏产生微射流,或激发其与血管壁发生生物理反应,在血管膜中产生孔隙。这种方法可以增强血管通透性,联合用药外渗到肿瘤间质(间接给药)中去。或者UCA外壳本身可装载某种药物,在微泡破坏过程中释放,然后通过超声介导的血管膜渗透(直接给药)进行外渗。然而,有了这些技术,依然很难达到足够高剂量的治疗。纳米气泡、纳米粒子和纳米滴液UCA能够通过肿瘤血管受损的内皮细胞,在细胞外空间积累,而不需要增强血管通透性。一旦进入细胞外空间,它们可被操纵,导致组织空化,并将药物直接释放到肿瘤中去。这种方法对治疗脑肿瘤可能特别有利,因为纳米粒子可以通过血-脑屏障。虽然其中一些药物的保质期较短,处理困难,但它们提供了充满前景的临床方向和令人兴奋的研究机会[77]。

18.8 总结

CEUS尤其适合于儿科,因为造影剂对于儿童来说是安全的,无须事先进行实验室检测或镇静,设备的可操作性强,重要的是不会使病人受到电离辐射的危害。后者的优势与儿童癌症人群尤其相关,因为该人群在疾病诊断、整个治疗期间和治疗完成后的随访期间需接受多次的影像学检查。我们介绍了CEUS在儿科肿瘤患者中的应用,并描述了目前的临床应用,包括鉴别肝和肾脏肿块的良恶性、指导介入手术以及肿瘤消融的评估。目前正在研究CEUS定量评估癌症的疗效以及作为肿瘤治疗工具的价值。这些进展可能会在不久的将来显著扩大CEUS在儿科肿瘤患者管理中的作用及影响。

（杨乐飞　译　杜隽　校）

参考文献

[1] BERRINGTON DE GONZALEZ A, SALOTTI J A, MCHUGH K, et al. Relationship between pediatric CT scans and subsequent risk of leukemia and brain tumors: assessment of the impact of underlying conditions. Br J Cancer, 2016, 114(4): 388−394.

[2] RUGGIERO A, FERRARA P, ATTINA G, et al. Renal toxicity and chemotherapy in children with cancer. Br J Clin Pharmacol, 2017, 83(12): 2605−2614.

[3] LATHAM G J, GREENBERG R S. Anesthetic considerations for the pediatric oncology patient—part 2: systems-based approach to anesthesia. Paediatr Anaesth, 2010, 20(5): 396−420.

[4] JACOB J, DEGANELLO A, SELLARS M E, et al. Contrast enhanced ultrasound (CEUS) characterization of grey-scale sonographic indeterminate focal liver lesions in pediatric practice. Ultraschall Med (Stuttgart, Germany: 1980), 2013, 34(6): 529−540.

[5] ANUPINDI S A, BIKO D M, NTOULIA A, et al. Contrast-enhanced US assessment of focal liver lesions in children. Radiographics, 2017, 37(6): 1632−1647.

[6] SIDHU P S, CANTISANI V, DEGANELLO A, et al. Role of contrast-enhanced ultrasound (CEUS) in pediatric practice: an EFSUMB position statement. Ultraschall Med (Stuttgart, Germany: 1980), 2017, 38(1): 33−43.

[7] CZAUDERNA P, LOPEZ-TERRADA D, HIYAMA E, et al. Hepatoblastoma state of the art: pathology, genetics, risk stratification, and chemotherapy. Curr Opin Paediatr, 2014, 26(1): 19−28.

[8] SHUMAN C, BECKWITH J B, WEKSBERG R. Beckwith-Wiedemann syndrome. In: ADAM M P, ARDINGER H H, PAGON R A, et al. GeneReviews®. Seattle, WA: University of Washington, 1993.

[9] SPECTOR L G, BIRCH J. The epidemiology of hepatoblastoma. Paediatr Blood Cancer, 2012, 59(5): 776−779.

[10] TROBAUGH-LOTRARIO A D, LOPEZ-TERRADA D, LI P, et al. Hepatoblastoma in patients with molecularly proven familial adenomatous polyposis: clinical characteristics and rationale for surveillance screening. Paediatr Blood Cancer, 2018, 65(8): e27103.

[11] SHARMA D, SUBBARAO G, SAXENA R. Hepatoblastoma. Semin Diagn Pathol, 2017, 34(2): 192−200.

[12] ROEBUCK D J, ARONSON D, CLAPUYT P, et al. 2005 PRETEXT: a revised staging system for primary malignant liver tumors of childhood developed by the SIOPEL group. Paediatr Radiol, 2007, 37(2): 123−132; quiz 249−250.

[13] TOWBIN A J, MEYERS R L, WOODLEY H, et al. 2017 PRETEXT: radiologic staging system for primary hepatic malignancies of childhood revised for the pediatric hepatic international tumor trial (PHITT). Paediatr Radiol, 2018, 48(4): 536−554.

[14] MCCARVILLE M B. Contrast-enhanced sonography in pediatrics. Paediatr Radiol, 2011, 41(Suppl 1): S238−242.

[15] CHUNG E M, LATTIN G E Jr, CUBE R, et al. From the archives of the AFIP: Pediatric liver masses: radiologic-pathologic correlation. Part 2. Malignant tumors. Radiographics, 2011, 31(2): 483−507.

[16] CZAUDERNA P, MACKINLAY G, PERILONGO G, et al. Hepatocellular

carcinoma in children: results of the first prospective study of the International Society of Pediatric Oncology group. J Clin Oncol, 2002, 20(12): 2798−2804.

［17］ WALTHER A, TIAO G. Approach to pediatric hepatocellular carcinoma. Clin Liver Dis, 2013, 2(5): 219−222.

［18］ LAU C S, MAHENDRARAJ K, CHAMBERLAIN R S. Hepatocellular carcinoma in the pediatric population: a population based clinical outcomes study involving 257 patients from the surveillance, epidemiology, and end result (SEER) database (1973−2011). HPB Surg, 2015, 2015: 670728.

［19］ ELSHAMY M, AUCEJO F, MENON K V, et al. Hepatocellular carcinoma beyond Milan criteria: management and transplant selection criteria. World J Hepatol, 2016, 8(21): 874−880.

［20］ LOPEZ-TERRADA D, ALAGGIO R, DE DAVILA M T, et al. Towards an international pediatric liver tumor consensus classification: proceedings of the Los Angeles COG liver tumors symposium. Mod Pathol, 2014, 27(3): 472−491.

［21］ WEEDA V B, MURAWSKI M, MCCABE A J, et al. Fibrolamellar variant of hepatocellular carcinoma does not have a better survival than conventional hepatocellular carcinoma—results and treatment recommendations from the Childhood Liver Tumor Strategy Group (SIOPEL) experience. Eur J Cancer (Oxford, England: 1990), 2013, 49(12): 2698−2704.

［22］ PROKURAT A, KLUGE P, KOSCIESZA A, et al. Transitional liver cell tumors (TLCT) in older children and adolescents: a novel group of aggressive hepatic tumors expressing betacatenin. Med Paediatr Oncol, 2002, 39(5): 510−518.

［23］ ZHOU S, VENKATRAMANI R, GUPTA S, et al. Hepatocellular malignant neoplasm, NOS: a clinicopathological study of 11 cases from a single institution. Histopathology, 2017, 71(5): 813−822.

［24］ BURROWES D P, MEDELLIN A, HARRIS A C, et al. Contrast-enhanced US approach to the diagnosis of focal liver masses. Radiographics, 2017, 37(5): 1388−1400.

［25］ SMITH E A, SALISBURY S, MARTIN R, et al. Incidence and etiology of new liver lesions in pediatric patients previously treated for malignancy. AJR Am J Roentgenol, 2012, 199(1): 186−191.

［26］ CHUNG E M, CUBE R, LEWIS R B, et al. From the archives of the AFIP: Pediatric liver masses: radiologic-pathologic correlation part 1. Benign tumors. Radiographics, 2010, 30(3): 801−826.

［27］ MERROW A C, GUPTA A, PATEL M N, et al. 2014 Revised classification of vascular lesions from the International Society for the study of vascular anomalies: radiologic-pathologic update. Radiographics, 2016, 36(5): 1494−1516.

［28］ MCLEAN C K, SQUIRES J H, REYES-MUGICA M, et al. Hepatic vascular tumors in the neonate: angiosarcoma. J Paediatr, 2018, 193: 245−248.e1.

［29］ STENZEL M. Intravenous contrast-enhanced sonography in children and adolescents—a single center experience. J Ultrasonogr, 2013, 13(53): 133−144.

［30］ CHRISTISON-LAGAY E R, BURROWS P E, ALOMARI A, et al. Hepatic hemangiomas: subtype classification and development of a clinical practice algorithm and registry. J Paediatr Surg, 2007, 42(1): 62−67; discussion 7−8.

［31］ RUMACK C L D. Diagnostic ultrasound. Philadelphia, PA: Elsevier Health Sciences, 2017.

［32］ MASETTI R, COLECCHIA A, RONDELLI R, et al. Benign hepatic nodular lesions after treatment for childhood cancer. J Paediatr Gastroenterol Nutr, 2013, 56(2): 151−155.

［33］ DIETRICH C F, SCHUESSLER G, TROJAN J, et al. Differentiation of focal nodular hyperplasia and hepatocellular adenoma by contrast-enhanced ultrasound. Br J Radiol, 2005, 78(932): 704-707.

[34] STROBEL D, SEITZ K, BLANK W, et al. Tumor-specific vascularization pattern of liver metastasis, hepatocellular carcinoma, hemangioma and focal nodular hyperplasia in the differential diagnosis of 1, 349 liver lesions in contrastenhanced ultrasound (CEUS). Ultraschall Med (Stuttgart, Germany: 1980), 2009, 30(4): 376-382.

[35] UNGERMANN L, ELIAS P, ZIZKA J, et al. Focal nodular hyperplasia: spoke-wheel arterial pattern and other signs on dynamic contrast-enhanced ultrasonography. Eur J Radiol, 2007, 63(2): 290-294.

[36] KIM T K, JANG H J, BURNS P N, et al. Focal nodular hyperplasia and hepatic adenoma: differentiation with low-mechanicalindex contrast-enhanced sonography. AJR Am J Roentgenol, 2008, 190(1): 58-66.

[37] KAPUR J O H. Contrast-enhanced ultrasound of kidneys in children with renal failure. J Med Ultrasound, 2015, 23(2): 86-97.

[38] SPARCHEZ Z, RADU P, SPARCHEZ M, et al. Contrast enhanced ultrasound of renal masses. A reappraisal of EFSUMB recommendations and possible emerging applications. Med Ultrason, 2015, 17(2): 219-226.

[39] NOLSOE C P, NOLSOE A B, KLUBIEN J, et al. Use of ultrasound contrast agents in relation to percutaneous interventional procedures: a systematic review and pictorial essay. J Ultrasound Med, 2018, 37(6): 1305-1324.

[40] HUANG D Y, YUSUF G T, DANESHI M, et al. Contrast-enhanced ultrasound (CEUS) in abdominal intervention. Abdom Radiol (New York), 2018, 43(4): 960-976.

[41] LEKHT I, NAYYAR M, LUU B, et al. Intra-arterial contrast-enhanced ultrasound (IA CEUS) for localization of hepatocellular carcinoma (HCC) supply during transarterial chemoembolization (TACE): a case series. Abdom Radiol (New York), 2017, 42(5): 1400-1407.

[42] D'ONOFRIO M, CROSARA S, DE ROBERTIS R, et al. Malignant focal liver lesions at contrast-enhanced ultrasonography and magnetic resonance with hepatospecific contrast agent. Ultrasound (Leeds, England), 2014, 22(2): 91-98.

[43] QUAIA E, DE PAOLI L, ANGILERI R, et al. Indeterminate solid hepatic lesions identified on non-diagnostic contrast-enhanced computed tomography: assessment of the additional diagnostic value of contrast-enhanced ultrasound in the non-cirrhotic liver. Eur J Radiol, 2014, 83(3): 456-462.

[44] TRILLAUD H, BRUEL J M, VALETTE P J, et al. Characterization of focal liver lesions with SonoVue-enhanced sonography: international multicenter-study in comparison to CT and MRI. World J Gastroenterol, 2009, 15(30): 3748-3756.

[45] ZHANG Y, LUO Y K, ZHANG M B, et al. Diagnostic accuracy of contrast-enhanced ultrasound enhancement patterns for thyroid nodules. Med Sci Monit, 2016, 22: 4755-4764.

[46] DEFORTESCU G, CORNU J N, BEJAR S, et al. Diagnostic performance of contrast-enhanced ultrasonography and magnetic resonance imaging for the assessment of complex renal cysts: a prospective study. Int J Urol, 2017, 24(3): 184-189.

[47] WEI S P, XU C L, ZHANG Q, et al. Contrast-enhanced ultrasound for differentiating benign from malignant solid small renal masses: comparison with contrast-enhanced CT. Abdom Radiol (New York), 2017, 42(8): 2135-2145.

[48] SANZ E, HEVIA V, GOMEZ V, et al. Renal complex cystic masses: usefulness of contrast-enhanced ultrasound (CEUS) in their assessment and its agreement with computed tomography. Curr Urol Rep, 2016, 17(12): 89.

[49] BARR R G, PETERSON C, HINDI A. Evaluation of indeterminate renal masses

with contrast-enhanced US: a diagnostic performance study. Radiology, 2014, 271(1): 133−142.

[50] EDENBERG J, GLOERSEN K, OSMAN H A, et al. The role of contrast-enhanced ultrasound in the classification of CT-indeterminate renal lesions. Scand J Urol, 2016, 50(6): 445−451.

[51] PUTZ F J, ERLMEIER A, WIESINGER I, et al. Contrast-enhanced ultrasound (CEUS) in renal imaging at an interdisciplinary ultrasound Centre: possibilities of dynamic microvascularisation and perfusion. Clin Hemorheol Microcirc, 2017, 66(4): 293−302.

[52] LIU Y, XU Y, CHENG W, et al. Quantitative contrastenhanced ultrasonography for the differential diagnosis of endometrial hyperplasia and endometrial neoplasms. Oncol Lett, 2016, 12(5): 3763−3770.

[53] GRUBER L, LOIZIDES A, LUGER A K, et al. Soft-tissue tumor contrast enhancement patterns: diagnostic value and com parison between ultrasound and MRI. AJR Am J Roentgenol, 2017, 208(2): 393−401.

[54] GUO S, XU P, ZHOU A, et al. Contrast-enhanced ultrasound differentiation between low-and high-grade bladder urothelial carcinoma and correlation with tumor microvessel density. J Ultrasound Med, 2017, 36(11): 2287−2297.

[55] CANTISANI V, BERTOLOTTO M, WESKOTT H P, et al. Growing indications for CEUS: the kidney, testis, lymph nodes, thyroid, prostate, and small bowel. Eur J Radiol, 2015, 84(9): 1675−1684.

[56] KNIELING F, STROBEL D, ROMPEL O, et al. Spectrum, applicability and diagnostic capacity of contrastenhanced ultrasound in pediatric patients and young adults after intravenous application—a retrospective trial. Ultraschall Med (Stuttgart, Germany: 1980), 2016, 37(6): 619−626.

[57] SEITZ K, STROBEL D. A milestone: approval of CEUS for diagnostic liver imaging in adults and children in the USA. Ultraschall Med (Stuttgart,

Germany: 1980), 2016, 37(3): 229−232.

[58] SEITZ K, STROBEL D, BERNATIK T, et al. Contrast-enhanced ultrasound (CEUS) for the characterization of focal liver lesions— prospective comparison in clinical practice: CEUS vs. CT (DEGUM multicenter trial). Parts of this manuscript were presented at the Ultrasound Dreilandertreffen 2008, Davos. Ultraschall Med (Stuttgart, Germany: 1980), 2009, 30(4): 383−389.

[59] MORI N, MUGIKURA S, TAKAHASHI S, et al. Quantitative analysis of contrast-enhanced ultrasound imaging in invasive breast Cancer: a novel technique to obtain histopathologic information of microvessel density. Ultrasound Med Biol, 2017, 43(3): 607−614.

[60] TAI C J, HUANG M T, WU C H, et al. Contrast-enhanced ultrasound and computed tomography assessment of hepatocellular carcinoma after transcatheter arterial chemoembolization: a systematic review. J Gastroint Liver Dis, 2016, 25(4): 499−507.

[61] ISHII T, NUMATA K, HAO Y, et al. Evaluation of hepatocellular carcinoma tumor vascularity using contrast-enhanced ultrasonography as a predictor for local recurrence following radiofrequency ablation. Eur J Radiol, 2017, 89: 234−241.

[62] BARTOLOTTA T V, TAIBBI A, PICONE D, et al. Detection of liver metastases in cancer patients with geographic fatty infiltration of the liver: the added value of contrast-enhanced sonography. Ultrasonography (Seoul, Korea), 2017, 36(2): 160−169.

[63] PANDEY P, LEWIS H, PANDEY A, et al. Updates in hepatic oncology imaging. Surg Oncol, 2017, 26(2): 195−206.

[64] GRANATA V, FUSCO R, CATALANO O, et al. Diagnostic accuracy of magnetic resonance, computed tomography and contrast enhanced ultrasound in radiological multimodality assessment of peribiliary liver metastases. PLoS One, 2017, 12(6): e0179951.

[65] MAJ E, PAPIERNIK D, WIETRZYK J.

Antiangiogenic cancer treatment: the great discovery and greater complexity (review). Int J Oncol, 2016, 49(5): 1773−1784.

［66］HENDRY S A, FARNSWORTH R H, SOLOMON B, et al. The role of the tumor vasculature in the host immune response: implications for therapeutic strategies targeting the tumor microenvironment. Front Immunol, 2016, 7: 621.

［67］LASSAU N, BONASTRE J, KIND M, et al. Validation of dynamic contrastenhanced ultrasound in predicting outcomes of antiangiogenic therapy for solid tumors: the French multicenter support for innovative and expensive techniques study. Investig Radiol, 2014, 49(12): 794−800.

［68］ATRI M, HUDSON J M, SINAEI M, et al. Impact of acquisition method and region of interest placement on inter-observer agreement and measurement of tumor response to targeted therapy using dynamic contrast-enhanced ultrasound. Ultrasound Med Biol, 2016, 42(3): 763−768.

［69］AMIOKA A, MASUMOTO N, GOUDA N, et al. Ability of contrastenhanced ultrasonography to determine clinical responses of breast cancer to neoadjuvant chemotherapy. Jpn J Clin Oncol, 2016, 46(4): 303−309.

［70］SARACCO A, SZABO B K, TANCZOS E, et al. Contrast-enhanced ultrasound (CEUS) in assessing early response among patients with invasive breast cancer undergoing neoadjuvant chemotherapy. Acta Radiol (Stockholm, Sweden: 1987), 2017, 58(4): 394−402.

［71］MATSUI S, KUDO M, KITANO M, et al. Evaluation of the response to chemotherapy in advanced gastric cancer by contrast-enhanced harmonic EUS. HepatoGastroenterology, 2015, 62(139): 595−598.

［72］PENG C, LIU L Z, ZHENG W, et al. Can quantitative contrast-enhanced ultrasonography predict cervical tumor response to neoadjuvant chemotherapy? Eur J Radiol, 2016, 85(11): 2111−2118.

［73］JIA W R, TANG L, WANG D B, et al. Three-dimensional contrast-enhanced ultrasound in response assessment for breast Cancer: a comparison with dynamic contrast-enhanced magnetic resonance imaging and pathology. Sci Rep, 2016, 6: 33832.

［74］OHNO N, MIYATI T, YAMASHITA M, et al. Quantitative assessment of tissue perfusion in hepatocellular carcinoma using perflubutane dynamic contrast-enhanced ultrasonography: a preliminary study. Diagnostics (Basel, Switzerland), 2015, 5(2): 210−218.

［75］MOGENSEN M B, HANSEN M L, HENRIKSEN B M, et al. Dynamic contrastenhanced ultrasound of colorectal liver metastases as an imaging modality for early response prediction to chemotherapy. Diagnostics (Basel, Switzerland), 2017, 7(2): 35.

［76］WU Z, YANG X, CHEN L, et al. Anti-angiogenic therapy with contrast-enhanced ultrasound in colorectal cancer patients with liver metastasis. Medicine, 2017, 96(20): e6731.

［77］GUVENER N, APPOLD L, DE LORENZI F, et al. Recent advances in ultrasound-based diagnosis and therapy with microand nanometer-sized formulations. Methods (San Diego, CA), 2017, 130: 4−13.

小儿神经外科术中超声造影 19

伊格纳齐奥·G.维特拉诺、劳拉·格拉齐亚·瓦伦蒂尼、
弗朗西斯科·迪梅科、弗朗切斯科·普拉达

缩　写

ultrasound (US)　超声

magnetic resonance (MR)　磁共振

contrast-enhanced ultrasound (CEUS)　超声造影

ultrasound contrast agent (UCA)　超声造影剂

intraoperative CEUS (iCEUS)　术中超声造影

transfontanellar CEUS (TCEUS)　经囟门超声造影

Intraoperative US (ioUS)　术中超声

central nervous system (CNS)　中枢神经系统

dysembryoplastic neuroepithelial tumor (DNET)　胚胎发育不良性神经上皮瘤

Chiari malformation (CM)　Chiari畸形

cerebro-spinal fluid (CSF)　脑脊液

arteriovenous malformations (AVM)　动静脉畸形

19.1　导言

19.1.1　神经外科超声造影

在成人神经外科手术中,常规应用超声造影(CEUS)技术也是最近刚刚开始,尚未广泛实践[1-4]。2005年Kanno等首次描述了造影剂在术中能量多普勒超声中的应用,协助手术切除脑肿瘤40例[1]。即使这种经验是基于第一代超声造影剂(UCA),它也证明了术中超声造影(iCEUS)可以帮助术中定位以及评估肿瘤内和肿瘤周围血管情况。从该初步经验开始,有一些团队开始对iCEUS在神经外科中的不同应用进行研究。Engelhardt等证明了使用新技术进行连续成像获得时间强度曲线[2]。Hölscher

等重点研究了血管神经外科手术(例如动脉瘤,动静脉畸形),并通过"血管造影术"证实了实时血流动力学[4]。通过这种技术,iCEUS能够使肿瘤和肿瘤边界更为清晰,帮助鉴别肿瘤和肿瘤周围脑实质[3]。

其他几项研究也证明了iCEUS的有效性[5-7],从而推动iCEUS引入和应用到了神经外科手术中,并被纳入欧洲超声医学与生物学联合会(EFSUMB)指南[8]。iCEUS特别适合于神经外科手术的原因有很多:在手术过程中,探头和大脑之间没有障碍物(皮肤,皮下组织,肌肉),其中的组织成分为超声波(US)传播提供了最佳的机械性能。此外,脑血流是由多个动脉和不同吻合的终末循环维持,具有复杂的静脉引流系统,UCA作为纯粹的血管内造影剂,不会

扩散到细胞间隙,从而可以很好地显示大脑的终末循环。这使UCA能够显示和表征肿瘤/大脑灌注的所有阶段:动脉期、实质期和静脉期。通常,正常脑实质除基底节区外,一般无明显强化,但不同病理条件下会出现不同的强化效果。

我们已经描述了CEUS在神经外科中的应用包括术中肿瘤评估和表征以及可视化的血管CEUS成像[5,9]。iCEUS在几乎所有肿瘤中能准确显示肿瘤实质和肿瘤-脑界面,但肿瘤边界不清晰或周围脑实质水肿时例外。最终可以评估病变分布,并实现在手术切除的每个阶段使残留肿瘤可视化。造影的程度和方式取决于目标区域中毛细血管的密度和分布,并取决于肿瘤血供情况。因此,根据输入和输出的特定血管结构,每个病灶表现出特定的血管增强模式,从而可以表征肿瘤的特征[10]。

19.1.2 超声造影:在小儿神经外科中的应用

在小儿神经外科领域,iCEUS首次应用于一名患有髓内颈椎肿瘤的14岁儿童[6]。此后,还有其他临床病例报道,但没有发表任何前瞻性病例分析。2014年,Kastler研究了一组患脑出血、脑积水和缺氧缺血性损伤的新生儿和婴儿,在紧急情况下进行了经囟门超声造影(TCEUS)[11]。他们将TCEUS与B型经颅超声和磁共振(MR)成像进行了比较。TCEUS显示B型超声上未显示的异常,与MR影像相符。特别是,TCEUS可评估脑灌注,而没有其他成像方式使用造影剂的不良事件发生。Hwang等介绍了新生儿和婴儿脑CEUS研究的可行性[12,13],并描述了在UCA快进和快出过程

中,感兴趣区域增强强度的变化,从而对脑灌注进行量化[13]。以这种方式评估脑灌注的演变是有价值的,特别对于脑损伤的预后和指导治疗干预很有意义。iCEUS在神经外科的应用也可以根据手术情况进行实时修改以扩大肿瘤的切除范围,避开周围的正常结构或验证血流和组织灌注在血管畸形中的应用[12,14]。

迄今为止,超声在神经外科领域的应用尚未充分开发,术前或术中使用的主要成像工具是CT和MR成像,它们在横断面、矢状面和冠状面三个全景正交平面中进行。术中超声(ioUS)在超声成像过程中,通过探头定位与外科手术相结合产生独特的断层图像。探头通常可旋转,通过多平面和扇形成像改变方向,所提供的信息都是独一无二的。B型US在区分肿瘤和周围水肿实质有一定局限性,而CEUS能改善这种情况,但仍需依赖于成人神经外科中的应用的经验[9,15,16]。EFSUMB声明[17]考虑到钆的脑沉积对于成人和儿童长期影响的不确定性[18,19],要尽可能减少辐射暴露以及碘造影剂的使用。

在小儿神经外科手术中使用iCEUS存在潜在的问题。有时,需要扩大骨窗以适应探头的尺寸,这在婴儿中更为明显。开颅手术或椎板切开术/椎板成形术范围必须足够大,以确保经硬膜检查时允许探头自由倾斜和改变方向。此外,在颅椎交界处或脊柱外科手术中,只能在横断面和矢状面进行检查,这也会影响多普勒超声成像,降低了识别垂直于超声束血管的可能性。通过后颅窝入路,需要采用坐位,增加了ioUS和iCEUS检查的困难。此外,止血药物或存在弥漫性出血都表现为高回声,均可影响超声检查的效果[20]。既往手术在CEUS检查

中可能会出现伪影。

我们阐述并说明了iCEUS在小儿神经外科手术中的不同应用,并解释了iCEUS在各种情况的可行性和实用性,特别是在脑和脊髓畸形、肿瘤和血管疾病应用中。

19.2 仪器与技术

超声设备配有各种探头,可以进行CEUS、弹性成像和融合成像(虚拟导航),几乎可用于所有神经外科围术期的研究[7,21-23]。通常浅表和深部病变,使用线性或梯形成像的线阵多频探头(3～11 MHz),而对于非常浅表的病变则须使用高频线阵探头(10～22 MHz)。脊椎病变可用高频线阵探头检查。小微凸多频探头可用于小型颅骨切开术或在切除肿瘤的同时探查手术腔。颅骨切开术或椎板成形术/椎板切开术进行固定后,移除颅骨盖或脊髓皮瓣,通过完整的硬脑膜可以进行初步的B型超声检查,探头放置在脑膜表面,持续用生理盐水进行冲洗。在iCEUS检查前,采用标准B型和多普勒超声成像进行详细的基线检查,并根据需要增加弹性成像[23]。基线检查可以识别主要的解剖标志和血管分布,以便充分了解超声平面和结构方向。探头位置的变化通过标准化的方式进行操作;矢状面从左至右探查,冠状面从前至后探查,横断面则从上至下探查。脊柱外科手术,仅需要横断面和矢状面。

19.2.1 超声造影剂

声诺维SonoVue™(Bracco SpA,Milan)为常规使用的造影剂,成人剂量已确定。在儿科人群中,尚缺乏儿科使用剂量的研究。基于UCA在大脑和脊髓内的动力学和分布,根据成人剂量2.4 mL调整剂量(SonoVue™)。Hwang等[12,13]使用FDA推荐的Lumason™(Bracco Diagnostics Inc., Monroe Township, NJ)小儿使用剂量为0.03 mL/kg时具有最佳图像质量。我们采用剂量为0.5 mL/10 kg体重。也有许多医师使用其他剂量表;例如,0.1 mL SonoVue™/岁[11,13,24]。UCA通常是由麻醉科医师通过外周或中央静脉注射,随后用生理盐水进行冲洗。静脉注射造影剂后持续最多5分钟,可能需要二次注射。超声成像参数包括机械指数(MI)、增益、频率和深度需要针对各种情况进行调整。

19.3 小儿神经外科中超声造影的实际应用

19.3.1 脑肿瘤

中枢神经系统(CNS)实性恶性肿瘤和非恶性肿瘤在儿童中很常见,是美国0～14岁儿童癌症死亡的主要原因,肿瘤发病率为5.54/100 000例[25]。根据美国脑肿瘤登记中心(CBTRUS)的记录,神经胶质瘤是所有年龄段中最常见的组织学类型(52.9%),其中多数是毛细胞星形细胞瘤(33.2%)和其他低级别神经胶质瘤(27.1%),胶质母细胞瘤也可发生[26]。在<1岁的婴儿中,神经胶质瘤和胚胎肿瘤是最常见的肿瘤类型,而在5～9岁的儿童中,有三种胚胎肿瘤类型:①原发性神经外胚层肿瘤;②髓母细胞瘤;③非典型畸胎样瘤/横纹肌样瘤。髓母细胞瘤在所有

的胚胎肿瘤中最具有代表性。源自神经胶质细胞的毛细胞性星形细胞瘤占0～14岁年龄组所有CNS肿瘤的17%。

不同组织病理来源的肿瘤在超声声像图上会有不同的表现；有时很难区分神经胶质瘤和周围正常的脑实质，尤其是存在

脑水肿的情况下，iCEUS可以使肿瘤实质显示更清晰，在大多数情况下，能更精确显示肿瘤-大脑交界面，并且可以识别肿瘤内的活性/可存活和坏死/囊变区域。例如，在神经胶质瘤手术中，iCEUS能够区分低级别和高级别神经胶质瘤，并在低级别肿瘤中

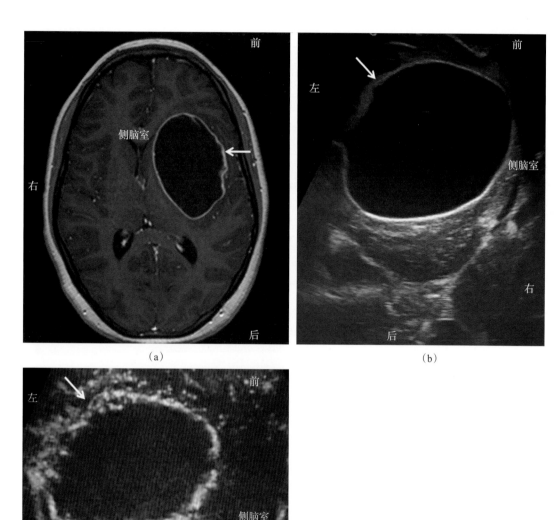

(a)

(b)

(c)

图19-1 女童,13岁,高级别胶质瘤

（a）磁共振横断面T1增强图像，显示左侧额颞叶脑实质内肿瘤，肿瘤呈囊性及环形强化（箭头）。（b）术中B超显示囊性肿瘤（箭头）。（c）相应的iCEUS成像显示囊性肿瘤和边缘强化（箭头）。iCEUS图像显示肿瘤周围有丰富的血管形成，证实了肿瘤内缺乏血管，并充满液体的囊性成分。组织学证实了术中怀疑的多形性胶质母细胞瘤的诊断。

显示未分化区域（图19-1）。对于边界不清的肿瘤，例如胶质母细胞瘤，iCEUS可以清晰地显示肿瘤与脑水肿之间的边界（图19-2）。在高度血管化的肿瘤中，有可能发现

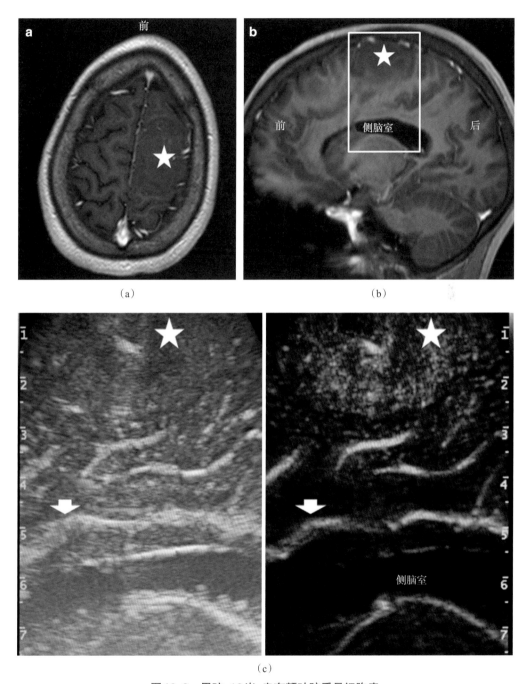

（a）　　　　　　　　　　　　　　　（b）

（c）

图19-2　男孩，16岁，患有额叶胶质母细胞瘤

（a）MR成像横断面T1增强图像显示左侧额叶旁矢状面脑实质内肿瘤，无增强（星形）。（b）矢状面T1加权MR成像显示左侧额叶旁矢状面脑实质内肿瘤，无增强（星形）。（c）双屏模式，B型超声检查肿瘤呈轻度低回声（星形）。CEUS后，病灶内与肿瘤新生血管相关的供血动脉和大血管清晰可见（星形），呈典型的外周向心性增强。大脑前动脉远端分支在胼胝体周围可见（箭头）。组织学证实为多形性胶质母细胞瘤。多形性胶质母细胞瘤和高级别胶质瘤通常表现为短暂的增强（UCA注射后20～30秒），快速动脉期（2～3秒），快速达到峰值，病变内血流模式紊乱。

深部供血血管,从而快速阻断肿瘤供血并减少手术出血。避免过多失血对于儿童更为重要,因为快速失血可导致严重的血流动力学障碍(图19-3)。此外,脑脓肿可能可以通过iCEUS与颅内肿瘤进行鉴别诊断(图19-4)。

根据我们的经验,CEUS可以观察肿瘤切除后的残余病灶,为肿瘤灌注和血管形

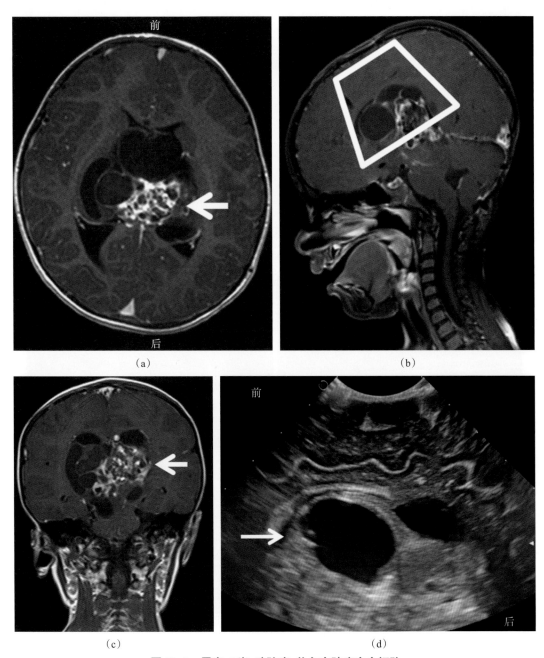

(a)

(b)

(c)

(d)

图19-3　男童,3岁,畸胎瘤,曾多次肿瘤次全切除

(a~c)多平面(a:横断面,b:矢状面和c:冠状面)MR T1加权增强显示一个大的多囊性、不均匀的肿瘤(箭头),起源于中脑区,并向脑室内延伸。(d)矢状面B型US上,显示多种肿瘤成分(箭头),有无回声和高回声结构。(e)术中CEUS证实异质性表现,多发囊性、实性区,动脉期缓慢-中度强化,增强程度反映了异质性成分(可能是由于囊性、脂肪性和钙化成分共存)。患者坐位检查对iCEUS检查质量有不利影响(见正文)。

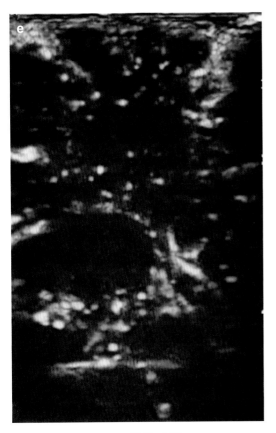

图19-3续

为发育不良的组织与正常实质之间的界限很难鉴定。为了实现完全切除,笔者医院运用iCEUS使发育异常的区域能更好地显示。一些耐药性癫痫是由于存在其他类型的病变,例如胚胎发育不良性神经上皮瘤(DNET)。WHO将DNET定义为一级肿瘤,为神经元和神经胶质细胞混合肿瘤[28]。简单的"病灶切除术"通常足以控制癫痫发作,即使是简单的剥离术,使用iCEUS进行识别和勾画DNET(图19-5)也是必不可少的,以此保证病灶的完成切除(图19-6)。

对于非皮层畸形或其他病变而继发的耐药性癫痫,可以进行剥离或切除手术。最常见的手术是颞叶、前叶切除术;切除包括颞前叶以及中央结构:沟回、杏仁核的大部分以及大约3 cm的海马/海马旁结构。iCEUS有助于识别大脑中动脉分支和其他代表切缘的解剖标志,以及脉络膜丛或脉络膜前动脉。

成提供有价值的生物学信息,可能改变肿瘤切除的手术方案。此外,扩大切除范围会影响辅助治疗的疗效和无进展生存期或总生存期。

19.3.2　癫痫手术

对于内科难治性癫痫或者继发于皮质畸形的癫痫,可以进行手术切断或切除。局灶性皮质发育不良是一种皮质发育的改变,是有症状的耐药性癫痫最常见的原因,手术可以实现对癫痫发作的控制。即使术前成像方式能够发现皮质障碍,术中识别和可视化仍然是一个挑战[27]。对于这些患者,控制癫痫发作最重要的是要完全切除发育不良的组织,而预后不佳可能是因

19.3.3　Chiari畸形

I型Chiari畸形(CM-I)是一种先天性疾病,小脑扁桃体在枕骨大孔下方疝出,导致正常脑脊液(CSF)在脑和脊髓间循环受阻;紧张性头痛是其最常见的症状[29,30]。发病率和患病率各不相同,估计每1 000例新生儿有8例。有症状的CM发生与扁桃体低位变异相关性小。影像学上偶然发现的CM病例往往是无症状的。儿童低位扁桃体的发生率比成年人高,可以随生长而消失[31]。Chiari畸形可能伴随脊髓空洞,中脑导水管扩张;进一步征象为脑脊液流量改变[29]。脊髓空洞症的存在被认为是后颅窝硬脊膜减压治疗的指征,目的是建立和恢复足够的CSF流量。目前对最优化的治疗方法还没

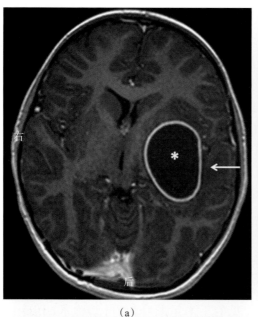

（a）

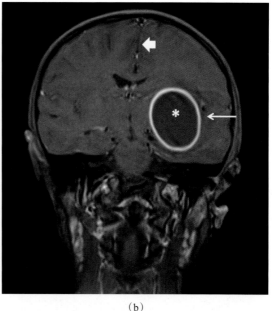

（b）

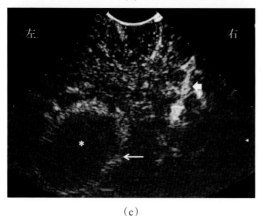

（c）

图19-4　男童，9岁，额颞部脓肿

（a）在横断面T1加权增强MR图像上，脓肿表现为环形强化（箭头），脓肿内部呈均匀的低信号（星号）。（b）冠状位T1加权MR图像也显示脓肿（星号）。（c）在一次不成功的脓肿清除术后进行了术中CEUS（脓肿，星号；脓肿壁，小箭头）。在手术过程中进行了小的开颅手术，在没有CT评估的情况下，判断脓肿没有清除。使用小的凸型探头进行检查可适应有限的骨瓣尺寸。脑镰（粗箭头）表现为高增强。

有形成共识：扩大骨减压、硬脑膜开放、蛛网膜清创术、电凝烧灼，有时小脑扁桃体切除也应针对每个患者进行具体的调整。

　　在打开硬脑膜和随后的硬脑膜闭合或硬脑膜成形术之前，术中超声已被用来更好地识别颅骨-椎体交界部位和周围结构，以及小脑后和小脑延髓池，尤其是识别脑脊液动态和实时流过枕骨大孔[32,33]。iCEUS在评价动态病理生理和静脉充盈方面优于B型超声，这有助于反映髓内改变。iCEUS结合多普勒检查也可以识别和描绘动脉结构，如椎动脉（图19-7）。

19.3.4　烟雾病、动静脉畸形及其他神经血管疾病

　　iCEUS在血管神经外科手术中的应用包括动脉瘤、动静脉畸形（AVM）以及需要长时间血管手术的患者。iCEUS可根据UCA血流动力学评估脑灌注情况，在动脉瘤手术中，iCEUS可以评估囊腔形态并空间定位，甚至在手术开颅之前，评估近端和远端血管情况。夹闭动脉瘤后，iCEUS可以评估远端血流和血管通畅性。在AVM手术中，iCEUS可识别病灶、输入血管和输出血

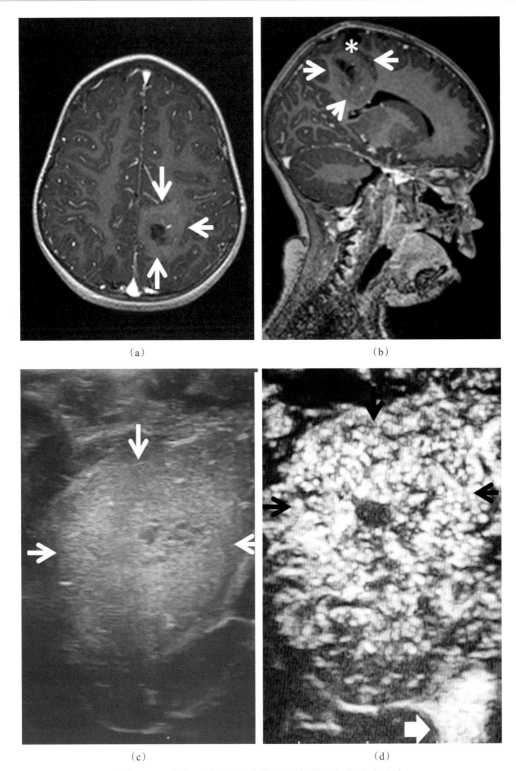

(a)　　　　　　　　　　　　　(b)

(c)　　　　　　　　　　　　　(d)

图19-5　女童,4岁,因癫痫发作而接受活检,但尚未确诊

(a)横断面和(b)矢状面增强MR成像显示左侧顶叶实性肿瘤(箭头),肿瘤内有囊性成分,仅部分肿瘤组织呈现中度增强。星号为之前活检的部位。(c)B型超声显示高回声,较均匀肿瘤(箭头)。(d)iCEUS表现为缓慢增强扩散至整个肿瘤(黑色箭头)。大箭头显示静脉血管强化。肿瘤全切术后组织学为胚胎发育不良性神经上皮肿瘤。

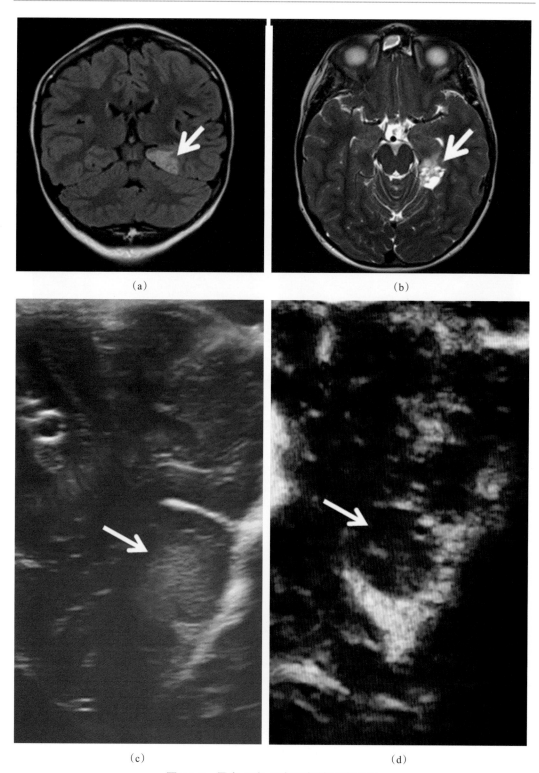

（a）
（b）
（c）
（d）

图19-6　男童,9岁,颞部深部神经胶质瘤

（a）MR冠状位FLAIR序列显示左侧颞叶深部神经胶质瘤（箭头）。（b）MR横断面T2加权图像显示左侧颞叶深部神经胶质瘤（箭头）。（c）B型超声显示肿瘤为高回声（箭头）。（d）iCEUS病灶未见增强（箭头）。传统的神经放射学检查中也未见增强。

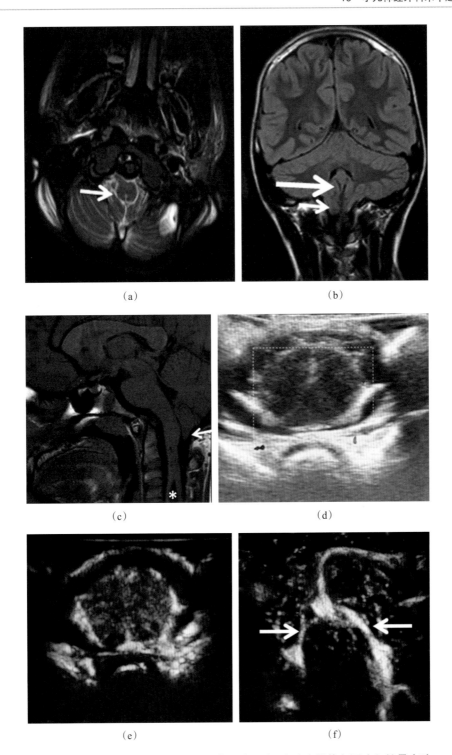

(a)　　　　　　　　　　　　(b)

(c)　　　　　　　　　　　　(d)

(e)　　　　　　　　　　　　(f)

图19-7　女童,8岁,Chiari综合征、颈脊髓空洞症、小脑扁桃体向下疝入枕骨大孔

(a)Chiari综合征的横断面T2加权像,可见小脑扁桃体疝入枕骨大孔以及脊髓空洞(箭头)。(b)Chiari综合征的冠状T2加权像,可见小脑扁桃体疝入枕骨大孔(箭头)。(c)术前矢状位T1加权序列上可见脊髓空洞(星号)以及扁桃体疝(箭头)。(d)彩色多普勒超声显示脑脊液(框)。(e)iCEUS横断面证实部分蛛网膜下腔闭塞和小脑扁桃体运动异常。(f)iCEUS可识别血管结构(箭头),并显示硬脑膜成形术后脑脊液动力学的变化,而彩色多普勒超声不太明显。

管情况,评估手术后的残留病灶。

iCEUS的另一个应用是评估血管重建手术。烟雾病是一种以颈内动脉颅内段及其近端分支进行性狭窄为特征的脑血管综合征,易发生缺血和出血问题[34,35]。烟雾病是日本最常见的小儿脑血管疾病,每10万名儿童中有3名患病,而欧洲国家的发病率约为日本人群的1/10。临床症状与缺血有关,儿童出血的发生率低于成年人[35,36]。诊断是基于明确的动脉造影成像结果。手术治疗是运用直接和间接的方法对皮层表面进行血运重建以恢复来自颈外动脉的有效循环。直接血运重建是通过颅内外搭桥术,将颞浅动脉与源自大脑中动脉的皮层动脉直接吻合;间接血运重建是基于脑-硬脑膜动脉或脑-颞肌动脉贴敷,需要一定的时间来建立血流。这是血管再生组织(硬脑膜和颞肌)直接放置在皮层表面的结果。一般来说,这两种技术在同一手术过程中一起进行。

iCEUS可用于确认术前诊断,显示颈内动脉和远端分支狭窄或闭塞,也可用于确定颅外搭桥后接受颈外动脉最合适的皮层动脉(图19-8)。iCEUS也可以证实颞动脉-大脑中动脉搭桥术的通畅。术后超声检查是无创的随访方式,以避免在评估旁路或新皮质血流通畅时进行其他更具创伤性或耗时的检查,同时还可减少儿童的放射暴露和使用碘造影剂[17]。

19.3.5　脊髓肿瘤

原发性脊髓肿瘤是儿童期罕见的肿瘤,其每年发病率为0.19/100 000人。疾病发生率随年龄变化,0～4岁(每年0.17/100 000人)到15～19岁(每年0.28/100 000

人)之间有所增加。小儿髓内病变也在许多方面与成人肿瘤不同[37-39]。星形细胞瘤和室管膜瘤是儿童最常见的髓内病变,十岁以前主要是发育性肿瘤[37,39,40]。儿童通常在术前表现出良好的功能等级,并在手术后保持这种状态。远期的功能预后取决于术前神经系统状况和病变的组织病理学。手术切除是标准的治疗选择,尽管存在相当大的神经功能缺损的风险,尤其是进行脊髓切开术时。ioUS能改善预后,减少可能导致神经系统症状恶化的神经结构的操作。与脊髓相比,小儿髓内肿瘤表现为不同程度的高回声,边界光整,回声均匀,有时伴病变内或病变周围囊肿或室管膜中央管扩张。正常脊髓通常表现为均匀低回声。水肿的存在掩盖了肿瘤的高回声特征,使病灶与周围受压和(或)浸润的脊髓难以区分。一些髓内肿瘤,例如血管母细胞瘤或室管膜瘤表现为肿瘤内或肿瘤周围囊性结构(图19-9)。与肿瘤相关的空洞也可能存在,并且很难与肿瘤囊肿区分开,即使肿瘤源性的囊肿比空洞间隔更厚、壁结节更多。星形细胞瘤与脊髓相比可表现为等回声,且肿瘤与髓鞘之间的表面轮廓不清晰。iCEUS有助于更好地描绘肿瘤结节或区分与脊髓相关的髓内神经胶质瘤。

19.3.6　脊柱发育不良和其他脊柱改变

脊柱发育不良是一组发育异常,以胚胎背部畸形为特征,还包括神经管缺陷。神经管闭合不全包括一组不同的畸形,其特征是不同程度的尾侧损伤累及脊髓、椎骨和皮肤,这些都是尾侧神经管融合失败的结果[41,42]。脊椎发育不良的患病率因时

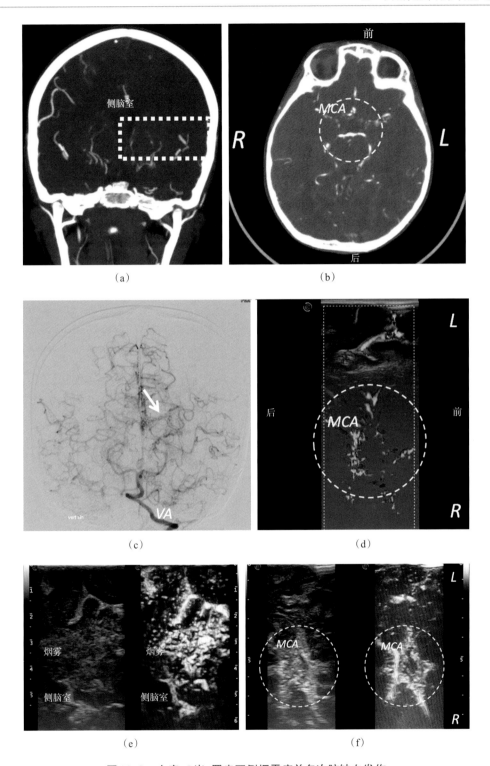

图19-8　女童,6岁,罹患双侧烟雾病并多次脑缺血发作

（a）冠状面CT血管造影成像显示额-颞部血管稀疏（方框）。（b）横断面CT血管成像显示额-颞部血管稀疏（圆圈，MCA：大脑中动脉）。（c）椎动脉（VA：椎动脉圈）造影证实Willis后环部分血管重建，呈典型的"烟雾状"表现的豆纹动脉（箭头）。（d）术中彩色多普勒超声显示不完全可见的Willis环（圆圈）。（e）B型US和iCEUS（双幅图像）证实了"烟雾"表现。（f）iCEUS显示前循环血流减少（MCA）。Willis环的多边形结构可清晰识别（圆圈）。

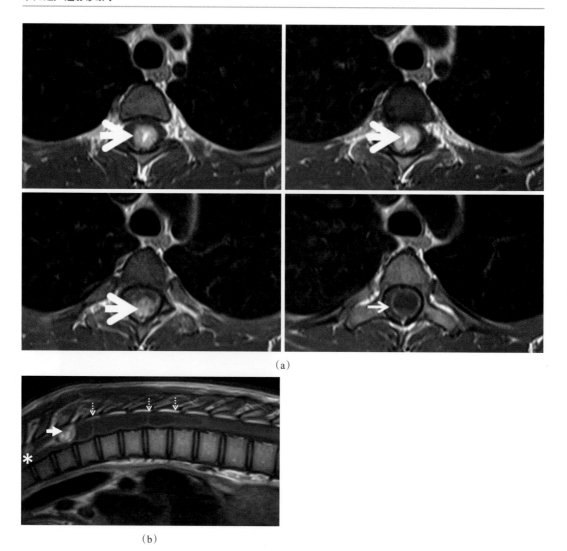

(a)

(b)

图19-9　男孩,14岁,颈胸髓内血管母细胞瘤

（a）横断面T1加权增强磁共振成像显示T3水平结节状肿瘤（粗箭头），均匀增强，肿瘤被有分隔的囊腔包围（细箭头）。结节间的囊腔和受累的脊髓在增强后有强化。（b）矢状面［图（a）向左侧旋转90°］T1加权磁共振成像显示第三胸椎水平结节状肿瘤（粗箭头），均匀增强，肿瘤被有分隔的囊腔包围（细箭头）。更可见病变上部小的椭圆形病变（星号），术前影像无法确定这是髓鞘囊肿还是肿瘤周围的囊肿。（c）横断面经硬膜检查证实存在高回声肿瘤（大箭头），但无法清楚区分水肿的脊髓（三箭头）与肿瘤，特别是由于水肿导致脊髓出现高回声。iCEUS清晰显示肿瘤-脊髓界面（三箭头）。（d）矢状面经硬膜检查证实存在高回声肿瘤，但无法清楚区分水肿的脊髓（三箭头）与肿瘤，特别是由于水肿导致脊髓出现高回声。CEUS清晰识别肿瘤-脊髓界面（三箭头）。

间、地区和种族而异。这些疾病可导致严重的神经系统疾病，伴手臂、腿无力和麻痹，感觉丧失，膀胱直肠功能障碍以及骨骼异常。终丝脂肪瘤是起源于终丝的中胚层细胞迁移发育异常而引起的。如果脂肪终丝导致脊髓栓系综合征，并伴低位圆锥（圆锥尖端位于L2中点或以下），则可出现症状。iCEUS可以更好地识别终丝脂肪瘤，并显示肿瘤与周围神经的关系。脊髓蛛网膜囊肿可引起脊髓压迫[43]，经硬脑膜CEUS可以显示脊髓表面和血管之间的边界，以更好地描绘囊肿边界和评估囊内分隔，这些分隔需

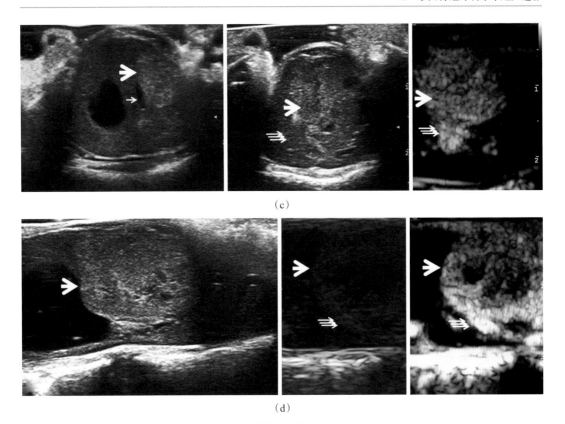

（c）

（d）

图 19-9 续

要被剥离以建立 CSF 循环（图 19-10）。

19.4　总结

　　iCEUS 是评估和指导小儿神经外科手术很有前景的一种技术。该技术可以帮助在术中明确肿瘤与周围结构的关系，以及显示后脑、脊髓的残余肿瘤。iCEUS 可提供有关肿瘤灌注和血管形成的有价值的生物学信息，可能会改变肿瘤切除的手术策略。iCEUS 还可用于神经血管疾病的无创性随访。尽管 iCEUS 在儿童神经外科手术中的应用很少见，但进一步的研究可以证实其有效性，目的是为了更好地理解不同中枢神经系统疾病的病理生理基础。

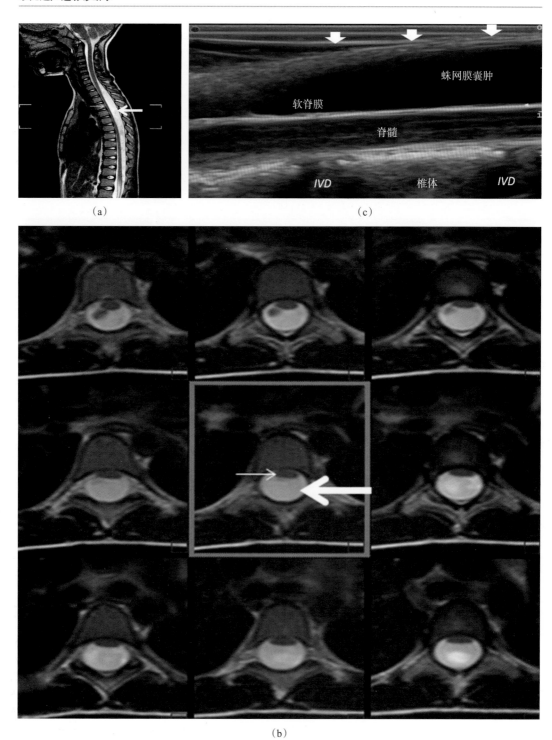

图 19-10 女童,10岁,患有背侧蛛网膜囊肿

(a)矢状面T2加权MR图像显示高信号的背侧蛛网膜囊肿(大箭头),引起脊髓向前移位(低信号,细箭头)。(b)多层横断面T2加权MR图像显示高信号的背侧蛛网膜囊肿(大箭头),引起脊髓向前移位(低信号,细箭头)。由于脊髓严重受压和随后产生的神经系统症状,患者接受了囊肿开窗手术。(c)B型超声显示囊肿呈低回声,压迫等回声脊髓。椎体和椎间盘(IVD)可清晰识别。(d)iCEUS进一步描绘了囊肿与背侧脊髓的交界面,囊内无血管或实性结构。硬脑膜呈均匀高增强(箭头)。

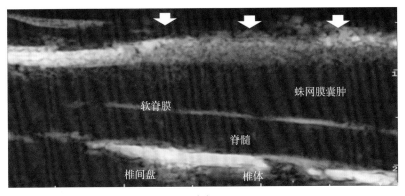

软脊膜 蛛网膜囊肿

脊髓

椎间盘 椎体

（d）

图19-10续

（易春蓓　译　杜隽　校）

参考文献

［1］ KANNO H, OZAWA Y, SAKATA K, et al. Intraoperative power Doppler ultrasonography with a contrast-enhancing agent for intracranial tumours. J Neurosurg, 2005, 102: 295−301.

［2］ ENGELHARDT M, HANSEN C, EYDING J, et al. Feasibility of contrast-enhanced sonography during resection of cerebral tumours: initial results of a prospective study. Ultrasound Med Biol, 2007, 33: 571−575.

［3］ HE W, JIANG X, WANG S, et al. Intraoperative contrast-enhanced ultrasound for brain tumors. Clin Imaging, 2008, 32: 419−424.

［4］ HÖLSCHER T, OZGUR B, SINGEL S, et al. Intraoperative ultrasound using phase inversion harmonic imaging. Oper Neurosurg, 2007, 60: 382−387.

［5］ PRADA F, BENE M D, CASALI C, et al. Intraoperative navigated angiosonography for skull base tumor surgery. World Neurosurg, 2015, 84: 1699. https://doi. org/10.1016/j.wneu.2015.07.025.

［6］ VETRANO I G, PRADA F, NATALONI I F, et al. Discrete or diffuse intra-medullary tumor? Contrast-enhanced intraoperative ultrasound in a case of intramedullary cervicothoracic hemangioblastomas mimicking a diffuse infiltrative glioma: technical note and case report. Neurosurg Focus, 2015, 39: E17. https://doi.org/10.3171/2015.5. FOCUS15162.

［7］ PRADA F, MATTEI L, DEL BENE M, et al. Intraoperative cerebral glioma characterization with contrast enhanced ultrasound. Biomed Res Int, 2014, 2014: 1. https://doi. org/10.1155/2014/484261.

［8］ SIDHU P, CANTISANI V, DIETRICH C, et al. The EFSUMB guidelines and recommendations for the clinical practice of contrast-enhanced ultrasound (CEUS) in non-hepatic applications: update 2017 (long version). Ultraschall Med—Eur J Ultrasound, 2018, 39: e2-e44.

［9］ PRADA F, DEL BENE M, SAINI M, et al. Intraoperative cerebral angiosonography with ultra-sound contrast agents: how I do it. Acta Neurochir, 2015, 157: 1025−1029.

［10］ PRADA F, PERIN A, MARTEGANI A, et al. Intraoperative contrast-enhanced ultrasound for brain tumor surgery. Neurosurgery, 2014, 74: 542−552.

［11］ KASTLER A, MANZONI P, CHAPUY S, et al. Transfontanellar contrast enhanced ultrasound in infants: initial experience. J Neuroradiol, 2014, 41: 251−258.

［12］ HWANG M, DE JONG R M, HERMAN S, et al. Novel contrast-enhanced ultrasound evaluation in neonatal hypoxic ischemic injury: clinical application and future directions. J Ultrasound Med, 2017, 36: 2379–2386.

[13] HWANG M. Introduction to contrast-enhanced ultrasound of the brain in neonates and infants: current understanding and future potential. Pediatr Radiol, 2018, 49: 254. https://doi.org/10.1007/ s00247–018–4270–1.

[14] BAILEY C, HUISMAN T A G M, DE JONG R M, et al. Contrast-enhanced ultrasound and elastography imaging of the neonatal brain: a review. J Neuroimaging, 2017, 27: 437–441.

[15] PRADA F, DEL BENE M, MATTEI L, et al. Preoperative magnetic resonance and intraoperative ultrasound fusion imaging for real-time neuronavigation in brain tumor surgery. Ultraschall Med-Eur J Ultrasound, 2014, 36: 174–186.

[16] VETRANO I G, PRADA F, ERBETTA A, et al. Intraoperative ultrasound and contrast-enhanced ultrasound (CEUS) features in a case of intradural extramedullary dorsal schwannoma mimicking an intramedullary lesion. Ultraschall Med, 2015, 36: 307–310.

[17] SIDHU P, CANTISANI V, DEGANELLO A, et al. Role of contrast-enhanced ultrasound (CEUS) in Pediatric practice: an EFSUMB position statement. Ultraschall Med-Eur J Ultrasound, 2016, 38: 33–43.

[18] ROSSI ESPAGNET M C, BERNARDI B, PASQUINI L, et al. Signal intensity at unenhanced T1–weighted magnetic resonance in the globus pallidus and dentate nucleus after serial administrations of a macrocyclic gadolinium-based contrast agent in children. Pediatr Radiol, 2017, 47: 1345–1352.

[19] COSTA A F, VAN DER POL C B, MARALANI P J, et al. Gadolinium deposition in the brain: a systematic review of existing guidelines and policy statement issued by the Canadian Association of Radiologists. Can Assoc Radiol J, 2018, 69: 373–382.

[20] SELBEKK T, JAKOLA A S, SOLHEIM O, et al. Ultrasound imaging in neurosurgery: approaches to minimize surgically induced image artifacts for improved resection control. Acta Neurochir, 2013, 155: 973–980.

[21] PRADA F, DEL BENE M, MOIRAGHI A, et al. From grey scale B-mode to elastosonography: multi-modal ultrasound imaging in meningioma surgery-pictorial essay and literature review. Biomed Res Int, 2015, 2015: 925729.

[22] PRADA F, DEL BENE M, MATTEI L, et al. Fusion imaging for intra-operative ultrasound-based navigation in neurosurgery. J Ultrasound, 2014, 17: 243. https://doi.org/10.1007/s40477–014–0111–8.

[23] PRADA F, DEL BENE M, RAMPINI A, et al. Intraoperative strain elastosonography in brain tumor surgery. Oper Neurosurg, 2018, 17: 227. https://doi.org/10.1093/ons/ opy323.

[24] NTOULIA A, ANUPINDI S A, DARGE K, et al. Applications of contrast-enhanced ultrasound in the Pediatric abdomen. Abdom Radiol, 2018, 43: 948–959.

[25] OSTROM Q T, DE BLANK P M, KRUCHKO C, et al. Alex's Lemonade stand foundation infant and childhood primary brain and central nervous system tumors diagnosed in the United States in 2007–2011. Neuro-Oncology, 2015, 16(Suppl 10): x1–x36.

[26] OSTROM Q T, GITTLEMAN H, LIAO P, et al. CBTRUS statistical report: primary brain and other central nervous system tumors diagnosed in the United States in 2010–2014. Neuro-Oncology, 2017, 19: v1–v88.

[27] TRINGALI G, BONO B, DONES I, et al. Multimodal approach for radical excision of focal cortical dysplasia by combining advanced magnetic resonance imaging data to intra-operative ultrasound, electrocorticography, and cortical stimulation: a preliminary experience. World Neurosurg, 2018, 113: e738–746.

[28] LOUIS D N, PERRY A, REIFENBERGER G, et al. The 2016 World Health Organization classification of tumors of the central nervous system: a summary. Acta Neuropathol, 2016,

131: 803-820.

[29] STRAHLE J, MURASZKO K M, KAPURCH J, et al. Chiari malformation type I and syrinx in children undergoing magnetic resonance imaging. J Neurosurg Pediatr, 2011, 8: 205-213.

[30] CURONE M, VALENTINI L G, VETRANO I, et al. Chiari malformation type 1-related headache: the importance of a multidisciplinary study. Neurol Sci, 2017, 38: 91. https://doi.org/10.1007/ s10072-017-2915-8.

[31] SMITH B W, STRAHLE J, BAPURAJ J R, et al. Distribution of cerebellar tonsil position: implications for understanding Chiari malformation. J Neurosurg, 2013, 119: 812-819.

[32] BROCK R S, TARICCO M A, DE OLIVEIRA M F, et al. Intraoperative ultra-sonography for definition of less invasive surgical technique in patients with Chiari type I malformation. World Neurosurg, 2017, 101: 466-475.

[33] MCGIRT M J, ATTENELLO F J, DATOO G, et al. Intraoperative ultrasonography as a guide to patient selection for duraplasty after suboccipital decompression in children with Chiari malformation type I. J Neurosurg Pediatr, 2008, 2: 52-57.

[34] SCOTT R M, SMITH E R. Moyamoya disease and moyamoya syndrome. N Engl J Med, 2009, 360: 1226-1237.

[35] IBRAHIMI D M, TAMARGO R J, AHN E S. Moyamoya disease in children. Childs Nerv Syst, 2010, 26: 1297-1308.

[36] SMITH E R, SCOTT R M. Spontaneous occlusion of the circle of Willis in children: Pediatric moyamoya summary with proposed evidence-based practice guidelines. A review. J Neurosurg Pediatr, 2012, 9: 353-360.

[37] SAHU R K, DAS KK, BHAISORA K S, et al. Pediatric intramedullary spinal cord lesions: pathological spectrum and outcome of surgery. J Pediatr Neurosci, 2015, 10: 214-221.

[38] STEINBOK P, COCHRANE D D, POSKITT K. Intramedullary spinal cord tumors in children. Neurosurg Clin N Am, 1992, 3: 931-945.

[39] CRAWFORD J R, ZANINOVIC A, SANTI M, et al. Primary spinal cord tumors of childhood: effects of clinical presentation, radiographic features, and pathology on survival. J Neuro-Oncol, 2009, 95: 259-269.

[40] GUSS Z D, MONINGI S, JALLO G I, et al. Management of Pediatric spinal cord astrocytomas: outcomes with adjuvant radiation. Int J Radiat Oncol Biol Phys, 2013, 85: 1307-1311.

[41] MITCHELL L E, ADZICK N S, MELCHIONNE J, et al. Spina bifida. Lancet, 2004, 364: 1885-1895.

[42] NORTHRUP H, VOLCIK K A. Spina bifida and other neural tube defects. Curr Probl Pediatr, 2000, 30: 313-332.

[43] BOND A E, ZADA G, BOWEN I, et al. Spinal arachnoid cysts in the Pediatric population: report of 31 cases and a review of the literature. J Neurosurg Pediatr, 2012, 9: 432-441.

超声造影在儿科介入治疗中的应用

20

阿拜·斯里尼瓦桑、迪安·Y.黄

缩 — 写

ultrasound (US) 超声
computerized tomography (CT) 计算机断层扫描
magnetic resonance (MR) 磁共振

contrast-enhanced ultrasound (CEUS) 超声造影
ultrasound contrast agent (UCA) 超声造影剂

20.1 小儿介入超声造影的原理

在介入治疗中应用影像引导可大大提高靶向治疗的有效性和精确度,并减少微创手术相关的术后并发症。目前介入治疗的引导方式包括X线透视、超声(US)、计算机断层扫描(CT)和磁共振(MR)成像。通常在选择引导方式时需综合考虑易用性、可用性、空间分辨率、对比分辨率和时间分辨率等因素。

US存在显著优势,包括能够在任何平面内成像;具有出色的时间分辨率——易于实时可视化干预;在非介入治疗室内也可进行操作。对于儿科介入治疗,US还具有更高的空间分辨率,年幼的患者可以使用高频探头来显示较深部位的组织结构,这在成人介入治疗中是无法实现的。另外,对儿童而言特别重要的是,US不会产生任何电离辐射,因此没有致癌风险。与其他方式相比,US的局限性包括操作者依赖性、肥胖患者的图像显示受限、无法透过骨皮质和肠道气体、视野范围小,以及对比分辨率低于CT和MR成像。尽管前两条局限性是超声波所固有的限制,但最后一条局限性可以通过超声造影(CEUS)得以改善[1]。

20.2 技术

目前市面上有多种超声造影剂(UCA)。在儿科应用方面,六氟化硫脂类A型微泡(SonoVue™/Lumason™, Bracco, Milan/Monroe Township NJ)是欧洲和亚洲使用最广泛的UCA,并已获得美国FDA批准用于小儿肝脏病变以及腔内排泄性CEUS检查。造影流程包括:在注射UCA后开始成像,通常以分屏显示或叠加模式(造影图像叠加在灰阶图像)探查病灶,并启动造影计时器,观察造影剂灌注时相。

在低MI(<0.2)的情况下进行CEUS检查,通常成像深度可以达到12 cm,足以满足大多数儿科介入治疗的需求。造影软件的默认设置通常能达到介入超声的成像需求,大多数机器也可进行进一步设置,例如对"分辨率"或"穿透率"(可调整发射频率)进行调整。焦点通常应放置于目标组织的下方;并在注入造影剂之前调节增益,使图像变暗,减少噪声。动态范围可以针对介入治疗过程进行调整:窄动态范围有利于显示血管,宽动态范围有利于显示不同程度的组织增强[2]。

20.2.1 血管内给药

与诊断应用相比,建立静脉通道极少成为介入性CEUS应用的阻碍。儿科患者在进行介入治疗过程中通常需要中度或全身麻醉,所以在造影前静脉通路已经建立。对于没有静脉通路的患者,为了提高患者的舒适度,可以在麻醉诱导后或在US引导下进行静脉穿刺。

UCA可以通过中央静脉导管或外周静脉套管进行推注。外周静脉套管建议尺寸至少为22G号,20G号最佳。使用标准无菌操作技术,接上三通连接器通过直通端口缓慢轻柔推注UCA,正交端口连接生理盐水用以冲洗。最好不要通过止血的"高压"连接器注入UCA,因为这可能会导致微泡过早破裂。此外,通过中央静脉导管注入UCA时需要更高剂量,因为导管中的连接器和瓣膜可能会使UCA破裂。血管内UCA剂量的选择取决于特定的

药物,也需要根据所使用的超声探头、造影软件和患者体重等个体条件进行进一步调整[2]。使用线阵探头成像时可能需要较高的UCA剂量,因为微气泡的散射效率在高频探头下较低。以5 mL无菌生理盐水溶解后的六氟化硫超声微泡造影剂的标准静脉内剂量为0.03 mL/kg。为了延长UCA的增强时间,可以给予额外大剂量的UCA,如果需要,可以进行连续缓慢的输注。对于六氟化硫脂质,可以通过1 mL/min的速度泵入溶解摇匀的UCA。

UCA使用的绝对禁忌证是有该药物过敏史。过敏反应发生率极低(大约1/7 000),但对六氟化硫的严重过敏反应的发生率据报道呈增加趋势[3,4]。所以需在诊室内放置复苏药物和仪器设备。

20.2.2 腔内给药

UCA的腔内给药需要事先置入针头或导管。引入针头及导管后,可以将几滴稀释的UCA冲洗针管来增强针尖的可视化效果。导管及针头的置入可以在双屏或叠加模式下进行,当UCA扩散至目标位置或从目标位置处退出针头时流出液体,可以确认置管成功。

UCA可以注入生理性或病理性腔内。由于封闭空间远小于血池,因此必须稀释UCA。合理浓度是按1∶100稀释(即在100 mL生理盐水中加1 mL溶解的造影剂)。对于肠溶给药,UCA在室温下用水稀释。如前所述,注射采用无菌操作,进行造影成像。微泡在腔内的稳定时间要长于血池中的时间,对于六氟化硫脂质,成像时间可长达20~30分钟。如果需要立即进行重复检查,则在重新注射之前,从腔内抽出

UCA或通过高MI脉冲将微泡震破。

20.3 应用

在血管内和腔内应用中,UCA在靶目标内的分布可改善目标区域的可视性,并在手术过程中提供有价值的指导。此外,CEUS也可以指导介入治疗患者的术后管理。

20.3.1 血管内应用

UCA的微气泡直径为2～6 μm,当在血池中使用时,UCA保留在血池中而不进入组织间隙,因此可以很好地表征"目标"血管。

20.3.1.1 活检

CEUS在介入诊断中的主要应用是引导组织穿刺活检。鉴于灰阶超声相较CT

或MR成像的对比分辨率低,UCA可用于增强靶目标成像。这对于均匀的内脏脏器(例如肝脏)中的小病变尤其适用。儿科患者肝内小病灶通常是转移导致,因为原发性肝肿瘤虽然不常见,但通常较大,在常规超声检查中较容易发现。CEUS用于活检引导,以确定肿瘤内最佳的活检部位,因为增强可显示肿瘤的活性区域。对于非坏死区域的活检可提高诊断率(图20-1)。穿刺所得组织可以进行遗传测序分析检测相关致病基因。穿刺过程中使用CEUS可以缩短整个流程的时间:因为它可以增加采样可信度,从而减少穿刺针数,并减少流程中进行冰冻切片分析的需要。同样,在活检过程中评估组织灌注情况可以帮助避开穿过肿瘤或肿瘤周围的大血管,从而降低活检后出血的风险。如果存在严重的术后出血问题,可以通过CEUS评估穿刺区域,通常比CT更快、更简便[5]。CEUS对于脉管系统的出色显像使假性动脉瘤的检测变得容

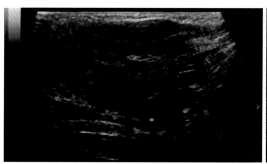
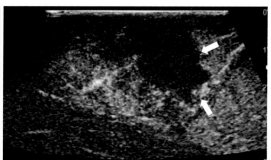

(a)

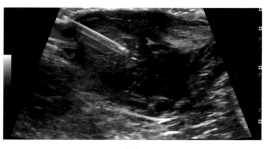

(b)

图20-1 CEUS检查

(a)CEUS检查的分屏显示(左:灰阶超声;右:CEUS)显示腹部右下象限肿块。CEUS(箭头)上坏死区域显示为肿块内的非增强区域。(b)在超声引导下的活检中,在CEUS结果的指导下,避开了病变内的坏死区域。

易[6]。

CEUS可用于指导手术决策。示例性场景：无须CT或MR成像检查，仅使用CEUS可区分实体瘤还是复杂性积液（在灰阶US可能呈现为可疑的实性结构），从而帮助医师决策是进行引流还是活检（图20-2）。此外，在增强模式的基础上，可以在介入治疗前明确病变的良恶性，从而避免不必要的穿刺活检[1]。

20.3.1.2 介入肿瘤学

介入肿瘤学是将介入影像学用于靶向破坏肿瘤的学科，是成人癌症治疗的重要组成部分，尽管这些技术在儿科中的使用频率较低，但在儿科肿瘤学中正在得到认可。CEUS可在术中和术后进行反馈：消融前和消融后评估肿瘤血管（射频消融、冷冻消融、微波消融、乙醇消融、高频聚焦超声和不可逆电穿孔）。造影无增强可强有力地证实治疗的充分性（图20-3），而有增强则表明需要进一步消融。对比其他横断面成像模式，CEUS能更好地反映实时组织灌注

情况，具有更佳的时间分辨率。在接受肝癌消融的成人患者中，消融后无灌注可以预测较好的预后，CEUS对残留肿瘤的检出率与其他影像学方法相当[5]。对消融后组织进行即刻CEUS评估最适用于冷冻消融，而射频或微波消融后治疗区域会产生气泡，术后即刻超声检查会影响超声评估[5]。类似地，动脉内注射UCA已用于指导栓塞（已明确为次要可选择性）并可确定肝肿瘤经动脉栓塞治疗是否有效[7]。

20.3.1.3 血管通路

CEUS可用于规划较为复杂的静脉通路。置入多个或长期中心静脉置管的患者通常会出现中心静脉狭窄或闭塞。对于较小的儿童，由于导管占据静脉管腔较大的横截面，容易造成流量减少并形成血栓和内膜增生，发生静脉狭窄和闭塞的风险明显增高。这会使静脉通路复杂化[8]。目前，高危患者通常利用CT或MR静脉造影，介入性静脉造影或多普勒超声检查进行评估。CEUS静脉造影对于显示中心静脉狭

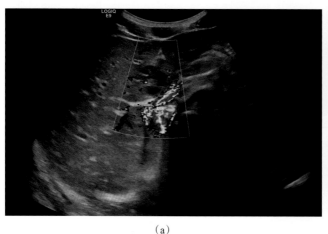
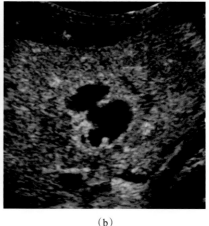

(a)　　　　　　　　　　　　　　(b)

图20-2　CEUS检查

(a)对有神经母细胞瘤病史的男童进行的彩色多普勒超声检查时发现不确定的异常低回声灶。(b)在介入治疗前通过CEUS进行术前评估显示病变呈边缘增强，与脓肿一致，遂对病灶进行了引流而不是活检。

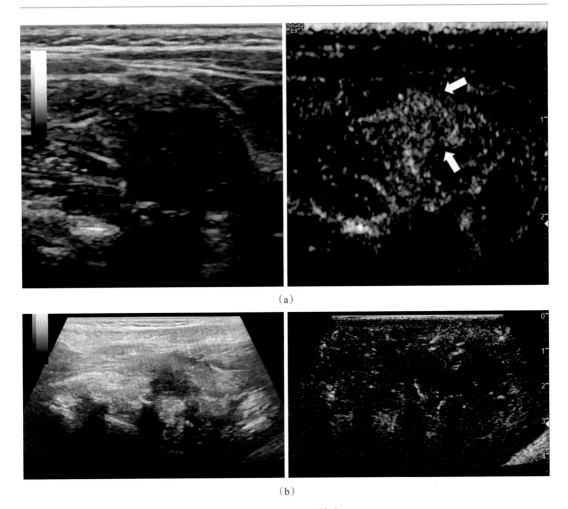

(a)

(b)

图20-3 CEUS检查

（a）对3岁男童进行CEUS检查的分屏显示（左：灰阶超声，右：CEUS）显示右肩有转移性横纹肌肉瘤。CEUS显示病变周围结构有增强（箭头），并且有早期廓清。（b）冷冻消融后立即进行CEUS检查的分屏显示（左：灰阶；右：CEUS），显示消融灶未见明显增强，表明消融成功。

窄，具有良好的优势（图20-4），并可避免电离辐射的伤害。

20.3.2 腔内应用

造影剂在腔内的分布可以为介入手术及术后管理提供有价值的信息。腔内CEUS也可用于评估介入治疗（例如导管移位）或潜在疾病过程（例如瘘管形成）相关的并发症，这些应用往往可以增强或取代传统的透视或CT检查。由于CEUS可

以在床边进行，同时没有电离辐射，特别适用于重症儿童。部分应用可以通过搅动的生理盐水配合灰阶超声来实现，但由于UCA中的微气泡更稳定，可以提供更好的可视化效果，并能看到腔室之间的延迟填充[3]。

20.3.2.1 引流

CEUS可以很好地显示腔体的大小和形状。大脓肿通常呈多房，可能需要多个引流管。首次置导管后，证明能达到多房引流

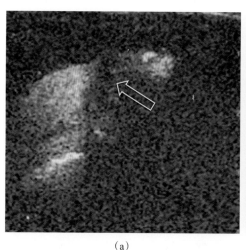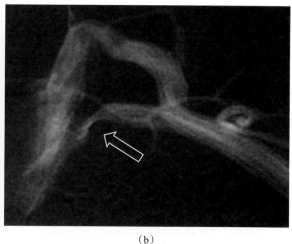

(a) (b)

图20-4 CEUS静脉造影

（a）CEUS和相应的（b）左锁骨下静脉的静脉造影。两项检查均显示左锁骨下静脉远端有局灶性狭窄（箭头所示）。

的作用即确认为手术终点，这可以避免额外置管的需要。

在术后管理方面，引流腔的CEUS可用于验证引流管的位置，显示瘘管通畅并在引流管去除之前显示腔体的状态（图20-5）。例如，炎性分泌物如脓胸包含复杂的蛋白物质，形成膜/小腔会大大增加流体黏度，从而限制了引流的效果。通过腔内输注纤维蛋白溶解剂（例如尿激酶或组织纤溶酶原激活剂）稀释液体，但是必须监测患者机体对血纤蛋白溶解的反应，以确保术中及术后的安全。将UCA注入腔中可以充分评估纤维蛋白溶解的进展（图20-6）。如果引流后的排出量高或异常，CEUS可以很好地显示瘘管并用于追踪。CEUS能在床边轻松进行，并且可以多平面成像，相比透视检查而言具有更佳的空间分辨率和对比分辨率。

20.3.2.2 硬化治疗

腔内CEUS可以减少或避免对某些慢流速畸形血管使用透视检查（特别是淋巴和缺乏向深静脉正常引流的非弥漫性静脉畸形）。使用类似于引流所强调的原理，UCA在畸形中的分布可用于确定畸形的所有组成部分是否均已填充。如果畸形区域没有UCA填充，那硬化过程中需要分别穿刺进入该区域（图20-7）。CEUS可以在硬化前对病变进行很好的表征；硬化剂通常是泡沫状的，一旦注射后，在超声上就无法显示病灶了。

对于非血管畸形的囊肿硬化治疗，CEUS可用于证明囊肿与正常实质有无交通。例如，有症状的肾囊肿进行硬化治疗前，可以通过CEUS证实其与肾集合系统是否存在交通，以确保硬化剂不会灌注进集合系统（图20-8）。

20.3.2.3 泌尿道和胆道

CEUS可以充分显示未扩张的集合系统[9]。如上所述，将UCA注入针头可改善针头的可视性。成功进入肾脏集合系统后，UCA会从针头流出并充满肾盏，从而可以使用超声代替透视检查。但是，如果注射

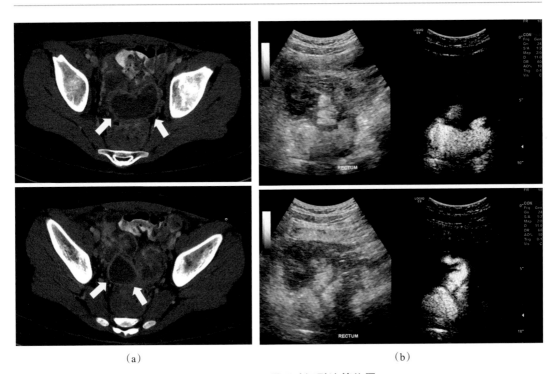

（a）　　　　　　　　　　　　　　　　　　　（b）

图20-5　CEUS用于验证引流管位置

（a）CT图像显示多处盆腔脓肿（箭头）。（b）腔内CEUS检查的分屏显示（左：灰阶。右：CEUS）评估单个置管经直肠引流的处理是否有效，在注入造影剂后，囊内的所有位置都充满了微泡。

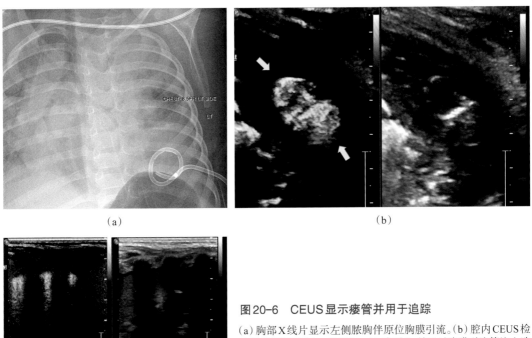

（a）　　　　　　　　　　　　　　　　　　　（b）

图20-6　CEUS显示瘘管并用于追踪

（a）胸部X线片显示左侧脓胸伴原位胸膜引流。（b）腔内CEUS检查的分屏显示（左：CEUS。右：灰阶），并通过胸膜引流管注入造影剂，显示局部胸腔积液，微泡被限制在胸膜引流周围的局部区域内（箭头）。（c）通过胸膜引流液进行溶纤蛋白输注后，复查的腔内CEUS（左：CEUS。右：灰度；冠状图像）显示微气泡扩散通过胸膜间隙。

（c）

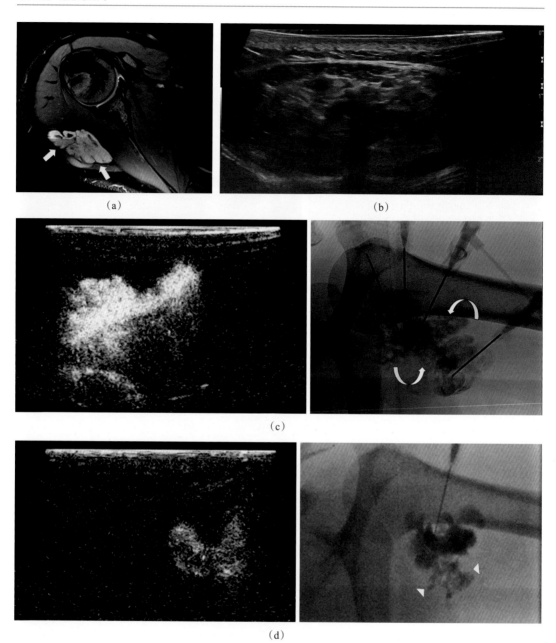

（a）

（b）

（c）

（d）

图20-7　CEUS用于评估治疗

（a）T2加权MR图像，显示了高信号的肌内血管畸形（箭头）。（b）灰度US图像显示该病变为皮下软组织内混合的回声区域。（c,d）在CEUS引导的硬化治疗期间，CEUS（左）和相应的透视检查（右）图像。CEUS可用于评估是否已完成治疗，通过对不同部位进行注射可显示较大病变内的微气泡填充情况，如透视图像所示（弯曲的箭头和箭头）。

UCA时没有足够的途径进入肾盏或胆管，则UCA将保留在实质中，但残留微气泡可通过高机械指数扫描来消除。因此，相比容易留下"斑点"的透视检查，失败的CEUS将不会残留"斑点"，而影响后续的成像过程[6]。

一旦建立通路，CEUS胆管造影或顺行尿路造影（图20-9）可以与透视检查相媲美，它具有先前描述的所有优势。CEUS可以清晰显示输尿管的任何梗阻部位，观察

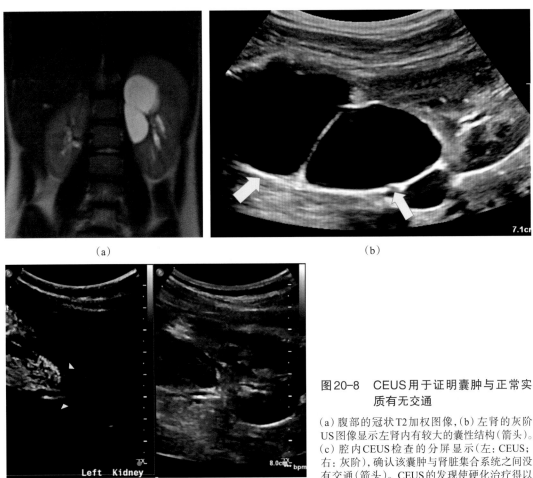

（a）

（b）

（c）

图20-8　CEUS用于证明囊肿与正常实质有无交通

（a）腹部的冠状T2加权图像，（b）左肾的灰阶US图像显示左肾内有较大的囊性结构（箭头）。（c）腔内CEUS检查的分屏显示（左：CEUS；右：灰阶），确认该囊肿与肾脏集合系统之间没有交通（箭头）。CEUS的发现使硬化治疗得以安全进行。

中央胆管系统，UCA也可以进入小肠（图20-10）[5]。与其他引流相同，CEUS可用于评估术后并发症，例如导管移位、渗漏、瘘管和出血。

20.3.2.4　其他腔内应用

还有其他多种腔内应用的报道。在肠内系统中，UCA灌肠可与初次胃造口术同时进行，用以描绘大肠的相对位置。CEUS相对于透视检查的优势在于，可以轻松确定结肠相对胃的位置，是浅表的还是胃深部的。将UCA注入造口可以确认适当的导管位置并评估并发症[10]。

"腔内"CEUS的其他应用包括腮腺导管的评估（CEUS唾液描记术）。在患有幼年特发性关节炎的儿童中，也可采用CEUS技术进行关节内类固醇注射。

20.4　总结

CEUS是介入影像学的一个重要组成部分，并具有多种优势，可以优化术中评估并加强对患者的护理。尽管目前CEUS最适用于指导活检、引导消融术以及随访和引流治疗，但这绝不限制CEUS在其他儿科介入治疗中的有效使用。随着经验的不断积累，积极进取的介入影像专家们的创造

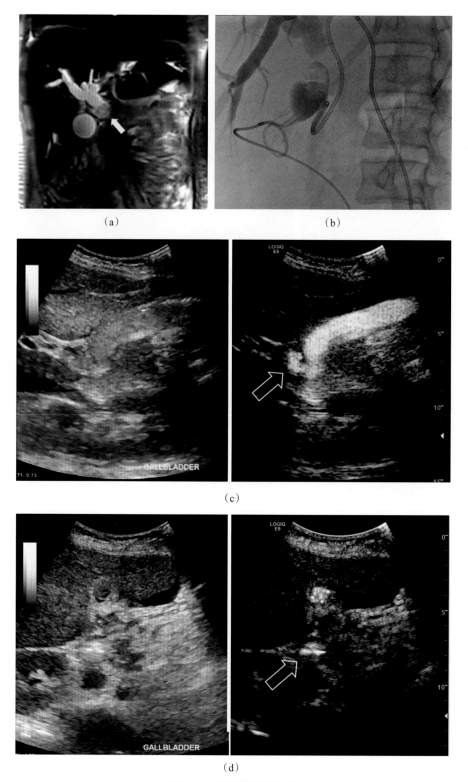

图20-9　CEUS胆管造影

（a）冠状MR胆管造影图像显示了Mirrizi综合征的胆道扩张和胆囊管碎片（箭头）。（b）进行胆汁引流和经皮胆囊造口术。（c，d）床旁CEUS（分屏显示，左：灰阶。右：CEUS）消除阻塞性碎屑后，造影剂流入胆囊管和十二指肠（空心箭头）。

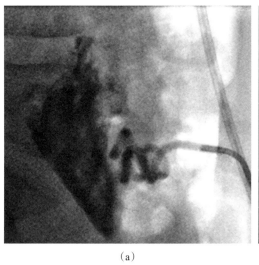

（a）

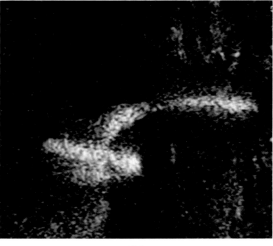

（b）

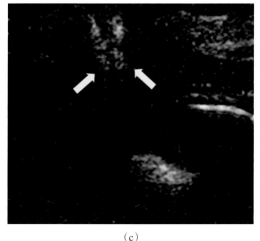

（c）

图20-10　CEUS用于评估术后并发症

（a）透视检查和（b）CEUS图像对照显示粪便不断漏出的青少年患者的瘘管。（c）拔管后的导管注射CEUS显示两条平行的轨迹（箭头）。其中一条是造口，另一条是肠皮瘘。

性将会开拓更多的应用方法和领域。

（陆奇杰　译　陈磊　校）

参考文献

［1］HUANG D Y, YUSUF G T, DANESHI M, et al. Contrast-enhanced US-guided interventions: improving success rate and avoiding complications using US contrast agents. Radiographics, 2017, 37: 652-664.

［2］DIETRICH C F, AVERKIOU M, NIELSEN M B, et al. How to perform contrast-enhanced ultrasound (CEUS). Ultrasound Int Open, 2018, 4: E2-E15.

［3］MULLER T, BLANK W, LEITLEIN J, et al. Endocavitary contrast-enhanced ultrasound: a technique whose time has come? J Clin Ultrasound, 2015, 43: 71-80.

［4］KESSNER R, NAKAMOTO D A, KONDRAY V, et al. Contrast-enhanced ultrasound guidance for interventional procedures. J Ultrasound Med, 2019, 38: 2541. https://doi.org/10.1002/ jum.14955.

［5］NOLSØE C P, NOLSØE A B, KLUBIEN J, et al. Use of ultrasound contrast agents in relation to percutaneous interventional procedures:

a systematic review and pictorial essay. J Ultrasound Med, 2018, 37: 1305-1324.

［6］ HUANG D Y, YUSUF G T, DANESHI M, et al. Contrast-enhanced ultrasound (CEUS) in abdominal intervention. Abdom Radiol, 2018, 43: 960-976.

［7］ LEKHT I, NAYYAR M, LUU B, et al. Intra-arterial contrast-enhanced ultrasound (IA CEUS) for localization of hepatocellular carcinoma (HCC) supply during transarterial chemoembolization (TACE): a case series. Abdom Radiol, 2017, 42: 1400-1407.

［8］ FORAUER A R, THEOHARIS C. Histologic changes in the human vein wall adjacent to indwelling central venous catheters. J Vasc Interv Radiol, 2003, 14: 1163-1168.

［9］ LIU B X, HUANG G L, XIE X H, et al. Contrast-enhanced US-assisted percutaneous nephrostomy: a technique to increase success rate for patients with nondilated renal collecting system. Radiology, 2017, 285: 293-301.

［10］ YUSUF G T, FANG C, HUANG D Y, et al. Endocavitary contrast enhanced ultrasound (CEUS): a novel problem-solving technique. Insights Imaging, 2018, 9: 303-311.

超声造影在儿科实践中的成本和效益

21

纪伯伦·T.约瑟福、安娜玛丽亚·德加内洛、
玛丽亚·E.塞拉斯、保罗·S.西德胡

21.1 导言

在成人和儿科临床实践中,影像技术已成为现代医学重要的组成部分。通过侵入性和非侵入性手段,检测和表征病理的方法越来越成熟。磁共振(MR)成像或计算机断层扫描(CT)成像技术已经走到了最前沿,后者已成为主流。两种方式都可提供组织特征细节和动态血管影像。但是,两者都存在缺点,CT在提供快速全景评估时存在电离辐射以及碘化造影剂具有肾毒性。MR成像通过弹性成像、光谱学或功能成像在内的新技术提供了出色的软组织特征细节,从而进一步改善了成像效果。然而,MR成像时间长,运动伪像严重,在儿科人群中使用通常需要镇静或全身麻醉。此外,MR成像所使用的造影剂钆,已证实在骨骼和大脑中会长期存在,潜在的远期后果还未可知[1-3]。

常规超声(US)是一种无辐射的技术,无需镇静/全身麻醉,并且可以在床边进行。尽管彩色多普勒超声可以对血流动力学进行详细评估,但尚缺乏瞬时血管评估。超声造影(CEUS)为传统的超声评估提供了辅助,可将实时血管成像提升至微血管水平。根据已有的安全记录,CEUS检查很适合儿科临床实践[4-6]。CEUS在越来越多的影像诊疗领域被证实等效于CT或MR成像[7-10]并得到了广泛应用。

随着人口的增加以及寿命延长,各种慢性疾病也同时长期存在,这导致了全球大多数医疗保健服务都面临着费用不断增加的难题。因此,医疗保健系统正在寻求不损害患者利益的前提下降低成本的方法。影像诊断是增加支出水平的主要因素,这主要是由于患者人数的显著增加,对高质量影像的需求增加以及需要高技能

人员来操作影像设备的缘故。人们普遍认为CT和MR成像是成人影像的主要手段。在儿科人群中,由于超声的无辐射以及经济适用两大理由,目前已成为主流诊断技术[11]。

21.2　检查成本的影响

由于直接比较较为困难,因此很少有研究报道CEUS成本效益,迄今为止,只有一项单独的研究评估了CEUS在儿科使用中的成本效益[6]。评估CEUS成本的大多数文献都是基于成人肝成像的研究[12,13]。

最早评估CEUS经济影响的研究见于2007年在意大利进行的一项多中心研究中的一部分[14]。意大利三个中心对未确定的肝脏病变进行了US检查,目的是评估表征局部肝脏病变的能力并评价经济影响。在意大利国家卫生服务体系,门诊患者有最低支付限额,除此之外所有治疗都是免费的。医院的报销依据地区收费标准,在本研究中将其与每家医院的实际费用进行比较。传统的诊断成像途径导致CT的需求减少了89%,MR的需求减少了77%,并且阻止了89%的进一步成像需求。由此节省的成本相当于每位患者节约162欧元,总计78 902欧元。尽管来自国家卫生系统的补偿不足,但CEUS的赤字比常规诊断途径少。作者还清楚地暗示了CEUS的原理在诊断上与其他的成像途径一样有效。

在捷克共和国(主要是基于保险的医疗保健系统)进行了类似的研究,并确定了与CEUS相似的成本节约模式[15]。但是,CT和MR成像之间存在差异。CEUS与CT比较,偶然发现的局灶性肝脏病变仅使成本降低了4%,而与MR成像相比,CEUS的成本降低了406%。尽管在医疗保健方面存在差异,但两项研究的结果相似,CEUS仍被视为具有成本效益的方式。

另一组研究评估了CEUS对于偶发性局灶性肝脏病变的成本,其中较为有趣的是按病灶类型对CEUS的成本进行了分析[16]。还考虑了造成成本的因素,包括设备成本和折旧,消耗品成本和员工成本。发现超声造影的价格要比传统US昂贵(101.51欧元对46.36欧元),但不到CT成像(211.48欧元)的一半。US和CEUS成本的主要差异与造影剂费用以及放射科医师和护理人员的费用有关。相比之下,CT造影剂的成本相近,但CT人员的成本却大大增加。总体而言,使用CEUS表征局灶性肝病灶可在2年内节省47 055.33欧元,CT费用为CEUS的208%[16]。

在该评估中存在一个较为重要的部分,即假阳性病变。假阳性病变被描述为局灶性脂肪浸润或缺失,重要的是,这些病变是良性的,但通常在常规US上与恶性病变难以区别。通过CEUS检查,仅在4年中就节省了17 352欧元的成本[16,17]。Zaim等[18]对患者路径进行了更广泛的分析,除比较灰阶US和常规CT和(或)MR成像外,还包括CEUS作为二线技术的比较。成本分析包括所有诊断检查以及住院和治疗(包括消融、化学栓塞、移植和切除)。在随访期间(2年),通过CEUS途径节省了452欧元,其中包括诊断途径节省的160欧元。成本效益阈值定为20 000欧元情况下,CEUS路径的有效性为90%,而MR/CT影像途径有效性只有10%[18]。

21.3　NICE 指南

CEUS 在欧洲的快速发展促使英国国家临床卓越研究所（NICE UK）对主要的 UCA SonoVue[TM]（Bracco Milan）进行了健康技术评估[19]。该评估确定了三个领域：在肝硬化患者的监测中发现的局灶性肝脏病变的特征，结直肠癌转移的检测以及偶然发现肝脏病变的特征。通过三个单独的模型，对分析做出不同假设。成本是根据医师的意见，再加上 CEUS 的额外时间和一次性费用计算的，与传统 US 相比，CEUS 成本为 65 英镑。对于肝硬化的监测，发现 CEUS 相对于 MR 成像而言敏感性较差，但是 MR 的每次扫描成本会增加 1 063 英镑，这会导致每个质量调整生命年（QALY）的成本效益比（ICER）增加，每年的成本达 48 454 英镑（高于通常可接受的 30 000 英镑门槛）。在 NICE 的评估中 CEUS 与 CT 相当，但却便宜一些[19]。

在结直肠癌肝转移模型中，CEUS 检测与 CT 的诊断能力相当，计算价格比 CT 贵 1 英镑，而 MR 明显更昂贵。作者指出，尽管从技术上讲 CT 便宜，但差异不大，而临床没有明显差异。偶发肝局灶性病变的检查成本比较：CEUS 比 CT 低了 52 英镑，比 MR 低了 131 英镑，并且，如果仅鉴别良恶性，结果还会进一步改善。重要的是，该分析还认为，考虑到常规超声检查后，可以立即进行 CEUS，这有助于从患者的角度减少与未知诊断相关的等待，以及进一步检查和会诊的焦虑。人们公认，在 CEUS 后给出错误诊断的患者仍存在一些不确定性，一部分认为假阴性结果的患者很可能在一年内出现症状，因

此对其成本影响很小。在结肠转移情况下，假定患者都需要接受治疗，这种情况变得更复杂，成本也更高。总体而言，人们认为 CEUS 的主要用途是迅速排除恶性肿瘤，并且预计 CEUS 可以在不降低生活质量或生存率的情况下降低成本。

虽然成人的数据似乎足以令人信服，尤其是在肝脏病变的使用方面，CEUS 体现了其成本效益，但在儿科人群中的证据相对较少。儿科领域已经对成本效益进行了单独研究[6]。一家有小儿 CEUS 经验的中心对 18 岁以下儿童进行了 8 年的研究，分析了 305 例患者的各种适应证，包括肝、肾、创伤、血管、睾丸和腔内使用情况。利用 NICE 评估中引用的数字，在每个病例中通过 CT 或 MR 成像来评估指定适应证的传统途径。整个研究期间节省了 16 000 美元；但是，该数字有可能被低估，因为使用的数字是基于 NICE 评估中的成年人[19]。作者根据年龄和效用在儿科实践中重新定义剂量，每瓶 UCA 可多次使用，从而降低每次检查的成本。

此外，儿科 MR 成像的费用会随所需的镇静/麻醉程度而变化。除了药品费用和护理人员支持外，在许多情况下，由于必须支付专业麻醉人员有关的费用将使 MR 成像的费用超出报价（180 美元）。CT 相关的费用（94 美元）比 MR 成像的费用要低。但与 CEUS 相比仍更为昂贵，主要是因为对于年幼的儿童做 CT 检查仍需要镇静/麻醉[6]。在急性创伤的评估时，需要在一段时间内连续进行 CT 扫查，这不利于患儿健康。另外在许多情况下，例如睾丸 CEUS，目前根本没有其他可替代的有效影像的手段。

21.4　总结

毫无疑问，基于CEUS的实用性并深入考虑成本效益，CEUS等效于CT或MR影像诊断的目标。用于小儿局灶性肝脏病变诊断方面已被普遍接受。人们对于进一步的应用研究较少，但是CEUS的动态实时和良好的空间分辨率使得人们越来越热衷于将其用作"解决问题"的工具[7,9,10,20]。CEUS具有无辐射、造影剂安全性高以及在床旁可开展这些优势，使其非常适用于儿科。这种影像方式的出现可实现更广泛的应用：其他常规影像检查无法正常进行成像的情况下，例如低速性外伤。儿科人群属性的变化可导致疾病谱的变化，尤其是脂肪肝等疾病发病率的提高，进而导致对假阳性病变和肝细胞病变的鉴别诊断能力提高，而这正是CEUS的强项。总的来说，CEUS在儿科应用中可能会成为常规影像技术的一部分，是一种成本可控的成功整合方式。研究的共识似乎表明，CEUS可以全面降低成人和儿童人群传统影像途径的成本，特别是对于肝脏疾病的应用而言。

（陆奇杰　译　陈磊　校）

参考文献

[1] KHAWAJA A Z, CASSIDY D B, AL SHAKARCHI J, et al. Revisiting the risks of MRI with gadolinium based contrast agents—review of literature and guidelines. Insights Imaging, 2015, 6: 553−558.

[2] RAMALHO J, SEMELKA R C, RAMALHO M, et al. Gadolinium-based contrast agent accumulation and toxicity: an update. AJNR Am J Neuroradiol, 2016, 37: 1192.

[3] ELBESHLAWI I, ABDELBAKI M S. Safety of gadolinium administration in children. Pediatr Neurol, 2018, 86: 27−32.

[4] PISKUNOWICZ M, KOSIAK W, BATKO T, et al. Safety of intravenous application of second generation ultrasound contrast agent in children: prospective analysis. Ultrasound Med Biol, 2015, 41: 1095−1099.

[5] PISCAGLIA F, BOLONDI L. The safety of SonoVue in abdominal applications: retrospective analysis of 23188 investigations. Ultrasound Med Biol, 2006, 32: 1369−1375.

[6] YUSUF G T, SELLARS M E, DEGANELLO A, et al. Retrospective analysis of the safety and cost implications of pediatric contrast-enhanced ultrasound at a single center. AJR Am J Roentgenol, 2016, 208: 446−452.

[7] SIDHU P S, CANTISANI V, DEGANELLO A, et al. Role of contrast-enhanced ultrasound (CEUS) in Pediatric practice: an EFSUMB position statement. Ultraschall Med, 2017, 38: 33−43.

[8] SIDHU P S, CANTISANI V, DEGANELLO A, et al. Authors reply to letter: role of contrast-enhanced ultrasound (CEUS) in Pediatric practice: an EFSUMB position statement. Ultraschall Med, 2017, 38: 447−448.

[9] SIDHU P S, CANTISANI V, DIETRICH C F, et al. The EFSUMB guidelines and recommendations for the clinical practice of contrast-enhanced ultrasound (CEUS) in non-hepatic applications: update 2017 (long version). Ultraschall Med, 2018, 39: e2−e44.

[10] RAFAILIDIS V, DEGANELLO A, WATSON T, et al. Enhancing the role of Pediatric ultrasound with microbubbles: a review of intravenous applications. Br J Radiol, 2016, 90(1069): 20160556.

[11] PEARCE M S, SALOTTI J A, LITTLE M P, et al. Radiation exposure from CT scans in childhood and subsequent risk of leukaemia

and brain tumours: a retrospective cohort study. Lancet, 2012, 380: 499−505.

[12] LEEN E, MOUG S, HORGAN P. Potential impact and utilization of ultrasound contrast media. Euro Radiol Suppl, 2004, 14: P16−24.

[13] STROBEL D, SEITZ K, BLANK A, et al. Contrast-enhanced ultrasound for the characterization of focal liver lesions—diagnostic accuracy in clinical practice (DEGUM multicenter trial). Ultraschall Med, 2008, 225: 499−505.

[14] ROMANINI L, PASSAMONTI M, AIANI L, et al. Economic assessment of contrast-enhanced ultrasonography for evaluation of focal lesions: a multicenter Italian experience. Eur Radiol Suppl, 2007, 17: F99−F106.

[15] SMAJEROVA M, PETRASOVA H, LITTLE J, et al. Contrast-enhanced ultrasonography in the evaluation of incidental focal liver lesions: a cost-effectiveness analysis. World J Gastroenterol, 2016, 22: 8605−8614.

[16] FACCIOLI N, D'ONOFRIO M, COMAI A, et al. Contrast-enhanced ultrasonography in the characterization of benign focal liver lesions: activity-based cost analysis. Radiol Med, 2007, 112: 810−820.

[17] JACOB J, DEGANELLO A, SELLARS M E, et al. Contrast enhanced ultrasound (CEUS) characterization of grey-scale sonographic indeterminate focal liver lesions in Pediatric practice. Ultraschall Med, 2013, 34: 529−540.

[18] ZAIM R, TAIMR P, REDEKOP W, et al. Economic evaluation of contrast-enhanced ultrasound (CEUS) in the characterization of focal liver lesions (FLL) in the Netherlands. Rotterdam: Institute for Medical Technology Assessment, Department of Health Policy and Management, Erasmus University; Department of Gastroenterology and Hepatology, Erasmus MC University Hospital, 2011.

[19] WESTWOOD M, JOORE M, GRUTTERS J, et al. Contrast-enhanced ultrasound using SonoVue® (sulphur hexafluoride microbubbles) compared with contrast-enhanced computed tomography and contrast-enhanced magnetic resonance imaging for the characterization of focal liver lesions and detection of liver metastases: a systematic review and cost-effectiveness analysis. Health Technol Assess (Winchester, England), 2013, 17(16): 1.

[20] CLAUDON M, DIETRICH C F, CHOI B I, et al. Guidelines and good clinical practice recommendations for contrast enhanced ultrasound (CEUS) in the liver—update 2012. Ultraschall Med, 2013, 34: 11−29.

新生儿超声造影的最新进展 22

黄美善

缩 — 写

ultrasound (US) 超声
computerized tomography (CT) 计算机断层扫描
magnetic resonance (MR) 磁共振
contrast-enhanced ultrasound (CEUS) 超声造影
ultrasound contrast agent (UCA) 超声造影剂

circulatory arrest (CCA) 循环停止、
development dysplasia of the hip (DDH) 髋关节发育不良
avascular necrosis (AVN) 缺血性坏死

22.1 导言

由于增强的诊断敏感性、简便性和安全性，超声造影（CEUS）在儿科的应用前景变得更加广阔。CEUS的适应证逐渐增加，拓展到以前未涉及的领域，从而更有利于临床治疗。本章节通过回顾近年来CEUS在新生儿疾病中的进展，包括常规以及非常规的，揭示其在临床应用的新方向。

22.2 新生儿影像诊断

新生儿是儿童人群中一个特殊的群体，其疾病进程是非常独特的。胎儿及围产期婴儿在其未成熟的生理学背景下，易受产前和围产期损伤的影响而产生一系列新生儿疾病，包括缺氧缺血性损伤、坏死性小肠结肠炎和髋关节发育不良。对于这一人群，磁共振（MR）成像并不总是最佳的成像选择的原因有以下几个：首先，患儿转运和镇静的风险，新生儿要高于年长儿；其次，MR成像的分辨率对评估任何微小异常病变均非最佳；第三，作为常规MR成像的补充，提供组织功能学信息的钆造影剂本身会增加额外的风险。综上，CEUS作为MR成像的替代显示了其重要的价值。CEUS检查便捷，无需运送患者。CEUS采用了超声这种高分辨率的方式，造影检查与患者运动无关，可以在无损害、安全的情况下进行重复检查。同时，也可以避免大多数患儿所需的镇静甚至麻醉，并减少了检查的时间和费用。

22.3　临床应用

22.3.1　缺氧缺血性损伤

最近，CEUS 已经在缺氧缺血性损伤的诊断和分型中发挥作用（图22-1）[1-3]。缺氧缺血性损伤有三个主要分型：皮质型、中央型与混合型。皮质型缺氧缺血性损伤是最常见的类型，在灰阶超声检查中难以辨别。中央型缺氧缺血性损伤，涉及中枢灰质核，不太常见，但预后不良，超声检查可表现为丘脑和（或）基底节回声异常，其诊断根据损伤的不同严重程度和范围会存在难度。与皮质型损伤相似，混合型损伤涉及皮质和中央灰质核团，在灰阶超声上难以识别。在这种情况下，CEUS 显示的灌注异常有助于提高对缺氧缺血性损伤的诊断敏感性。在缺氧缺血性损伤的超急性期，受影响的脑区可能出现灌注缺失。在缺氧缺血性损伤的急性至亚急性期，由于再灌注反应，高灌注成为受影响脑区的典型表现。在慢性期，根据是否存在永久性脑损伤，灌注可以表现为减少、正常化或增加。未来的研究将进一步揭示 CEUS 能在多大程度上提高超声的诊断敏感性和预后判断的价值。

在专门用于筛查缺氧缺血性脑损伤的 CEUS 扫描方案中[2]，新生儿未闭合的囟门应作为声学窗口。前囟是首先采用的声窗，用于获得基底节超声造影剂（UCA）的灌注期与早期廓清冠状切面的影像（图22-2）。在基底节切面获得初始影像可确保中枢型缺氧缺血性损伤的检测。初始影像获得后，则可以进行冠状面和最理想的矢状面扫查来筛查灌注异常。要注意的是，这些扫查是在确认早期廓清后立即进行的，以便在大脑的其余部

分能看到足够的对比回声。在某些情况下，专用的后囟或经乳突图像可分别用来描绘生发基质/脑室周围白质或小脑异常。在急性至亚急性缺氧缺血性损伤的背景下，皮质和中央灰质核都表现出廓清的延迟，这可以用于定性或定量评价。延迟廓清的参数与 MR 灌注成像的延迟平均通过时间相似。

与其他 CEUS 检查类似，UCA 的谐波成像参数也应该优化。机械指数（MI）调低至 < 0.2，以增强对比度回声，同时使微泡破坏最小化。聚焦点要放置在视野较低的位置，同样是为了尽量减少微气泡在大脑中的破坏。可采用双屏显示（灰阶图像与 CEUS 图像）、单屏显示（仅 CEUS 图像）或灰阶图像上叠加 CEUS。双屏显示或 CEUS 叠加显示确保了灌注区和解剖区域之间的实时定位，而单屏显示在没有背景灰阶超声图像的情况下可略微提高帧频并突出微气泡回声。UCA 注入方法与其他 CEUS 相似，注入剂量可参考肝脏造影剂量。然而，值得注意的是，对 UCA 信号具有高灵敏度的仪器可以降低造影剂量，特别是对小新生儿。由于新生儿的剂量通常≤0.1 ～ 2 mL，因此需要准备一个小口径注射器，以避免造影剂注射不足或过量。在进行新生儿大脑 CEUS 检查时，应格外注意；在造影剂完全廓清之前，避免从 CEUS 设置（MI < 0.2）切换到灰阶设置（MI 约为 1.0）。这是因为在某些脑区（如生发基质）存在不成熟的血管系统，可能导致不必要的微泡破坏。因此，在恢复灰阶或彩色多普勒超声评估前要确保 UCA 彻底廓清。

22.3.2　脑死亡

缺氧缺血性损伤的极端情况是脑死亡。虽然脑死亡是一种基于呼吸暂停试验的临

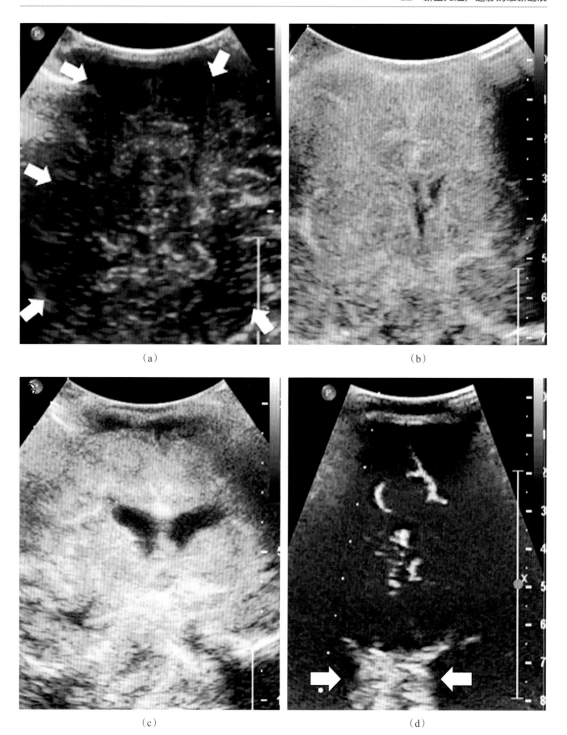

图22-1　颅脑CEUS：缺氧缺血性损伤

CEUS提示多灶性和对称性弥漫性灌注异常。顶枕叶后部冠状位扫查（a）4日龄男童，缺氧缺血性损伤，注射UCA后27秒增强达峰值，广泛性低灌注伴多灶性灌注异常，可见散在区域内UCA的缺乏（箭头所示）。14日龄男童和5月龄男童患有对称性弥漫性缺氧缺血性损伤（b，c），均在注射UCA后18秒显示大脑普遍高灌注，与新鲜损伤期相同。（d）6月龄男童在长时间心脏骤停后的影像显示弥漫性脑灌注不足。图像均为EPIQ超声仪（Philips Healthcare, Bothell, WA）采集：（a）C5-1探头，频率12 MHz，MI 0.06；（b）C9-2探头，频率13 MHz，MI 0.06；（c）C9-2探头，频率7 MHz，MI 0.06；（d）C9-2探头，频率12 MHz，MI 0.06。（经Pediatric Radiology许可转载，2019 Feb，49（2）：254-262）

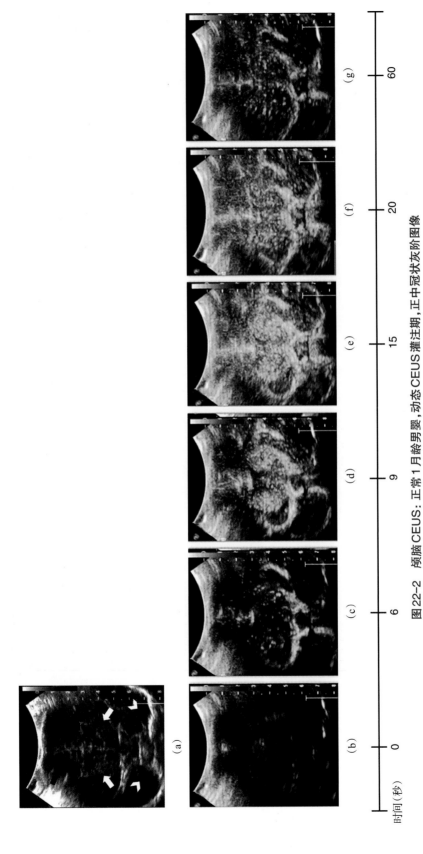

图 22-2 颅脑 CEUS：正常 1 月龄男婴，动态 CEUS 灌注期，正中冠状灰阶图像

（a）显示正常的大脑，显示双侧额叶（黑色箭头），额角（白色箭头），基底节（白色短箭头）和颞叶（白色短箭头）。（b～g）动态 CEUS 灌注期，正中冠状切面造影，标注注入时间 0～1 分钟。造影剂在 6 秒时流入了部分可见的 Wills 环，到 9 秒时，相对其他灌注增强，基底节段，基底节的灌注增强。15 秒时，皮质进一步强化，但相对灌化，皮质进一步强化更明显。基底节和皮质的廓清开始于 20 秒，在 60 秒时进一步廓清。（经 Pediatric Radiology 许可转载，2019 Feb,49（2）：254-262）

床诊断,但婴儿不能耐受这种试验,因此临床医师必须依赖辅助影像试验。在2011年修订的小儿脑死亡指南中,用于验证循环停止(CCA)的两个最常用的辅助检查是放射性核素扫描和脑血管造影[4]。请注意,这两项检查都需要从重症监护室转出,这在病情危重状态下很有挑战性。并非所有医院都能在工作日外进行该项研究。与上述研究相比,脑CEUS可以在床边进行,并在怀疑CCA时迅速进行。此外,该检查成本合理,且可以很容易地应用到现有的临床实践中。

虽然要将CEUS作为放射性核素扫描或脑血管造影的替代方法来验证脑死亡,还需要我们做更多的工作,但有证据表明,CEUS可能有助于确认脑灌注不足,从而诊断脑死亡。在一例婴儿心脏骤停的病例报告中,应用脑CEUS检查以评估脑灌注情况[5]。该婴儿除了少量的矢状窦旁血管外,整个大脑几乎没有

灌注,并且没有观察到造影剂典型的快速灌注和廓清(总共持续不到10分钟)(图22-3),取而代之的是造影剂灌注明显延迟,在检查过程的30分钟内都没有发生廓清。可能是由于脑灌注几乎完全消失,伴发严重缺氧缺血性损伤引起的颅内压升高,从而改变了灌注和廓清过程的动力学参数。未来,将脑CEUS与参考标准核素检查相比较以诊断脑死亡的研究将是推进这一新应用的必要条件。

22.3.3 颅内病变

在有声窗的情况下,如囟门、手术或开颅时开放的颅窗,应用CEUS对颅内良恶性肿物的详细评估是有价值的。CEUS提供了颅内病变的动态灌注动力学,具有良好的空间和时间分辨率,并增强了病变边界的清晰度[6]。对于肿瘤,CEUS在鉴别良恶

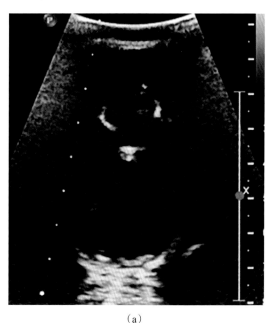
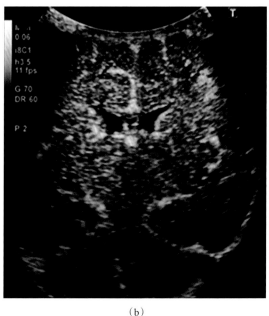

| (a) | (b) |

图22-3 颅脑CEUS:接近脑死亡

中位冠状面CEUS图像(a)显示颈部颅外血管的明显增强。作为对照(b)是2月龄男婴因呼吸窘迫入院,但无颅内损伤的冠状位图像,显示大脑正常强化。在给药后7分钟内,对照组的UCA几乎完全廓清;然而,心脏骤停后的患者在给药后30分钟内几乎没有颅内血管的廓清,表明脑循环极差。患儿死亡后(根据脑死亡的临床评估宣布死亡)没有进一步的影像学检查。(经Neuroradiology Journal许可转载,2018 Dec,31(6):578-580)

性,鉴别肿瘤-组织边界,区分水肿与肿瘤、肿瘤分级、活检引导和评价后续治疗疗效方面都具有重要价值[7-18](图22-4)。有初步证据表明,CEUS可能有助于肿瘤分级,但其准确性有待进一步验证。对于血管畸形,CEUS可以定性和定量地评价分流的范围和病变内的血容量。

在婴儿或有颅窗的情况下,CEUS可定量评估血管畸形内经介入治疗后的残余血流,而无需增强计算机断层扫描(CT)、磁共振成像或血管造影。对于常规灰阶超声显示不明显的多发性病变,如脓肿或血管畸形,CEUS可增加这些病变的显示度。

22.3.4 早产儿肠道疾病

早产儿肠道疾病包括多种影响早产儿的肠道病理情况,包括坏死性小肠结肠炎、产前扭转或闭锁。病因可能是产前或围产期的损伤导致肠道血供异常。与单纯的X线片相比,传统的灰阶和彩色多普勒超声提高了对早产儿肠病的诊断敏感性,但也存在局限性。在重症监护室常用的振荡通气或其他外部通气设备的影响下,无法用彩色多普勒超声定量判断肠道灌注。在这种情况下,可以采用对运动相对不敏感的CEUS来更好地描述肠道灌注。

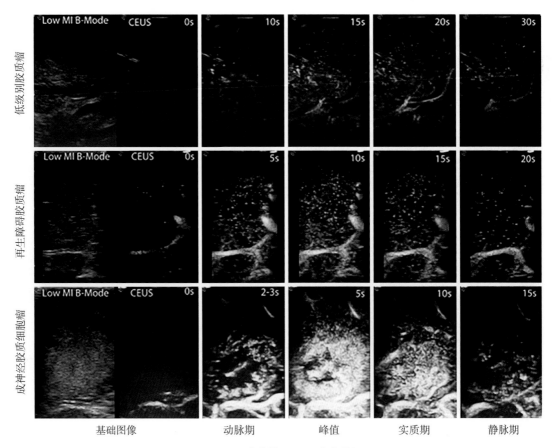

图22-4　肿瘤的CEUS肿瘤特征

CEUS显示不同级别胶质瘤的时间框架。在每行的第一列中,显示低机械指数超声和基线CEUS(CA时间:t0);然后显示不同的CEUS阶段(时间显示在每个图像的右上角)。图像清晰地显示了不同类型胶质瘤在时间、增强程度和增强模式方面的差异,具有连续性和动态性。(经Biomedical Research International许可转载,2014,2014:484261)

坏死性小肠结肠炎在新生儿中的发病率高达1/2 000，发生在大约10%的早产儿中，在足月儿中很少见。病因被认为是由于肠道细菌入侵，随后局部感染和炎症导致肠壁破坏、穿孔、严重败血症和死亡。诊断采用贝尔分期标准，并辅以影像学表现，包括固定和（或）扩张的肠祥、肠壁积气征、门静脉积气和（或）气腹。临床与影像学联合诊断敏感性低，甚至许多晚期坏死性小肠结肠炎病例被漏诊。采用彩色多普勒超声描述坏死性小肠结肠炎的变化，潜在地提高了诊断的敏感性。已往的研究表明，在坏死性小肠结肠炎的演变过程中，可以观察到肠壁的大量灌注。坏死性小肠结肠炎发展过程中出现的高灌注可归因于局部炎症导致血管扩张、缺血损伤的再灌注反应和（或）血管调节机制的改变。

CEUS的一系列实例表明，在坏死性小肠结肠炎中，与先前的彩色多普勒超声所显示的一样，肠灌注过多也遵循类似的模式[19]。与腹部其他肠祥相比，高灌注肠段显示肠蠕动减少和肠段扩张。在手术中可以观察存活和缺血的肠道。受影响的肠段灌注变化的确切时间和程度尚不清楚，但进一步收集有关CEUS的图像信息将大大提高其对坏死性小肠结肠炎的诊断敏感性（图22-5）。早期疾病的诊断有助于制订预防感染／炎症进一步加重的治疗方法。

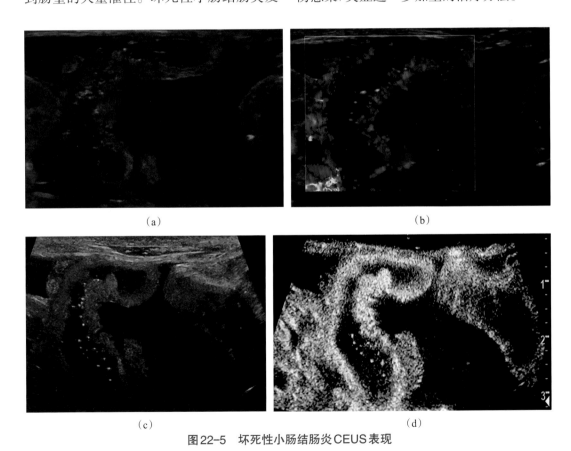

(a)　　　　　　　　　　(b)

(c)　　　　　　　　　　(d)

图22-5　坏死性小肠结肠炎CEUS表现

39日龄女婴在母亲孕26周时早产出生，发现腹胀和血便。右下腹的灰阶超声显示一个扩张的肠祥伴肠壁增厚，实时超声提示肠蠕动不良。(b)相应的彩色多普勒超声显示增厚的肠壁充血。(c，d)双屏显示，灰阶超声(c)和造影成像(d)显示肠壁充血。在所有的影像上，均显示大量的腹水。(经Journal of Ultrasound in Medicine许可复制，2019年11月9日. https://doi.org/10.1002/jum.15168)

在同一组CEUS病例中，1例早产儿因产前肠扭转而出现全肠缺血（图22-6），该病例由于振荡通气的影响，彩色多普勒超声评价的效果不理想。灰阶超声显示肠祥蠕动减少，但肠壁没有积气或明显增厚迹象。注射UCA后，整个腹部的肠壁完全没有强化，证实了全肠缺血，在随后的手术中也得到证实。同样地，在怀疑产前缺血损伤和彩色多普勒超声不理想的情况下，CEUS可以作为诊断肠道灌注的有用工具。

22.3.5　发育性髋关节发育不良

发育性髋关节发育不良（DDH）是儿童最常见的下肢发育畸形。发病率达到28.5/1 000婴儿[20,21]，及时诊断和纠正对防止关节发育不良的进一步恶化和致残至关重要。虽然约80%的髋关节明显脱位的婴儿可以通过Pavlik吊带或其他吊带治疗成功复位，但一些病例对非手术治疗效果差，需要在手术室进行闭合或开放复位，然后进行Spica石膏固定。需要手术治疗的一个主要病因是医源性缺血性坏死（AVN），这可能是由于石膏固定期间过度的髋外展引起的[22]。AVN会破坏正常的骨骺生长，导致过早发生的骨关节炎，最终需要全髋关节置换术[23,24]。

为了证实复位后股骨头保留血流灌注，术后可进行增强MR成像。研究表明，术后MR成像股骨头强化程度降低与AVN的进展密切相关[25]。然而，依赖术后MR成像诊断会存在一些问题，如需要离开手术室，对微循环血流的敏感性低。复位后立

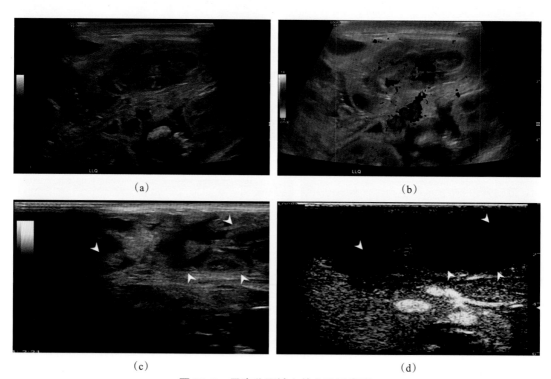

(a)　　　　　　　　　　(b)

(c)　　　　　　　　　　(d)

图22-6　早产儿肠缺血的CEUS表现

1日龄女婴在母亲孕29周时早产出生，腹部平片提示肠胀气。(a)左上腹的灰阶超声实时显示多个扩张的肠祥肠壁增厚和肠蠕动减少。(b)相应的彩色多普勒超声显示肠系膜有血流信号，但肠内无明显的血流信号。然而，因高频通气运动的影响，该结论可能不可靠。(c,d)双屏CEUS显示右上象限的肠祥(c,箭头)未见增强(d,箭头)，而不受高频振荡通气的影响。(经Journal of Ultrasound in Medicine许可复制，2019年11月9日．https://doi.org/10.1002/jum.15168)

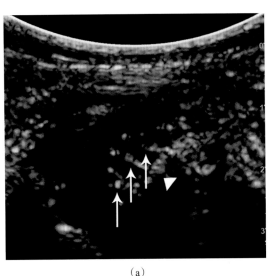
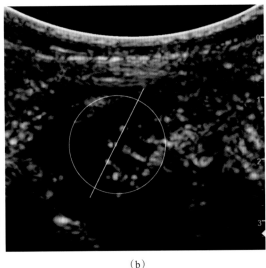

（a）　　　　　　　　　　　　　　　　　　（b）

图 22-7　髋关节发育不良的 CEUS 图像

20 月龄男孩复位前 CEUS 评估骨骺血流的成像标志：冠状面左髋 CEUS 图像。（a）用于评估股骨骨骺血管流动的标志。（b）画在骨骺上的圆，被一条平行于骨骺的线平分，可见其横穿骨化中心。短箭头表示骨骺；箭头表示骨骺血管。（经 Journal of Ultrasound in Medicine 许可复制，2019 年 7 月 23 日．https://doi.org/10.1002/jum.15097）

即发现股骨头血流灌注受损可以在手术室内立即进行手术干预。在这方面，在手术室进行髋关节复位术前后，CEUS 可以作为增强 MR 成像的有效替代。

先前的一篇文章记述了 17 例 DDH 患儿术中髋关节 CEUS 的初步经验[26]。采用 CEUS 的评分系统来定量分析显影的股骨头血管数量，提示复位后显影血管数量的减少，而 CEUS 进行定性评估时，复位前后股骨骨骺血流保持不变。所有 MR 成像与 CEUS 检查相似，复位后显示股骨头强化。该篇文章不仅证明了在婴儿中安全地进行术中髋关节 CEUS 的可行性，而且还建议开展更大规模的前瞻性研究，探讨术中 CEUS 观察股骨头灌注模式的远期意义（图 22-7）。

22.4　结论和展望

由于 CEUS 的便利性以及相比传统灰阶超声和彩色多普勒超声更高的诊断灵敏度，CEUS 在新生儿人群中的优势是显而易见的。未来，CEUS 在新生儿的应用将进一步提高并改善临床治疗水平，并可避免转运、镇静和昂贵的检查。与 CT 或 MR 成像等先进成像方式相比，CEUS 具有更高的空间分辨率识别微血管血流，这也有助于描述新生儿独特的病理生理学特征。因此，CEUS 在新生儿中的应用具有广阔的前景。

（张源　译　孙颖华　校）

参考文献

［1］ HWANG M. Novel contrast ultrasound evaluatin in neonatal hypoxic ischemic injury: case series and future directions. J Ultrasound Med, 2017, 36: 2379-2386.

［2］ HWANG M. Introduction to contrast-enhanced ultrasound of the brain in neonates and infants:

current understanding and future potential. Pediatr Radiol, 2019, 49: 254–262.

［ 3 ］ HWANG M, et al. Novel quantitative contrast-enhanced ultrasound detection of hypoxic ischemic injury in neonates and infants: pilot study 1. J Ultrasound Med, 2019, 38: 2025–2038.

［ 4 ］ NAKAGAWA T A, et al. Guidelines for the determination of brain death in infants and children: an update of the 1987 Task Force recommendations. Crit Care Med, 2011, 39: 2139–2155.

［ 5 ］ HWANG M, RIGGS B J, SAADE-LEMUS S, et al. Bedside contrast-enhanced ultrasound diagnosing cessation of cerebral circulation in a neonate: a novel bedside diagnostic tool. Neuroradiol J, 2018, 31: 578–580.

［ 6 ］ CHENG L G, et al. Intraoperative contrast enhanced ultrasound evaluates the grade of glioma. Biomed Res Int, 2016, 2016: 2643862.

［ 7 ］ KANNO H, et al. Intraoperative power Doppler ultrasonography with a contrast-enhancing agent for intracranial tumors. J Neurosurg, 2005, 102: 295–301.

［ 8 ］ HOLSCHER T, et al. Intraoperative ultrasound using phase inversion harmonic imaging: first experiences. Neurosurgery, 2007, 60: 382–386; discussion 386–387.

［ 9 ］ ENGELHARDT M, et al. Feasibility of contrast-enhanced sonography during resection of cerebral tumours: initial results of a prospective study. Ultrasound Med Biol, 2007, 33: 571–575.

［ 10 ］ HE W, et al. Intraoperative contrast-enhanced ultrasound for brain tumors. Clin Imaging, 2008, 32: 419–424.

［ 11 ］ PRADA F, et al. Intraoperative contrast-enhanced ultrasound for brain tumor surgery. Neurosurgery, 2014, 74: 542–552; discussion 552.

［ 12 ］ MATTEI L, et al. Neurosurgical tools to extend tumor resection in hemispheric low-grade gliomas: conventional and contrast enhanced ultrasonography. Childs Nerv Syst, 2016, 32: 1907–1914.

［ 13 ］ VETRANO I G, et al. Discrete or diffuse intramedullary tumor? Contrast-enhanced intraoperative ultrasoundin a case of intra medullary cervicothoracic hemangioblastomas mimicking a diffuse infiltrative glioma: technical note and case report. Neurosurg Focus, 2015, 39: E17.

［ 14 ］ PRADA F, et al. Intraoperative cerebral glioma characterization with contrast enhanced ultrasound. Biomed Res Int, 2014, 2014: 484261.

［ 15 ］ PRADA F, et al. Intraoperative navigated angiosonographyfor skull ba e tumor surgery. World Neurosurg, 2015, 84: 1699–1707.

［ 16 ］ VETRANO I G, PRADA F, ERBETTA A, et al. Intraoperative ultrasound and contrast-enhanced ultrasound (CEUS) features in a case of intradural extramedullary dorsal schwannoma mimicking an intramedullary lesion. Ultraschall Med, 2015, 36: 307–310.

［ 17 ］ PRADA F, DEL BENE M, SAINI M, et al. Intraoperative cerebral angiosonography with ultrasound contrast agents: how I do it. Acta Neurochir, 2015, 157: 1025–1029.

［ 18 ］ PRADA F, et al. Contrast-enhanced MR imaging versus contrast-enhanced US: a comparison in glioblastoma surgery by using intraoperative fusion imaging. Radiology, 2017, 285: 242–249.

［ 19 ］ BENJAMIN J L, et al. Improved diagnostic sensitivity of bowel disease of prematurity on contrast-enhanced ultrasound. J Ultrasound Med, 2020, 39: 1031–1036.

［ 20 ］ DEZATEUX C, ROSENDAHL K. Developmental dysplasia of the hip. Lancet, 2007, 369: 1541–1552.

［ 21 ］ DUPPE H, DANIELSSON L G. Screening of neonatal instability and of developmental dislocation of the hip. A survey of 132, 601 living newborn infants between 1956 and 1999. J Bone Joint Surg Br, 2002, 84: 878–885.

［ 22 ］ ROSENBAUM D G, SERVAES S, BOGNER

E A, et al. MR imaging in postreduction assessment of developmental dysplasia of the hip: goals and obstacles. Radiographics, 2016, 36: 840−854.

[23] HOLMAN J, CARROLL K L, MURRAY K A, et al. Long-term follow-up of open reduction surgery for developmental dislocation of the hip. J Pediatr Orthop, 2012, 32: 121−124.

[24] GORNITZKY A L, GEORGIADIS A G, SEELEY M A, et al. Does perfusion MRI after closed reduction of developmental dysplasia of the hip reduce the incidence of avascular necrosis? Clin Orthop Relat Res, 2016, 32: 121−124.

[25] TIDERIUS C, et al. Post-closed reduction perfusion magnetic resonance imaging as a predictor of avascular necrosis in developmental hip dysplasia: a preliminary report. J Pediatr Orthop, 2009, 29: 14−20.

[26] BACK S J, et al. Intraoperative contrast-enhanced ultrasound imaging of femoral head perfusion in developmental dysplasia of the hip: a feasibility study. J Ultrasound Med, 2020, 39: 247−257.